U0301427

颅颌面畸形的正畸正颌联合治疗

Treatment for the Craniomaxillofacial Deformities by Orthodontic and Orthognathic Surgery

主　编　段银钟　万会龙　刘彦普　商洪涛

副主编　陈学鹏　林　杨　孟　蕾　杜宇森

　　　　蔡卜磊　夜文敏　李云鹏

编　委（按姓氏笔画排序）

　　　　丁明超　万会龙　刘彦普　苏忠平

　　　　杜宇森　李云鹏　陈学鹏　林　杨

　　　　夜文敏　孟　蕾　段银钟　康　婷

　　　　康永杰　商洪涛　蔡卜磊

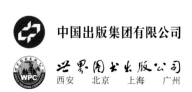

中国出版集团有限公司

世界图书出版公司

西安　北京　上海　广州

图书在版编目（CIP）数据

颅颌面畸形的正畸正颌联合治疗 / 段银钟等主编 . —西安：世界图书出版西安
有限公司 , 2023.10
ISBN 978-7-5232-0311-8

Ⅰ . ①颅… Ⅱ . ①段… Ⅲ . ①口腔正畸学 Ⅳ . ① R783.5

中国国家版本馆 CIP 数据核字（2023）第 186399 号

书　　名	颅颌面畸形的正畸正颌联合治疗
	LUHEMIAN JIXING DE ZHENGJI ZHENGHE LIANHE ZHILIAO
主　　编	段银钟　万会龙　刘彦普　商洪涛
责任编辑	杨　菲
装帧设计	新纪元文化传播
出版发行	**世界图书出版西安有限公司**
地　　址	西安市雁塔区曲江新区汇新路 355 号
邮　　编	710061
电　　话	029-87214941　029-87233647（市场营销部）
	029-87234767（总编室）
网　　址	http://www.wpcxa.com
邮　　箱	xast@wpcxa.com
经　　销	新华书店
印　　刷	陕西龙山海天艺术印务有限公司
开　　本	889mm×1194mm　　1/16
印　　张	18
字　　数	438 千字
版次印次	2023 年 10 月第 1 版　2023 年 10 月第 1 次印刷
国际书号	ISBN 978-7-5232-0311-8
定　　价	268.00 元

医学投稿　xastyx@163.com　‖　029-87279745　029-87285296

☆如有印装错误，请寄回本公司更换☆

作者名单
Contributors

主　编　段银钟　万会龙　刘彦普　商洪涛

副主编　陈学鹏　林　杨　孟　蕾　杜宇森

　　　　蔡卜磊　夜文敏　李云鹏

编　委（按照姓氏笔画排序）

　　　　丁明超　万会龙　刘彦普　苏忠平

　　　　杜宇森　李云鹏　陈学鹏　林　杨

　　　　夜文敏　孟　蕾　段银钟　康　婷

　　　　康永杰　商洪涛　蔡卜磊

郑重声明

　　由于医学是不断更新并拓展的领域，因此相关实践操作、治疗方法及药物都有可能会改变，希望读者可审查书中提及的器械制造商所提供的信息资料及相关手术的适应证和禁忌证。作者、编辑、出版者或经销商不对书中的错误或疏漏以及应用其中信息产生的任何后果负责，关于出版物的内容不作任何明确或暗示的保证。作者、编辑、出版者和经销商不就由本出版物所造成的人身或财产损害承担任何责任。

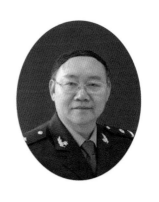

段银钟，1976年5月毕业于第四军医大学（现空军军医大学）口腔医学院。1986年和1990年在第四军医大学获口腔医学硕士和口腔医学博士学位。1991年至1993年赴日本大阪大学齿学部研修。曾任第四军医大学口腔医院正畸科教授、主任医师、博士生导师。任《中华口腔正畸学杂志》等10余家杂志的编委。从事正畸专业45年。享受政府特殊津贴。长期工作于口腔正畸医疗、教学、科研第一线。积极引进国内外先进临床技术，对骨性错𬌗的早期矫治，正畸－正颌联合矫治，临床推磨牙远移，种植体支抗在口腔正畸中的临床应用，埋伏牙导萌治疗等有较深入的研究。先后获陕西省科技进步奖一等奖1项，军队、省部级科技进步奖、全军医疗成果奖二等奖6项，三等奖3项，专利2项。2005年度获军队总后勤部育才奖银奖。主持国科金、省市课题、军队后勤部科研基金10余项。

主编《口腔正畸治疗学》等20部专著。在国内、外学术期刊上发表文章345篇，其中SCI收录文章49篇。培养硕士研究生67名，博士研究生44名，博士后1名。先后赴日本、美国、法国、澳大利亚、韩国、泰国、新加坡讲学并参加学术活动。举办学习班和讲演380余场。学术任职：国际正畸联盟会员，口腔正畸专业委员会会员等。

万会龙，正畸主治医师。师从段银钟教授和曹猛教授。COS专科会员，美国3M公司特邀讲师。

参编《口腔正畸疑难病例解析》。多次获得各类正畸病例比赛奖项。完成各类矫治病例500余例，其中配合正颌手术的正畸治疗200余例，尤其擅长正颌手术的正畸治疗。现为"段银钟口腔"正畸团队骨干成员。

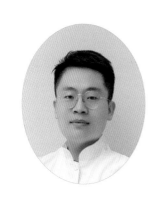

刘彦普，空军军医大学（原第四军医大学）口腔医院口腔颌面外科主任医师、教授、博士研究生导师，第四军医大学口腔医院前任口腔颌面外科主任，口腔医学研究所副所长。从事口腔颌面外科临床工作 40 年，擅长颌面创伤救治、牙颌畸形的正颌外科治疗，尤其是口腔颌面畸形缺损的牵张成骨、数字化外科治疗，是国内正颌外科领域资深专家。享受政府特殊津贴。任中华口腔医学会理事，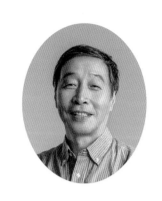
亚洲口腔颌面外科医师协会理事，国际牙医师学院中国区院士，国际内固定研究学会中国讲师团秘书长，中华口腔医学会第六届口腔颌面外科专业委员会主任委员，中华口腔医学会第一届颌面创伤正颌专业委员会顾问，中华医学会创伤学会常委。任《口腔颌面外科杂志》副主编及 12 家专业杂志编委。

承担国家与军队重大研究课题 10 余项，获国家科技进步一等奖 1 项、二等奖 2 项、三等奖 1 项，教育部技术发明一等奖 1 项，省部级科技进步一等奖 2 项。获全军院校"育才"银奖，军队专业技术人才一类津贴，第四军医大学"华山杯"重大科技贡献奖，邱蔚六全国口腔颌面外科"杰出贡献奖"，陕西省白求恩精神奖获得者，两次荣立三等功。发表文章 200 余篇，其中 SCI 收录文章 80 余篇。主编、副主编专著 6 部。指导硕士、博士研究生、博士后研究人员 99 名。

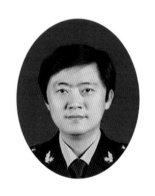
商洪涛，副主任医师，副教授。任中华口腔医学会口腔颌面创伤及正颌专业委员会常务委员，中华康复医学会修复重建专业委员会头颈组常务委员，陕西省口腔医学会急诊医学专业委员会主任委员，陕西省口腔医学会颌面外科专业委员会常务委员。在正颌外科修复重建外科、颅颌面畸形整复、创伤外科、关节外科、面瘫治疗方面有较深入研究。2008 年起先后于德国斯图加特圣玛利亚医院、弗莱堡大学医学中心等地进行学术访问与临床研修。自由学习艺术，擅长将艺术审美与正颌外科技术相结合，在国内率先开展人文正颌。

任《中国创伤急重症医学杂志》编委。发表文章 40 余篇，其中 SCI 收录文章 15 篇。负责陕西省基金 1 项、国际合作课题 2 项，参研军队重点课题、临床高新技术重大项目、省重大科技项目等多项。获国家发明专利 1 项，实用新型专利 2 项。获第四军医大学"精湛医术"一等奖 2 项、二等奖 1 项。

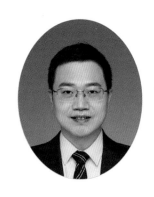

陈学鹏，博士，主任医师，硕士研究生导师，浙江大学医学院附属口腔医院院长助理，医疗事业部部长，正畸科副主任，正畸教研室副主任。任中华口腔医学会口腔正畸专业委员会委员，浙江省口腔医学会正畸专业委员会副主任委员，浙江省口腔医学会口腔医院管理专业委员会委员。主持国家自然科学基金1项，浙江省自然科学基金2项，其他厅级课题3项。参与国家级及省级科研项目多项。发表 SCI 收录文章6篇。获国家发明专利1项。参编、参译正畸学专著3部。

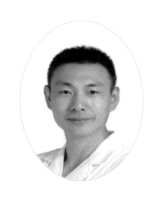

林杨，博士。任国际正畸联盟（WFO）会员，陕西省口腔医学会正畸专业委员会会员。擅长正畸正颌联合矫治、成人复杂矫治、隐形矫治、儿童早期矫治等。发表文章10余篇。主编《口腔正畸疑难病例临床解析》，参编、参译正畸学专著3部。

孟蕾，博士，主治医师。任陕西省口腔医学会专业委员会委员，中国整形美容协会口腔整形美容分会委员，陕西省社区口腔健康促进专业委员会委员，陕西口腔急诊专业委员会委员。擅长儿童错颌畸形早期矫治、正畸正颌联合矫治、无托槽隐形矫治等。发表文章 10 余篇。参编正畸学专著 2 部。

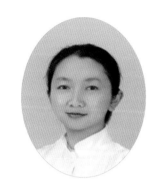

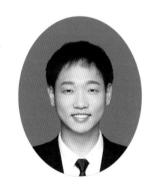

杜宇森，主治医师，开朗（西安）口腔院长。空军军医大学口腔医院新技术新业务课题《进行性髁突吸收的正畸诊疗规范建议》项目组成员。任中华口腔医学会正畸专业委员会专科医师会员，美国 Invisaling 隐适美讲师，美国 3M 公司特邀讲师。擅长青少年及成人突面畸形矫治、正畸正颌联合矫治。参编多部正畸学专著。

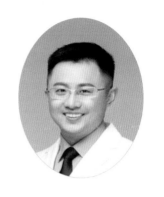

蔡卜磊，空军军医大学口腔医院创伤正颌外科副主任，副教授，博士生导师。美国密西根大学联合培养博士，上海交通大学附属第九人民医院博士后。任中华口腔医学会创伤正颌专业委员会委员。长期从事正颌外科、颞下颌关节外科、颅颌面创伤外科及种植外科的临床工作，以及颅颌面骨软骨再生、中性粒细胞调控组织修复再生的相关研究。以第一／通讯作者身份发表 SCI 收录论文 18 篇。获国家发明专利 3 项、国际专利 1 项。主持国家自然科学基金 2 项、陕西省自然科学基金重点项目 1 项。获 2023 年陕西省"杰出青年科学基金项目"，"陕西省科技工作者创新创业大赛"一等奖，"陕西省高等学校科学技术研究优秀成果奖"一等奖，陕西省科技创新团队。

夜文敏，博士，副主任医师。曾赴美国华盛顿大学牙医学院进行为期两年的联合培养博士的学习。任中华口腔医学会正畸专业委员会专科医师会员，陕西省口腔医学会正畸专业委员会青年委员。负责或参与基金 2 项，参编专著 2 部，发表文章 10 余篇。专业特长：儿童错𬌗畸形的早期矫治，青少年及成人隐形矫正和固定矫治，成人牙周病正畸治疗，骨骼畸形正颌正畸联合治疗，以及口腔多学科联合正畸治疗。

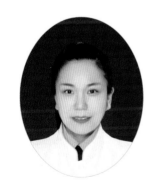

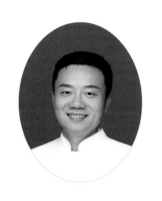

　　李云鹏，空军军医大学口腔医院颅颌面整形与美容外科副主任医师，副教授，博士研究生导师，科室副主任。任中华口腔医学会口腔美学专业委员会常务委员，中华口腔医学会口腔颌面外科专业委员会、唇腭裂专业委员会青年委员，陕西省医学会整形外科学分会委员，整形美容分会委员。以第一／通讯作者身份发表 SCI 收录英文文章 10 篇、中文文章 12 篇。主持国家自然科学基金 2 项，省级课题 2 项，国家口腔疾病临床医学研究中心课题 1 项，军事口腔医学国家重点实验室课题 1 项。 获得 IDAR 国际威廉·盖茨奖（2015），陕西高等学校科学技术研究优秀成果一等奖。获发明专利 3 项。参编专著 5 部。

我国的正颌外科始于20世纪80年代，10余年来，随着口腔正畸矫治技术的迅速发展，以及国内、国际学术交流与合作的不断加深，正颌外科技术的发展日益蓬勃，逐渐趋于成熟。要求矫治严重颅颌面畸形或者改善面容美观的年轻患者与日俱增，与之相对，全国能开展此项工作的机构仅有几十家，且都集中在大城市的口腔专科医院，因此，目前的正颌外科医疗资源远远无法满足此类患者日益增长的实际需求。

第四军医大学（现为空军军医大学）口腔医院颌面外科和正畸科的临床医生早在20世纪90年代初就建立了正畸正颌联合治疗小组，开始协作研究这一临床新兴交叉学科——正颌学。颌面外科从顾晓明、刘彦普、赵晋龙、田磊主任到商洪涛、蔡卜磊、李云鹏等著名教授，正畸科从段银钟、丁寅教授到金作林、曹猛主任等，协同工作30余年，矫治各类颅颌面畸形患者过万例。在这过程中，他们积累了丰富的临床经验与系统的教学理论，建立了规范的诊疗流程与默契的合作关系，矫治理论、实践及教学水平在国内处于领先地位。

为了更好地弘扬和推广这一新兴交叉学科的技术和方法，促进学术交流活动，我们编撰了这本正畸正颌联合治疗颅颌面畸形的参考书。

本书共分为十四章。第一章对正颌外科和正颌外科的一般治疗原则进行简要介绍，使读者对其有基本了解。第二章涉及临床诊断的基本内容，即正畸正颌联合矫治相关检查与诊断，是本书的重点内容。最大限度地提升患者颌面部的美观和功能是正颌手术的核心。第三章介绍面部侧貌美学与常用软组织测量项目。第四章帮助读者确定正畸正颌治疗方案，最好的方式是外科医生和正畸医生坐在一起，共同讨论和确定详细的治疗计划，包括手术术式，也包括取得患者的知情同意。第五章采用图解的方式，分步详细介绍了常用的正颌手术术式，主要为外科医生而设立。第六章主要为正畸医生撰写，此处的正畸工作与常规的正畸工作有很大不同，对于骨性错𬌗畸形，常规正畸是进行代偿性治疗，而正畸正颌领域的正畸是"去代偿"，其目的是达到更好的手术疗效。第七章讨论正畸正颌联合矫治的适应证，这在临床工作中非常重要。第八章介绍牵张成骨（DO）技术的原理与临床应用，对于严重的颌骨发育不良，如唇腭裂的上颌或下颌升支先天发育不良等，DO技术优势尽显。第九章讨论矢状向颌骨畸形的手术治疗，包括双颌前突、严重Ⅱ类骨面型和严重Ⅲ类骨面型的手术治疗。第十章关注横向不调畸形的正畸正颌联合矫治，如上颌牙弓狭窄或过于宽大、下颌偏斜等。第十一章聚焦垂直向不调畸形的手术治疗，如长面综合征与短面综合征。第十二章讨论了唇腭裂导致的骨性反𬌗的临床手术治疗，唇腭裂是比较复杂的错𬌗畸形，往往需要序列治疗以及多学科联合治疗才能取得良好的治疗效果。第十三章专门介绍手术优先的理论与实践，近年来手术优先的热度持续攀升，因为在适应证选择得当的情况下，它能在更短的时间内满足患者的迫切需求。最后一章针对术后复发问题进行了讨论，对临床工作有一定的指导意义。

本书图文并茂，病例丰富，实用性强，是各位一线工作者的集体智慧结晶，更是我院正畸医生与颌面外科医生紧密团结、通力协作的最佳明证。很高兴能与各位同道分享这些临床体会和经验，书中不足之处欢迎批评指正。

刘彦普　段银钟
2023 年 8 月

目录
Contents

第四章　正畸正颌联合治疗方案的确定

第五章　正颌常用手术操作

第六章　协助正颌外科手术的正畸治疗

第七章　正畸正颌联合矫治颅颌面畸形的适应证

第十一章　垂直向不调畸形手术治疗

第十二章　唇腭裂导致的反𬌗手术治疗

第十三章　正颌手术优先的理论与实践

第十四章　手术后复发的正畸治疗

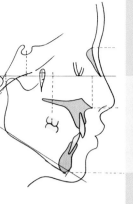

第一章
正颌外科简介与一般治疗原则

　　牙颌面畸形是一种因颌骨发育异常而引起的颌骨体积、形态异常，上下颌骨之间及其与颅面其他骨骼之间的关系异常，以及随之伴发的殆关系及口颌系统功能异常（图1-1ABC，1-2ABC，1-3ABC，1-4ABC，1-5ABC，1-6ABC）。采用外科与正畸方法联合矫治牙颌面畸形为主要内容的学科称为正颌外科，是口腔医学领域的一个新兴分支学科。正颌外科集口腔颌面外科学、口腔正畸学、口腔解剖生理学、口腔麻醉学、颜面美学和社会心理学等有关学科的新理论和新技术为一体，特别是采用外科手术与口腔正畸技术相结合的方式，取得了过去单独外科手术或单独口腔正畸矫治难以达到的功能与形态两方面都满意的治疗效果。因此，正畸正颌联合矫治包含了术前正畸治疗、正颌外科手术与术后正畸治疗的完整概念和系统治疗。

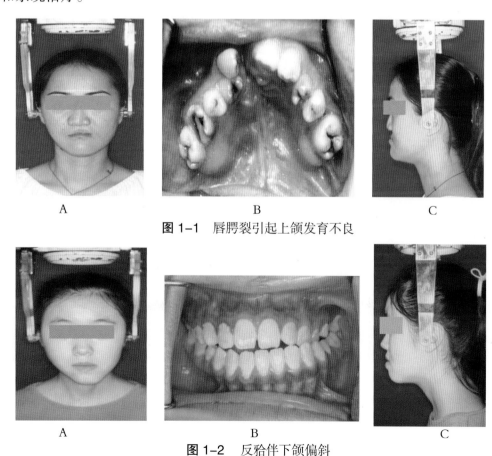

A　　　　　　　　　　　B　　　　　　　　　　　C

图1-1　唇腭裂引起上颌发育不良

A　　　　　　　　　　　B　　　　　　　　　　　C

图1-2　反殆伴下颌偏斜

1

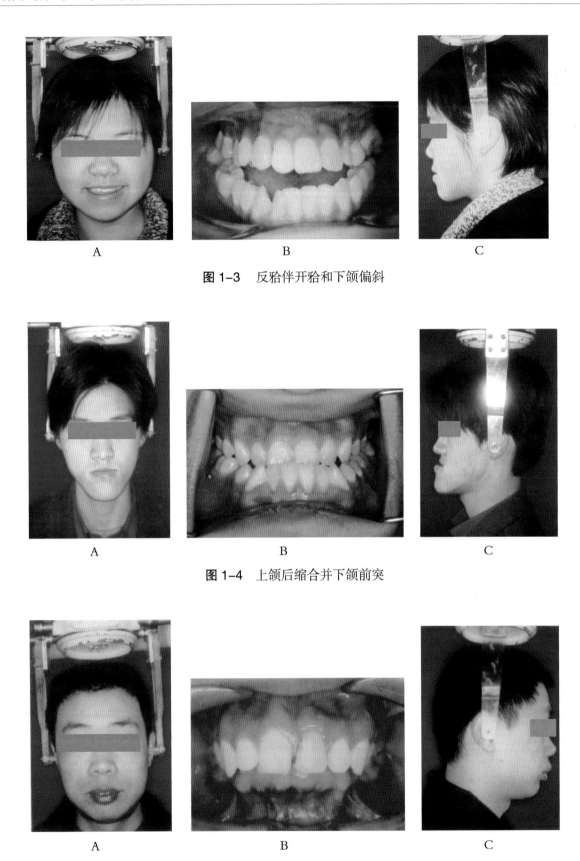

A   B   C

图 1-3 反𬌗伴开𬌗和下颌偏斜

A   B   C

图 1-4 上颌后缩合并下颌前突

A   B   C

图 1-5 上颌基骨前突

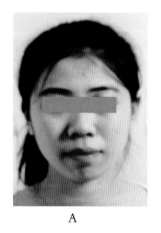 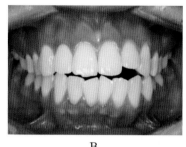 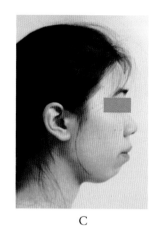

A　　　　　　　　　　B　　　　　　　　　　C

图 1-6　双颌前突伴颏后缩畸形

第一节　正颌发展史与正颌学科的形成

用外科手术矫治下颌骨畸形为 Hullihen 于 1848 年所创用，并于 1849 年首次报道，他用骨锯切开并移动下牙槽骨前段来矫治因幼年时颏颈烧伤瘢痕挛缩继发的下颌前部牙槽前突伴开殆畸形。1927 年，Wassmund 首先尝试沿 Le Fort Ⅰ型骨折线切开上颌骨，开创了外科矫治上颌骨畸形的先例。以后有许多学者针对颌骨发育畸形的手术矫治进行了不断尝试，但限于医疗条件，颌骨手术没有根本性突破。到 20 世纪 50 年代，随着麻醉学、局部应用解剖学和外科学理论与技术的发展以及特殊颌骨手术器械的问世，才使得牙颌面畸形的外科矫治获得迅速的发展。1954 年 Caldwall 和 Letterman 经口外途径进行下颌支垂直骨切开。1957 年瑞士人 Obwegeser 首次报道经口内入路行下颌升支矢状劈开术矫正下颌前突或后缩，标志着外科矫治牙颌面畸形进入了新时代。20 世纪 70 年代，美国学者 W. Bell 使用恒河猴对颌骨及颌周软组织的血供系统进行了系统研究，特别是在颌骨切开后的血供动力学变化规律的实验研究方面取得了重大突破，奠定了现代正颌外科的生物学基础。他们杰出的研究工作成果至今仍在指引着正颌外科学科发展。以遵循颌骨血供动力学变化规律为原则设计的各种颌骨手术方式，配合先进的口腔正畸矫治技术，使外科矫治牙颌面畸形在治疗设计和手术方法的科学性，以及同时获取美容效果和功能恢复的可行性两个方面获得巨大成功。以口腔颌面外科和正畸科为主体的多学科联合矫治牙颌面畸形，取得了十分满意的临床矫治效果，并逐渐形成了现代意义的正颌外科学。

第二节　现代正颌学的技术特点

一、颌面外科和正畸联合治疗颅颌面畸形

现代正颌外科的治疗目标不仅要获取满意的容貌外形的改善，而且要使患者术后拥有稳定良好的咬合功能。达到上述完美的结果并非易事，这需要口腔颌面外科与口腔正畸科

医生的密切配合和通力合作。牙颌面畸形正颌外科矫治的主要步骤包括术前正畸治疗，正颌外科手术和术后正畸治疗。第一和第三阶段工作主要由正畸科医生完成，口腔颌面外科医生负责完成第二阶段工作，即正颌手术的工作。特别需要强调的是，在对牙颌面畸形进行诊断和治疗的各个时期都应该有两科医生的参与和会诊，目前国际上通常采用的合作形式是建立外科和正畸专科门诊或会诊中心。

对于较严重的成人颌骨发育性畸形，正畸治疗常常无能为力，很难达到满意的治疗结果。单独外科手术又难以获得稳定良好的咬合关系和咀嚼功能，而且畸形在术后容易复发。这就是人们常说的"好看不好吃"。颌面外科医生与正畸科医生联合矫治牙颌面畸形是现代正颌外科形成的主要标志，是学术界公认的一个重要原则。

二、定量化诊断设计与高精度手术操作

正颌外科是通过对颌骨的切形或部分骨组织的去除（带蒂牙－骨块的移动）以及随后采用固定矫治器进行治疗来矫治牙颌面畸形，它实际是一种在颌面部特殊解剖区域的骨矫形外科治疗，因此，正确的术前设计以及对预定手术方案的顺利实施是保证治疗成功的重要条件。

X线头影测量不仅能明确颌骨异常的部位，而且能以线距和角度值的大小表示畸形的严重程度，对牙颌面畸形作出定性和定量诊断。定量化矫治设计主要包含两方面内容。一方面，通过X线头影描迹图，采用手工或计算机辅助的方式对初步拟定的正颌手术进行模拟设计和术后面型预测，即VTO分析。牙骨块的切开移动和软组织的位移均以毫米计算，从而帮助医生确定矫治手术后牙颌面结构的理想位置。另一方面，采用模型外科设计，通过对𬴂架上的石膏模型按拟定的手术方式进行移动、切割和拼对，确保术后患者具有正常的咬合关系和咀嚼功能。外科医生对患者进行手术之前，必须制定详细的治疗方案。总之，正颌外科的诊断和手术设计均要求定量比，这与一般的口腔颌面外科疾病的手术治疗不一样，正颌外科不允许在术中任意改变手术方式，正颌外科医生实际上只是对术前已选定好的手术方案进行准确实施就能获得预期治疗效果，骨切开的部位，截骨量以及牙骨块移动方向和距离均须严格技术前设计要求进行准确把控。由于正颌外科多在口腔内狭窄视野下完成，解剖关系复杂，手术精度高，操作难度大，因此从事这方面工作的外科医生必须经过严格的专科手术培训，才能保证手术的精确性。

三、正颌外科手术遵循颌骨血流动力学规律

在外科矫治颌骨畸形发展的早期阶段就不断有许多失败病例的报道，特别是牙－骨组织块坏死的问题一直困扰着临床医生。直到20世纪70年代初，美国著名口腔颌面外科专家Bell通过一系列关于颌骨血流动力学规律的动物实验研究，明确了颌骨离心端和向心端血供规律，奠定了现代正颌外科的生物学基础。正常情况下，颌骨（包括牙槽骨）不仅接受来自骨内知名血管的离心端血供，而且还接受附丽于颌骨周围软组织的向心端血供。当骨块切开后，牙－骨组织复合体的血供动力学会发生显著变化，来自周围相连软组织蒂的向心端血液将成为其主要血供来源。正颌外科手术实质是牙－骨组织块的带蒂移位移植，只要设计和保护好与牙－骨复合体相连的软组织蒂，移位后的骨组织，包括牙髓组织都能

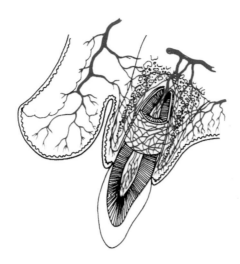

图 1-7 上颌唇部、牙槽骨、牙龈和牙髓血运示意图

存活（图 1-7）。因此，颌骨血流动力学变化规律是正颌外科的生物学基础，也是各类正颌外科手术设计和具体实施过程中必须遵循的重要原则。

四、颌骨专用手术器械及坚固内固定的应用

在正颌外科发展早期阶段使用的手工骨锯或骨钻以及电动牙钻等手术器械，不仅工作效率低，而且难以在口腔内顺利使用。自 20 世纪 60 年代各种型号的往复锯（图 1-8）、摆动锯和矢状锯问世后，正颌外科手术可以通过口腔内小切口完成。光导纤维的发明和冷光源手术照明系统的应用，使得口腔内狭窄及深部术野的照明问题得到解决，因此过去许多必须经口外切口完成的术式改为口内施行，避免了面神经分支损伤和术后面部遗留瘢痕，患者更乐意接受。过去正颌外科手术后一般采用颌间固定和骨间钢丝固定，现在大部分正颌外科术式都可以采用微型钛板和螺钉进行坚固内固定（图 1-9）。这种方法不仅能获取牢靠的固定效果，也降低了复发率。

近 10 年来，科学技术的发展和制造工艺的不断提高有力地推动了正颌外科的发展，过去被认为手术操作难度大和风险相对高的正颌外科手术变得容易和安全。先进与配套的颌骨手术专用器械和坚固内固定系统是顺利完成现代正颌外科手术的必要条件。值得一提的是，可以在体内吸收的微型"钢板"（图 1-10），已经开始用于临床。既达到了固定的作用，患者也避免了 2 次手术带来的痛苦。

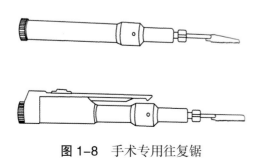

图 1-8 手术专用往复锯

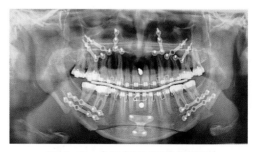

图 1-9 术后颌骨坚固内固定

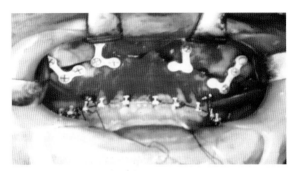

图 1-10 可以自行在体内吸收的"钢板"

五、正颌外科是医学和艺术美学的结合

正颌外科的治疗目的，一是恢复牙颌面畸形患者的口颌系统功能，二是矫正其畸形的容貌，从而显著改善甚至重塑一个人的容貌。这要求外科医生不仅要有系统全面的现代口腔医学知识和精湛的手术技巧，而且要有较高的艺术修养和审美能力。因此在对牙颌面畸形患者进行手术设计时，要综合考虑这些因素。否则在某些情况下，即使手术本身非常成功，但最后矫治效果和面型特征并不能使患者满意。因此，术前应加强医患沟通，认真询问和了解患者对手术的要求，还应针对不同患者的特殊需求和审美倾向进行个体化的手术设计。

近年来，在牙颌面畸形的治疗中，国际上已开始将正颌外科与面部组织整形美容外科相结合，如某部位脂肪衬垫或注射玻尿酸等治疗，以期达到更佳的美学效果。

六、术前心理评估

牙颌面畸形患者除有生理功能障碍外，常伴有严重的心理障碍，表现出各种心态和行为异常。牙颌面畸形严格来说并不是一般意义上的疾病，而是对人体口颌系统功能和心理健康造成不良影响的牙面残疾。因此对牙颌面畸形的治疗，除了恢复其正常生理功能、矫正牙颌面畸形、重建美观和谐的面容外，还应兼顾患者的心理治疗。通常该类患者的心理障碍比患有身体其他部位疾病者的心理障碍更为严重，并直接体现在求治的动机与效果的评价等方面。因此治疗医生应对患者的心理状态、求治目的有全面的了解，并结合已明确的诊治方案向患者做出充分耐心的解释，特别应将可能的矫治结果，尤其是美容效果变化的情况实事求是地告诉患者，直至患者对治疗目标有充分的理解和心理准备时，才能实施治疗计划。

第三节 正颌外科的一般治疗原则

在儿童和青少年中，牙齿排列不齐或伴有轻微颌骨畸形的患者通常首先寻求正畸医生的治疗，以排齐牙齿、改善咀嚼功能、提升面部美观程度。需要正畸和正颌手术联合治疗来矫正的严重畸形被称为颅颌面畸形。这些严重的畸形以不同的方式影响口颌面部的生理功能。首先是咀嚼功能下降，特别严重的咀嚼功能下降会导致消化功能减弱和营养不良。上颌骨垂直向发育过度造成唇闭合不全，可致口呼吸习惯，而鼻呼吸的生理功能则随之减

弱。另外，即使机体具有很强的适应能力，语音功能也常常受到颌面畸形的影响。牙齿错乱造成口腔卫生不良，龋病和牙周病发病率明显增高。正常的颞下颌关节功能同样也受到颅颌面畸形的影响。

颅颌面畸形不仅对机体的生理功能造成严重影响，对患者的社会心理影响也是极为重要的。严重的畸形不但影响生活质量，甚至可能改变人生命运。

正畸正颌联合治疗使一些单纯正畸无法解决的颅颌面畸形问题（如上颌垂直向发育过度和严重的前牙开𬌗畸形）能获得更好的疗效。正颌外科开创了新的治疗方法，给颅颌面畸形患者带来福音，并为正畸医生治疗骨骼不调提供了更多的选择。正颌外科的经验、对其生物学基础的深层次理解及其艺术形式的精致化，使得我们能够更规范化地为患者提供稳定、美观和功能并举的治疗效果。

一、严重骨骼不调错𬌗畸形的三类治疗方法

（一）利用生长发育潜力实施生长改良

对于生长发育期的儿童，颌面矫形能够一定程度地改变其生长发育。面部生长型能够在青春期受生长改良影响的情况如下。

1. 上颌前后向发育过度

使用头帽抑制上颌骨过度的水平生长，或者通过前牵改变发育不良的上颌凹面形态（图1-11AB）。

2. 上颌垂直向发育过度

通过暂时性支抗装置的高位牵引抑制上颌骨的垂直生长，减轻畸形的严重程度。

3. 下颌矢状向发育不足

功能矫治器与头帽联合治疗能够潜在地增加下颌生长发育和额部外形突度（图1-12）。

但有一些畸形，如下颌矢状向发育过度、上颌垂直向发育不足和小颌畸形，治疗效果不佳。

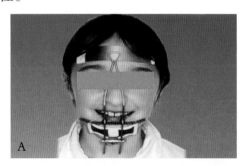

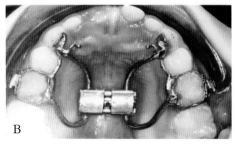

图1-11　前方牵引矫治上颌发育不良

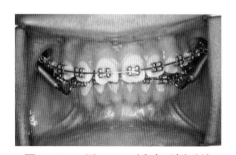

图1-12　用Forsus矫治下颌后缩

（二）对于轻度骨性畸形病例实施正畸掩饰性治疗

轻度骨骼畸形的患者可以采用正畸掩饰性治疗而非手术治疗。利用牙齿代偿掩饰轻度的骨骼畸形或正畸掩饰性治疗，可能的不足是美观效果欠佳、术后稳定性欠佳和治疗时间延长（图 1-13AB）。

（三）正颌手术（正畸正颌联合治疗）

正畸正颌联合治疗被公认为是生长发育停止后颅颌面畸形最佳的治疗手段。虽然正颌外科具有一定的风险性和挑战性，但逐渐精细和微创的手术程序已使其成为理想的治疗选择之一。通过改变骨骼关系而获得显著的面型改变达到了"变脸"的效果（图 1-14ABCD）。

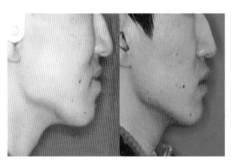

A 术前术后侧面像

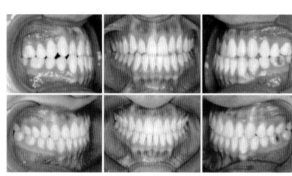

B 术前术后牙列像

图 1-13　骨性反𬌗前牵 + Ⅲ类颌间牵引达到理想矫治效果

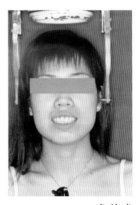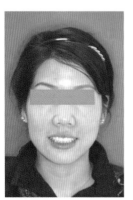

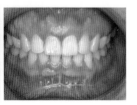

A 术前术后正面像

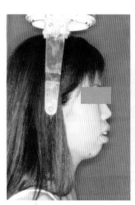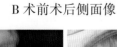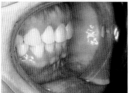

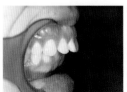

B 术前术后侧面像

C 术前术后正面牙列　　　　　　　D 术前术后侧面牙列

图 1-14　下颌拔牙正畸矫治，上颌前颌截骨后退 + 颏成形术

二、正畸治疗的患者分类

第一类：骨骼关系正常的错𬌗畸形患者。可以采用常规的正畸矫治技术完成治疗。

第二类：轻度到中度骨骼关系不调的错𬌗畸形患者。可以采用牙齿代偿和生长控制进行治疗。

第三类：中度到重度骨骼关系异常，出现明显面部不调的患者。对于第三类患者采取折中的正畸治疗将带来不可接受的治疗效果，应选择正畸正颌联合治疗。

临床医生所面临的一个重要挑战是区分第二类和第三类之间的边缘病例。对第三类患者采取掩饰性正畸治疗是不明智的，对第二类患者采取手术治疗同样是不合适的。第二类和第三类之间边缘病例的最佳治疗手段受到以下因素的影响。

（1）患者的主诉和治疗要求。一些患者仅要求改善咬合，而更多的患者希望有面部美学的显著改变。

（2）正畸医生的特长和技术特点。

（3）已具备的外科技术。正颌外科手术技术所不能达到的领域。

（4）不在医疗保险范围内。正畸治疗的花费以及手术的花费也明显成为考虑因素之一。

如果单纯使用正畸掩饰性方法（第二类治疗方法）治疗第三类患者，不仅无法解决已存在的问题，还可能引发更多的其他问题，如咬合关系不佳、更糟糕的面型、牙周和颞下颌关节问题加重。而对于第二类患者，当掩饰性正畸治疗无法获得可接受的美学效果或者单纯正畸治疗无法获得理想的面型变化，正颌手术治疗也是正确的选择。掩饰性治疗也可以被定义为一种替代治疗手段，能够达到患者基本可接受的功能、稳定和美观的效果。

第四节　正畸正颌联合治疗的目标

以下四项是正颌外科手术的基础治疗目标：功能，美观，稳定，健康。这四项构成了颅颌面畸形患者治疗的基本目标。

一、口颌系统的功能

畸形对功能性和美观性的影响通常是同时存在的，对应的治疗设计需同时解决功能和美观的问题。矫正功能性问题的同时，临床医生应充分利用各种机会同时改善面部美学效果。对于功能状态不佳而美观尚可的患者，治疗是相当有挑战性的，必须认真设计以避免功能改善时降低了美观程度的问题。

二、颜面美学效果

面部美观通常是患者最关注的问题。患者通常认为美学问题是最重要的，因此临床医生的首要任务是帮助患者建立正确的美学观念。

美学问题通常是错𬌗畸形引起的不良结果。有些患者的美学问题通过单纯颌骨手术就能解决。例如下颌前后向发育不足的患者经颏部前徙手术后得到安氏Ⅱ类咬合。相反，对于上颌垂直向发育过度的病例可通过单纯正畸治疗获得安氏Ⅰ类咬合,却不能得到理想的美学效果。

由于正畸治疗对牙齿的排列将决定正颌术中的骨骼移动量,并最终影响面型的改善,因此正畸医生必须在正畸治疗开始前对患者的肌肉骨骼畸形情况进行细致的评估。精细的术前正畸以及设计手术移动量非常重要,可确保术后不仅获得良好的功能效果,也同样获得满意的美学效果。接受掩饰性治疗的牙列可能限制颌面问题的解决,甚至使其不再有机会能得到满意的解决,最终可能在美学、功能或稳定性方面受到限制。

三、治疗的稳定性

没有足够的稳定性,即使获得良好的功能和满意的美学效果也无法令人满意。某些特殊的正畸牙齿移动存在稳定性问题,一个典型的例子是伸长牙齿矫正骨性前牙开𬌗。如果力求术前正畸解决这一类型的开𬌗,可能会明显增加最终结果的不稳定性。咬合的稳定性始终是各种力量作用于牙齿的综合效果。联合应用正畸学技术和正颌手术技术将获得更理想的稳定、功能、美观效果。

四、口颌系统健康

任何治疗和处置应以健康为前提。例如,针对牙周病患者的正畸治疗必须非常谨慎,因为牙齿移动离不开健康的牙周,牙周不健康时移动牙齿可能造成不良后果。

第五节 正畸接诊颅颌面畸形患者

正确的治疗计划和周密的正畸正颌手术是达到治疗目的的前提。同样重要的是医生与患者之间的交流沟通,以及外科医生与正畸医生之间的沟通。

一、首次正畸接诊

由于牙列拥挤与颌骨畸形患者习惯于首先寻求正畸医生的治疗,因此正畸医生有责任在初诊时告知患者手术治疗的可能性,以及在某些情况下正颌手术能带来更理想的疗效。第一次正畸接诊,应完成系统的临床检查和所有相关检查记录,并将检查记录复制给正颌外科医生,使其能对病情作出合理的判断。

二、正畸接诊后诊断与设计

正畸医生和外科医生会诊后设计治疗计划,与患者(或家长或配偶)术前谈话时告知具体方案。一般情况下,经良好指导告知的患者在治疗中配合程度更高。

正畸医生和外科医生通常会根据自己的经验来告知患者治疗选择,并帮助他们树立信心。借助患者的X线片和牙𬌗模型进行解释,患者更易于理解。必须告知患者术前正畸过程中由于牙齿去代偿患者的面型可能会暂时性较以前更糟糕。

选择合适的语言向患者解释需要的手术类型对正畸医生而言也是很重要的。描述手术过程时可以使用通俗易懂的语言。手术的细节可以留给外科医生对患者进行解释。

对大多数患者而言，治疗时间的长短也是相当重要的，但是最好不要直接给出一个明确的治疗时间。尽可能解释疗程中的各个阶段、序列治疗的步骤及每个阶段所需要的时间。提醒患者骨密度、牙周疾病、患者配合、年龄以及是否拔牙等众多因素均可能影响治疗时间的长短。同时也不能忽视告知患者治疗的费用。

三、典型的治疗疗程

1. 术前正畸矫治阶段（4~12个月）

这个时期主要是在牙弓内将牙齿排列到理想的位置。当正畸医生对这项准备工作的完成较为满意时，即可将患者转诊给外科医生进行会诊。

2. 手术阶段和愈合期（4~6周）

外科医生通过手术将上颌骨和（或）下颌骨重新定位到最理想的位置以建立良好的咬合关系以及协调的面部比例。经过一个较短的愈合期，患者将再次回到正畸医生那里去完成对咬合的最终调整。非常重要的是患者要在术后1~2周找正畸医生会诊继续进行术后正畸咬合方面的调整。

3. 术后正畸矫治阶段精确咬合调整（3~6个月）

手术后正畸的目的就是精确定位咬合。在这个阶段仅需要轻微的牙齿移动来最终确定咬合关系并获得满意的效果。

4. 保持阶段（6~12个月）

正畸治疗完成后，已经在颌骨中移动的牙齿需要被稳定在新的位置上巩固一段时间。正畸医生为患者制作并试戴保持器，患者应在正畸医生指导下认真佩戴保持器以防复发。

四、首次正颌外科接诊

外科首诊应对正畸正颌联合治疗基本原则和为什么需要外科手术做一般性讨论，解释由正畸医生和外科医生共同制订的综合治疗计划的重要性。外科首诊还需完成对患者的系统评估，并进行记录。

一旦正畸医生和外科医生确定了最终治疗计划，并完成了术前的正畸准备，就可以安排一次外科接诊，与患者讨论特定手术治疗的基本原则、手术治疗的常规步骤、住院时间、恢复期，以及需要指导进食等问题。可借助类型相同颌面畸形患者的治疗效果向患者解释手术的目标和效果。为了消除患者的疑虑和紧张，术前正畸阶段就应鼓励患者与外科医生讨论与计划实行的手术相关的问题。这个时期还可以对治疗费用进行讨论，包括手术费、住院费和麻醉费等。

第六节　正畸正颌矫治与其他专科合作

有些颌面部畸形的患者可能还需要其他专科医生的会诊。

一、口腔牙周病科

通常情况下，大多数的牙周病需要在正畸粘附件之前完成牙周基础治疗，开始正畸治疗时牙齿和牙周组织应该是相对健康的。正畸治疗阶段保持口腔卫生相当重要，拆除矫治器后应提醒患者继续牙周治疗。

二、口腔修复科

在正畸治疗开始前就可以请修复科医生会诊，这样的安排对患者更为有利，但最好在正畸保持一段时间后再进行局部固定修复。修复医生可以提供对外科／正畸治疗有价值的意见，例如，先天缺失侧切牙的患者应关闭余留间隙还是保持间隙留待种植修复或局部固定修复？

三、口腔种植科

在正颌手术的同时植入种植体通常是可行的。但正畸术后牙齿可有少量的复发移动，因此在去除矫治器一段时期后再植入种植体，位置更加精确。如果患者需要骨移植为种植体的序列植入做准备，外科医生可以考虑在正颌手术时同期进行骨移植。

四、口腔全科（综合口腔科）

龋齿、隐裂、牙周炎及边缘密合性不佳的修复体均应在正畸治疗前处理。某些牙齿的情况可能影响正畸减数拔牙的选择。初期通常由口腔全科医生将患者转诊到正畸医生或外科医生处，因此在制订计划和治疗过程中纳入口腔全科医生的建议也是很重要的，应使口腔全科医生成为治疗团队的一员。

五、医生之间、医患之间交流沟通的重要性

在正畸医生、患者和手术医生之间就患者的主诉及其关心的问题、颅颌面畸形的诊断、治疗的可能性和治疗目标进行适度的交流是非常必要的。与患者分享信息有利于在患者和医生间建立良好的信任。

更重要的是外科医生与正畸医生之间的交流。如果缺乏这样的交流不仅可能束缚有效、健全的矫治计划的发展更新，而且通常可能导致不佳的治疗效果。患者可能会非常关注正畸医生与外科医生间的交流，医生们应避免借由患者传递消息。

正畸正颌联合治疗的六大优势如下：

（1）它代表了正畸医生与外科医生间就如何治疗患者达成了一致；

（2）治疗计划和目标可以很自信地展示给患者，且没有任何矛盾；

（3）治疗计划可以根据变化的情况更新，这是一条重要的根本原则；

（4）从美学和功能方面提高质量考虑；

（5）从掩饰性治疗的时机与限度来考虑；

（6）从牙、颌、面多重因素全面治疗考虑。

术前正畸治疗完成后，需要对治疗计划进行修订或调整。治疗计划修订的原因和最终

方案需要由正颌团队共同讨论完成，这样术前的外科会诊时他们不会感到陌生和吃惊。高超的正畸排齐牙列技术和成熟的外科技术都不能够代替良好的临床判断、理想方案的制定、适当的交流和对患者的同情心。

第七节　我国正颌外科的现状与发展

我国在 20 世纪 50 年代就有开展颌骨畸形外科矫治的文献报告，主要是关于下颌前突的手术治疗。但以外科和正畸联合矫治牙颌面畸形为特点的现代正颌外科学在我国兴起于 20 世纪 80 年代，在此期间，先进颌骨手术器械的引进和口腔固定矫治器技术的发展，使外科矫治牙颌面畸形在我国得到迅速发展。1985 年 10 月，华西医科大学口腔医学院在成都举办了国内第一次正颌外科讲习班，由口腔颌面外科和口腔正畸科专家全面介绍了正颌外科的概念、治疗原则、常用手术方法，并进行了上颌前徙和下颌后退术同期矫治下颌前突伴上颌发育不足的手术示范。同年 12 月，全国第一届正颌外科学术讨论会在青岛召开，会议确立了外科矫治牙颌面畸形的一般原则——外科与正畸联合，口腔功能与面形美观并重。

进入 20 世纪 90 年代以来，现代正颌外科在我国经历了学习、引进、消化并在实践中不断总结提高之后逐渐走向成熟，在基础实验和临床研究等方面已接近或达到国际同类水平。《正颌外科学》（张震康等主编，1994 年），《正颌外科手术学》（王兴等主编，1999 年）和《正颌外科》（胡静、王大章主编，2006 年）相继出版，国内陆续出版的口腔颌面外科专著中也把正颌外科作为重要章节介绍。另外，在傅民魁主编的《口腔正畸学》（第六版）中也有专门章节对正畸正颌联合矫治进行了描述。正颌外科也开始从国内几所口腔医学院逐步向一些省市级医院普及。这标志着我国的正颌外科已经成熟，并进入了新的发展时期。近年来，我国学者在复杂牙颌面畸形的外科矫治、颅面三维形态测量、正颌外科手术计算机模拟和预测系统、正颌外科治疗阻塞性睡眠呼吸暂停综合征以及某些复杂颌骨骨折病例等方面取得了显著成效。

据国内资料统计，70% 以上的人群存在错𬌗畸形，其中 5%~10% 属于颌骨发育异常所致的严重牙颌面畸形，需要采用正颌外科的方法进行治疗。随着国家经济和科技综合实力的发展以及国民生活水平的逐步改善，人们对健康体质和面部容貌的追求会进一步提高，需要进行正颌外科治疗的患者将明显增加。这样也能促进该学科的快速发展。近年来，正颌外科常规的手术也开始与大医疗方面的医学美学结合起来，一方面可以继续提升医疗质量，另一方面也拓宽了正颌领域的业务范围。值得一提的是，近年来有关手术优先的理论和临床实践都逐渐让人耳目一新，也是对传统正颌学的促进和发展。相信随着这一新技术的不断深入和普及，正颌外科的发展将会更加迅猛。

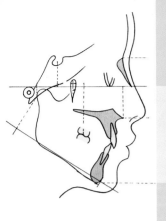

第二章
正畸正颌联合矫治相关检查与诊断

牙颌面畸形的诊断有赖于颌面外科医生和正畸医生对患者存在的问题进行详细的专科检查，并对获取的资料做出科学的分析和评估。对于任何可能接受正颌外科治疗的患者，应先详细询问病史并进行全身脏器功能的临床和实验室检查，判断患者的全身健康状况能否承受麻醉和手术。牙颌面畸形专科检查的主要内容包括牙颌模型分析、面部形态美学评估、X线头影测量、口颌系统功能检查及心理状况评估等。

第一节 口内检查与模型分析

一、口内检查

1. 牙齿形态、大小和数目

牙齿在发育过程中，因受遗传和环境因素的影响可以出现牙齿形态和大小的异常。还应观察有无先天失牙、多生牙或阻生牙，阻生第三磨牙（图 2-1）一般应在术前正畸治疗开始前拔除，最迟应在手术前 3 个月拔除。

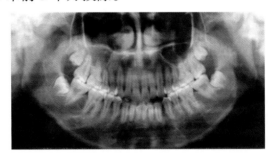

图 2-1　4 个智齿应在术前 3 个月拔除

2. 牙弓形态测量

牙弓形状可概括为尖圆形、卵圆形和方圆形（图 2-2ABC）。注意观察牙弓有无缩窄，腭盖是否高拱，上下牙弓关系是否协调，中线是否对齐。接着观察牙齿排列是否整齐，有无牙列拥挤及𬌗曲线是否正常等。

3. 前牙后牙咬合关系

观察前牙有无对刃𬌗、反𬌗或深覆𬌗，超覆盖多见于上颌前突。注意检查前牙倾斜情况，因为许多骨性错𬌗患者的牙齿会发生代偿性倾斜，例如下颌前突的下前牙常向舌侧倾斜（图 2-3AB）。后牙关系检查应明确上下第一恒磨牙关系是中性𬌗、近中𬌗或远中𬌗，后

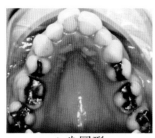
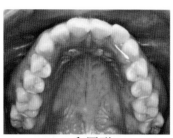
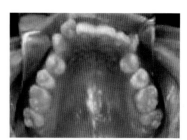

A 尖圆形　　　　　　　　B 卵圆形　　　　　　　　C 方圆形

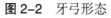

图 2-2　牙弓形态

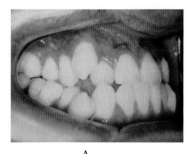
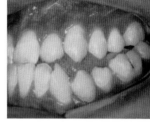

A　　　　　　　　　　　　B

图 2-3　骨性反殆下前牙舌倾明显

牙有无反殆或锁殆等。

4. 龋病、牙周病应尽早治疗

正畸治疗前应常规洁治，清除牙垢和结石。对有严重牙周病的患者要进行系统牙周治疗和维护。详细记录资料并用于治疗前后面型和咬合关系变化的对比。

5 呼吸道检查

近来口腔正畸医生更加注意呼吸道通畅的问题，例如，有无咽部腺样体增生，有无扁桃体肥大，有无口呼吸的不良习惯等（图 2-4，图 2-5）。这个问题关系到儿童生长发育，影响到儿童面型美观，应引起家长的注意。

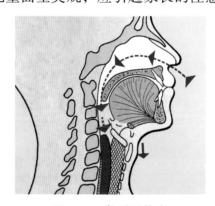
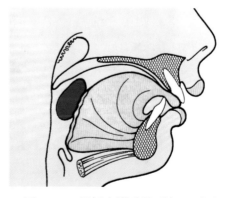

图 2-4　鼻呼吸状态　　　　　　图 2-5　咽部有增殖腺引起口呼吸

二、模型分析

记存模型能真实反映牙齿、牙槽骨、腭部和基骨的形态和位置，它是对牙颌面畸形进行诊断分析、治疗设计和疗效评估必不可少的资料。

（一）肉眼观察

包括从石膏模型上观察牙齿外形大小、拥挤和错位情况，中线位置，前牙覆殆覆盖，后牙咬合关系，以及基骨发育是否正常等。牙槽基骨是颌骨支撑牙齿的一部分，检查上下基骨发育是否正常可以了解颌骨的发育情况。上颌骨发育不足时，可见上颌窦前壁内陷，第一前磨牙区基骨明显缩窄，其根尖凹可能与尖牙窝相同或更为明显。骨性反𬌗时，上颌基骨内陷明显，下颌前牙牙根形态清晰可见，如"搓衣板"形态，表明唇侧骨质缺失（图2-6AB）。

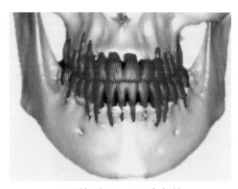 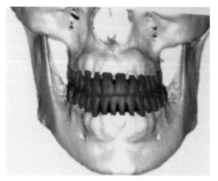

A 下前牙 PAOO 手术前　　　　　　　　B PAOO 手术后

图 2-6　下颌前牙区像"搓衣板"，治疗前 PAOO 手术可改善牙周状况

（二）牙弓和基骨测量

1. 牙弓标准弧形长度

用分规或游标卡尺分别测量第一恒磨牙前牙弓内各个牙齿牙冠的最大宽度，将各牙冠宽度依次连在一条直线上，此线长度就是牙弓应有的弧形长度。

2. 牙弓现有弧形长度

从上下第一恒磨牙近中触点开始，用黄铜丝沿位置正常的触点及排列正常的切牙切缘至对侧第一恒磨牙的近中触点止，呈一条规则弧形，其长度即为现有牙弓的弧形长度。将牙弓应有的弧形长度减去牙弓现有的弧形长度即得出牙弓拥挤度。

3. 牙弓宽度测量

中段牙弓宽度指双侧第一前磨牙中央沟中点之间的距离，后牙弓宽度指双侧第一磨牙中央窝之间的距离（图2-7）。

4. 牙弓长度测量

牙弓长度通常指中切牙近中触点至左右第二恒磨牙远中触点连线之间的垂直距离（图2-8）。

5. 牙弓对称度

可用透明坐标板和分规进行测量，了解左右牙弓是否对称。

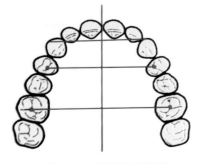 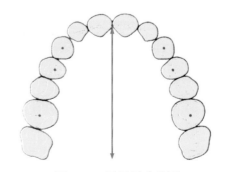

图 2-7　牙弓宽度测量　　　　　　　图 2-8　牙弓长度测量

6. 牙槽基骨测量

基骨宽度是指左右第一前磨牙颊侧移行皱襞处牙槽骨最凹点之间的距离。基骨长度是指左右中切牙唇侧黏膜移行处牙槽骨最凹点至左右第一恒磨牙远中触点连线之间的垂直距离（图 2-9ABCD）。正常情况下，牙弓宽度与基骨宽度、牙弓长度与基骨长度应该协调一致。若牙弓宽度小于基骨宽度则为牙弓缩窄（图 2-10）；若牙弓长度大于基骨长度，则牙齿唇向倾斜；若小于基骨长度，牙齿常向舌侧倾斜（图 2-11）。

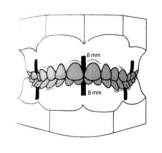
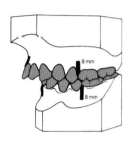
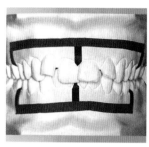
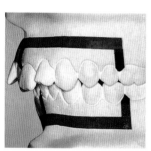

A 正面观　　　　　　　　B 侧面观　　　　　　　C 前面测量线　　　　　　D 侧方测量线

图 2-9　　上下基骨位置确定及基骨弓的测量

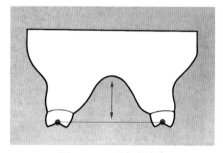
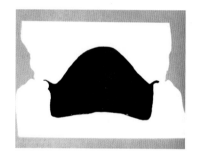

图 2-10　牙弓缩窄　　　　　　　　图 2-11　下颌后牙舌侧倾斜

第二节　正畸正颌联合矫治常用 X 线头影测量

X 线头影测量是通过头颅定位仪严格定位下摄取的头颅 X 线影像，采用角度、线距和比例等测量方法分析颅面及牙颌硬软组织结构特征和形态变化的一种检测技术。X 线头影测量自 1931 年由 Broadbent 创立以来，在口腔医学领域，特别是在口腔正畸学中的应用十分广泛，是进行正常颅面结构测量和错𬌗畸形诊断、矫治设计和疗效评估的重要研究手段和分析方法。

X 线头影测量一般在头颅侧位（图 2-12，图 2-13）和正位（图 2-14）X 线片上进行。由于大多数错𬌗畸形表现在颅面和牙颌结构前后向和垂直向的异常，因此头颅侧位 X 线头影测量在临床的应用尤为广泛。在正颌外科临床中，线距的测量更加实用。

在 X 线头影测量 70 余年的发展过程中，各国学者报道的测量和分析方法多达几十种，常见的方法有 Steiner 分析法、Tweed 分析法、Wylie 分析法等，此外还有软组织测量方法。这些测量方法注重硬组织结构，用于正畸正颌联合矫治病例的分析。牙颌面畸形是由颌骨发育异常所致，所以面部骨骼关系的失调除引起严重的错𬌗外，还可造成颜面软组织形态异常。

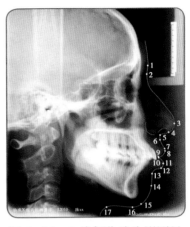

图 2-12 X 线侧位片头影测量

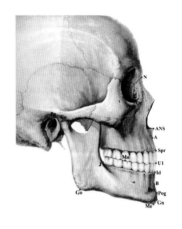

图 2-13 硬组织测量

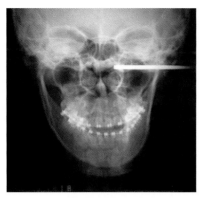

图 2-14 X 线正位片

一、侧位 X 线头影测量分析

（一）硬组织测量标志点（图 2-15）

（1）蝶鞍点（S）：蝶鞍的中心点。

（2）鼻根点（N）：鼻额缝的最前点。

（3）眶点（Or）：眶下缘最低点。

（4）耳点（P）：骨性外耳道之最上点。一般由头影测量定位仪耳塞金属环最上点代表，又称机械耳点。

（5）前鼻棘点（ANS）：前鼻棘之最前点。

（6）后鼻棘点（PNS）：硬腭骨棘最后点。

（7）上牙槽座点（A）：前鼻棘与上牙槽缘间弧形骨影像的最凹点。

（8）上中切牙切点（UI）：上中切牙切缘最前点。

（9）上中切牙根尖点（U1A）：此点与上中切牙切点的连线，表示上中切牙长轴。

（10）上第一磨牙点（U6）：上颌第一恒磨牙近中颊尖点。

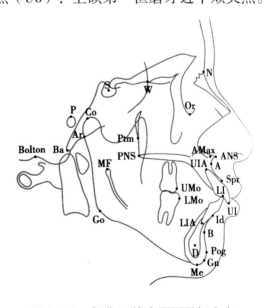

图 2-15 侧位 X 线头影测量标志点

（11）下中切牙切点（L1）：下中切牙切缘最前点。

（12）下中切牙根尖点（L1A）：此点与 L1 点连线，代表下中切牙长轴。

（13）下第一磨牙点（L6）：下颌第一恒磨牙近中颊尖点。

（14）下牙槽座点（B）：下牙槽座与下颌体的交界点，即下颌联合前方弧形骨影像的最凹点。

（15）颏前点（Pg）：下颌颏联合部最前点。

（16）颏下点（Me）：下颌联合部最下点。

（17）下颌角点（Go）：下颌角后下点，可通过下颌平面与下颌升支后缘半面的交角的分角线与下颌角之相交点来确定。

（18）关节点（Ar）：后颅底下缘与下颌髁状突颈后缘之交点。

（二）软组织测量标志点（图 2-12）

（1）额点（G）：前额部软组织最突点。

（2）软组织鼻根点（NS′）：软组织侧面上相应和鼻根点。

（3）鼻尖点（Prn）：鼻尖部最前突点。

（4）鼻小柱点（Cm）：鼻小柱最前突点。

（5）鼻下点（Sn）：鼻小柱与上唇之交点。

（6）上唇凹点（SS）：鼻下点与上唇凸点之间最凹点。

（7）上唇缘点（UL′）：上唇黏膜与皮肤连接点。

（8）上唇突点（Ls）：上红唇缘最前突点。

（9）上口裂点（Stms）：上红唇下缘最下点。

（10）下口裂点（Stmi）：下红唇上缘最上点。

（11）下唇突点（Li）：下红唇缘最前突点。

（12）下唇缘点（LL′）：下唇黏膜与皮肤连接点。

（13）颏唇沟点（Si）：颏唇沟最凹点。

（14）软组织颏前点（Pg′）：颏部软组织最前突点。

（15）软组织颏顶点（Gn′）：颏部软组织最顶点

（16）软组织颏下点（Me′）：颏部软组织最下点。

（17）颈点（C）：颏下与颈部连接点。

（三）Steiner 头影测量分析法（图 2-16ABC）

1953 年 Steiner 提出了具有 14 项测量内容的头影测量分析法，其中大部分测量项目是 Downs、Riedel 等分析法中所用的。这一分析法已为各国正畸医生和颌面外科医生所采用。

Steiner 分析法测量项目

（1）SNA 角：蝶鞍点 – 鼻根点 – 上牙槽座点角。表示上颌基骨与颅部的位置关系。

（2）SNB 角：蝶鞍点 – 鼻根点 – 下牙槽座点角。表示下颌基骨与颅部的位置关系。

（3）ANB 角：上牙槽座点 – 鼻根点 – 下牙槽座点角。此角为 SNA 与 SNB 角之差。表示上下颌基骨间的位置关系。当 SNA 大于 SNB 时为正角，反之为负角。

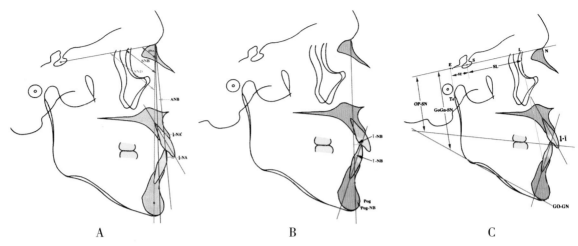

图 2-16　Steiner 头影测量分析法

（4）SND 角：蝶鞍点 - 鼻根点 - 下颌联合中点角。为下颌整体对颅部的位置关系。

（5）Ⅰ-NA 角：上中切牙长轴与 NA 连线的交角。表示上中切牙的倾斜度。

（6）Ⅰ-NA 距：上中切牙切缘至 NA 连线的垂直距离。表示上中切牙的突度。

（7）Ⅰ-NB 角：下中切牙长轴与 NB 连线的交角。表示下中切牙的倾斜度。

（8）Ⅰ-NB 距：下中切牙切缘与 NB 连线的垂直距离。表示下中切牙的突度。

（9）Pog-NB 距：颏前点至 NB 线的垂直距离，表示在下颌联合处颏钮（chin button）的骨量。颏钮缺乏常表示下颌生长发育不良。

（10）1-1 角：上下中切牙长轴的交角。表示上下中切牙的凸度。

（11）OP-SN 角：咬合平面与前颅底平面之交角。表示咬合平面的倾斜度。

（12）GoGn-SN 角：下颌平面与 SN 平面之交角。表示下颌平面的陡度与面部高度。

（13）SL：从颏前点向 SN 平面作垂线交于 L，SL 为 S 点与 L 点的距离。代表下颌颏部对颅底的位置关系。

（14）SE：从髁突最后点（T4）向 SN 平面作垂线交于 E，SE 为 S 点与 E 点的距离，代表下颌髁突对颅底的位置关系。结合 SL 与 SE 两项测量值，可了解下颌位置的变化及下颌生长发育情况。表 2-1 为正常𬌗中国人 Steiner 分析法的测量结果。

表 2-1　正常𬌗中国人 Steiner 分析法测量值均值与标准差

测量项目	替牙期	恒牙期
SNA(°)	82.0 ± 3.5	82.8 ± 4.0
SNB(°)	77.6 ± 2.9	80.1 ± 3.9
ANB(°)	4.7 ± 1.4	2.7 ± 2.0
SND(°)	74.3 ± 2.7	77.3 ± 3.8
I-NA(mm)	3.1 ± 1.6	5.1 ± 2.4
I-NA(°)	22.4 ± 5.2	22.8 ± 5.7
I-NB(mm)	6.0 ± 1.5	6.7 ± 2.1
T-NB(°)	32.7 ± 5.0	30.3 ± 5.8

续表

测量项目	替牙期	恒牙期
Pog-NB(mm)	0.2 ± 1.3	1.0 ± 1.5
$\overline{1}$-1(°)	120.2 ± 7.2	124.2 ± 8.2
OP-SN(°)	21.0 ± 3.6	16.1 ± 5.0
GOGN-SN(°)	35.8 ± 3.6	32.5 ± 5.2
SL(mm)	43.1 ± 4.1	52.2 ± 5.4
SE(mm)	26.9 ± 2.7	20.2 ± 2.6

（四）Tweed 分析法（图 2-17）

Tweed 分析法是由 Tweed 于 1946 年设计的一种侧面三角形分析法。Tweed 认为，正畸矫治的目标应包括 4 个方面的内容：颜面形态均衡协调、牙弓稳定、口腔组织健康、咀嚼功能良好。Tweed 还认为：下颌中切牙的正常倾斜度对颜面美观有重要的影响。为此，他设计了通过下颌中切牙长轴的延长线、眼耳平面及下颌平面像交的三角形即著名的 Tweed 三角，用于评估治疗结果。由于定点简单、直观、易测，该方法是判断拔牙与否及预后颜面形态的一种简便方法。

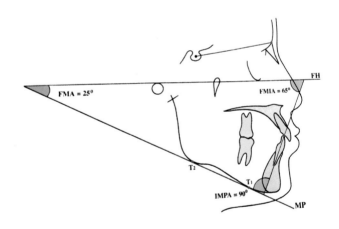

图 2-17　Tweed 三角

Tweed 三角测量项目

（1）眼耳平面 - 下颌平面角（FMA）：眼耳平面与下颌平面的交角。下颌平面为下颌下缘的切线。

（2）下中切牙 - 眼耳平面角（FMIA）：下中切牙长轴与眼耳平面的交角。

（3）下中切牙 - 下颌平面角（IMPA）：下中切牙长轴与下颌平面的交角。

Tweed 对白人儿童进行统计研究后认为：当 FMA 为 25°、IMPA 为 90°、FMIA 为 65° 时，可达到前述 4 个目标。Tweed 认为 FMIA 为 65° 是建立良好容貌的条件，也是矫正应追求的目标之一。表 2-2 为正常殆中国人 Tweed 分析法的测量结果。

（五）Wylie 分析法（图 2-18）

Wylie 分析法是由 Wylie 于 1947 年提出的一种包括 10 项计测内容的线距分析方法，用于

表 2-2　不同牙龄期正常𬌗中国人 Tweed 分析法测量均值与标准差

测量项目	替牙期		恒牙期	
	男	女	男	女
FMA(°)	29.47 ± 3.65	29.05 ± 5.53	30.19 ± 4.01	29.72 ± 3.95
IMPA(°)	96.94 ± 6.26	95.23 ± 6.76	95.59 ± 5.04	92.47 ± 6.94
FMIA(°)	53.58 ± 5.69	55.78 ± 6.34	54.22 ± 4.44	57.81 ± 6.85

对牙、颌及面部形态结构深度的测量，通过比较患者的计测值和正常𬌗人的均值，判断牙、颌骨的矢状向位置（前移、后退）及颌骨长度、面高的改变。这一方法对正颌外科而言更加适用，可用于指导外科医生在手术中的去骨量。

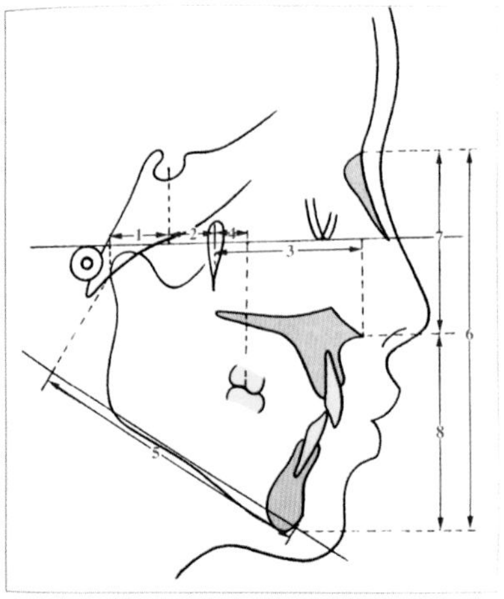

图 2-18　Wylie 分析法

1.Wylie 分析法测量项目

（1）髁突后切线 – 蝶鞍中心距（T4-S）。

（2）蝶鞍点 – 翼上颌裂距（S-Ptm）。

（3）翼上颌裂 – 前鼻棘距（Ptm-ANS）。

（4）翼上颌裂 – 上颌第一磨牙颊沟（Ptm-6）。

（5）下颌长度（T4-Pog）。

（6）全面高（N-Me）。

（7）上面高（N-ANS）。

（8）下面高（ANS-Me）。

2.深度测量

以蝶鞍点为测量坐标，由蝶鞍点作垂线垂直于眼耳平面，然后从所要测量的各标志点向眼耳平面作垂线，在眼耳平面上测量各标志点垂线与蝶鞍点垂线之间的距离。所有测量均以毫米为测量单位。

（1）髁突后切线 – 蝶鞍中心距（T4-S）：测量髁突后切线至蝶鞍点垂线间的水平距离，此距代表颞下颌关节的位置，亦代表下颌的位置。

（2）蝶鞍点 – 翼上颌裂距（S-Ptm）：测量蝶鞍点垂线至翼上颌裂点垂线的水平距离。此距代表上颌的位置。

（3）翼上颌裂 – 前鼻棘距（Ptm-ANS）：测量翼上颌裂垂线至前鼻棘垂线的水平距离。此距代表上颌的长度。

（4）翼上颌裂 – 上颌第一磨牙颊沟距（Ptm-6）：测量翼上颌裂垂线至上颌第一磨牙颊沟垂线的水平距离。此距代表上颌牙弓的位置。

（5）下颌长度（T4-Pog）：此测量不用眼耳平面，在下颌平面上进行。由髁突后缘及颏前点分别向下颌平面作垂线，测量两垂线间的距离。

3.高度测量

高度测量是从鼻根点、前鼻棘及颏下点作垂线与眶耳平面平行，测量各平行线间的垂直距离。

（1）全面高（N-Me）：测量鼻根点与颏下点的垂直距离。

（2）上面高（N-ANS）：测量鼻根点与前鼻棘点的垂直距离。

（3）下面高（ANS-Me）：测量前鼻棘点与颏下点的垂直距离。

（4）（N-ANS）/（N-Me）×100%：上面高占全面高之百分比。

（5）（ANS-Me）/（N-Me）×100%：下面高占全面高之百分比。

二、正位 X 线头影测量分析

尽管大部分牙颌面畸形表现为矢状关系的失调，但某些畸形，特别是面部不对称畸形主要是横向关系的异常，通常采用的侧位 X 线头影测量不能满足这类畸形诊断分析的需要。随着正颌外科的发展和矫治范围的不断拓宽，采用正位（后前位）X 线头影测量进行颅面和牙颌关系的不对称分析已在临床和相关研究中得到日益广泛的应用。

参照 Grummons（1987）提出的颅面结构不对称分析法，根据简单实用的原则，建立了一个线距测量系统，专门用于正颌外科后前位 X 线头影测量分析。该系统不是将患者的测量值与正常人测量值进行对比分析，而是一种自身个体化分析方法，因而适用于不同种族、性别和年龄的患者。

（一）测量标志点（图 2-19AB）

1. 中线标志点

（1）Cg（鸡冠中心点）。

（2）ANS（前鼻棘点）。

（3）AI（上中切牙触点）。

（4）BI（下中切牙触点）。

（5）Me（颏下点）。

2. 左右两侧对称性标志点

（1）Z（颧额缝内侧点）。

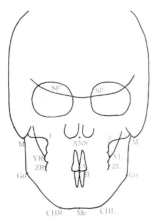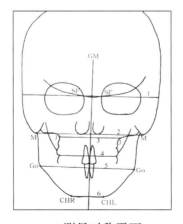

A 正位片测量标志点　　　　　　B 测量对称平面

图 2-19　正位 X 线头影测量标志点和测量平面

（2）ZA（颧弓外侧点）。

（3）Co（髁突顶点）。

（4）J（上颌牙槽突点）。

（5）Ag（下颌角前切迹点）。

（二）X-Y坐标点的建立

以两侧颧额缝点连线（Z-Z）为 X 轴，以过鸡冠中心点（Cg）的垂线为 Y 轴建立坐标系。Y 轴即正中参考线，又称面中线（ML）。

（三）测量项目（图2-20至图2-22）

（1）ZA 距：两侧 ZA 点至面中线距，反映面中份宽度和对称情况。

（2）Co 距：两侧 Co 点至面中线距，反映髁状突对称情况。

（3）J 距：两侧 J 点至面中线距，代表上颌宽度及其对称性。

（4）Ag 距：两侧 Ag 点至面中线距，显示面下份宽度及对称情况。

（5）Cg-J 距：J 点至 Cg 点距。正常情况下，左右 J 点与 Cg 点形成的三角形大致是一个等腰三角形，否则表示上颌水平面倾斜。

（6）Cg-Ag 距：Ag 至 Cg 距。左右 Ag 点与 Cg 点形成的三角形也应该是一个等腰三角形，否则表明下颌平面发生倾斜。

（7）Co-Ag：左右下颌支长。

（8）Ag-Me：左右下颌体长。

（9）ANS 偏距：前鼻棘点至面中线距。

（10）Me 偏距：颏下点至面中线距。

（11）AI 偏距：上中切牙触点至面中线距。

（12）BI 偏距：下中切牙触点至面中线距。

根据日本学者加藤的非对称率计算公式 $Q=(G-K)/G \times 100\%$ 求出左右对应结构的非对称率，其中 G 为两对应标志点至面中线距较大的值，K 为较小的值。由于正常人颅面结构存在生理性不对称，通常把非对称率大于 10% 视为异常，表明有不对称畸形存在；而当非对称率小于 10% 时视为正常，属于生理性不对称范围。有人曾做过一项有趣的研究，将

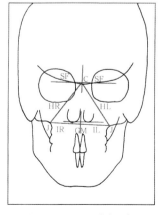

图2-20　上颌三角

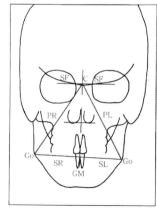

图2-21　全面三角

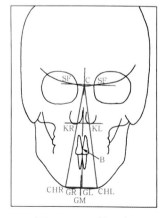

图2-22　鼻三角

公认的美女面部用电脑成形后使面部两侧完全对称，结果多数人认为还没有稍有一点点不对称的美观效果好。因此，盲目追求面部绝对对称，既不符合实际，也没有必要。正常人可能存在轻微的偏移（<3mm），如果偏移值过大，应视为不对称。上颌偏移多见于单侧唇腭裂术后继发上颌发育不足伴发的不对称畸形。下颌前突型偏颌畸形，又名不对称下颌发育过度，是临床上十分常见的一种牙颌面畸形，这类畸形在侧位 X 线片上表现为下颌前突，在正位 X 线片上还存在下颌和颏部的偏移。

三、颌骨曲面体层片分析

　　颌骨曲面体层片又称颌骨全景片，也是牙颌面畸形常规 X 线检查手段和分析方法之一。全景片不仅可以显示颌骨形态结构，而且能清晰地显示整个牙列和牙齿的情况。全景片在正颌外科中的应用包括以下 3 个方面。

（一）牙列和牙齿情况

　　从全景片上很容易观察到牙列中有无缺失牙、多生牙和埋伏阻生牙，进一步可了解有无根尖和牙周疾患。冠根位置和邻接关系的分析也很重要，通过全景片可了解上颌前部骨切开术预先拔除的上颌第一前磨牙间隙两侧尖牙和第二前磨牙牙根长短、形状和走行，以免术中损伤。在做下颌前部根尖下骨切开术或颏成形术前，也必须了解下颌前牙牙根的位置，骨切开线应设计在超过根尖下 5mm。

（二）颌骨形状和结构特征

　　注意观察鼻中隔是否弯曲，上颌窦内有无病变等。两侧髁突形状、大小和位置是否正常和对称。可以用铅笔将两侧下颌骨外形以及下牙槽神经管下孔和颏孔的位置和走行描绘在透明硫酸纸上进行测量分析（图 2-23AB）。对拟作下颌支斜行或垂直骨切开术的患者，应测量其下颌孔至下颌支后缘的距离，研究骨切开的位置和方向。下颌支矢状骨劈开术前，还应观察下颌孔至上方乙状切迹的距离，两者相距太近或此处下颌支骨质太薄，会增加水平骨切开的操作难度，还容易造成下牙槽神经损伤或近心骨段意外骨折。宽面畸形多由双侧下颌角增生肥大所致，常伴左右不对称，这种病例最好在全景片上预先估计两侧下颌角部分切除修整的范围和去骨线方向。

（三）评估手术情况

　　通过颌骨全景 X 线片能及时观察到正颌手术骨切开线的位置和方向是否符合术前设计要求，有无意外骨折。邻近重要结构如下牙槽神经和牙根有无损伤，移位固定的牙 – 骨块

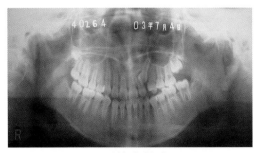
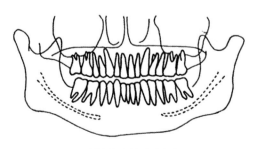

A 原始全景片　　　　　　　　　　　B 描图后的全景片

图 2-23　颌骨全景片分析

是否稳定以及髁状突有无移位等。对需进行牵张成骨的病例，还能清楚地观察到颌骨牵张器安放的位置是否正确，螺钉有无松脱等。总之，全景片具有将两侧牙骨组织结构同时显示在一张平片上的优点，使其成为了解正颌外科手术是否成功的一种简单而有效的方法。放大率是任何 X 线片检测分析应该考虑一个问题，不同 X 线检查方法所获影像的放大率不同，颅面部 X 线检查包括头影测量和全景片的放大率一般在 10% 左右。

第三节　颌面结构的三维测量与结构重建

常见牙颌面畸形主要表现为牙颌二维空间结构的异常，但某些畸形可能涉及软硬组织三维结构的不协调，常用的二维平面的分析方法，如 X 线头影测量不能完全满足复杂牙颌面畸形诊治的需要。因此，有必要采用三维测量技术对畸形进行更为全面的分析诊断和治疗设计。下面简单介绍几种常用三维测量技术和方法。

一、面部立体摄影测量技术

立体摄影是运用解析几何的原理，借助立体摄影机和立体测图仪来完成。这种测量系统包括控制的建立、立体像对的摄取和处理，以及面部等值线图（图 2-24）的计算机分析等。用图形数字化仪对面部等值线图进行逐点采样，通过图 - 数转换后存于磁盘，根据需要可将面部测量数据转换为数百个乃至上万个网格数据点，在此基础上计算出颅面各特征点的空间距离，通过其垂直和水平剖面图的分析，可再现面部立体透视图（图 2-25，图 2-26）。

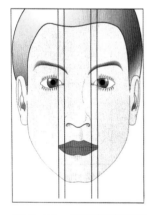

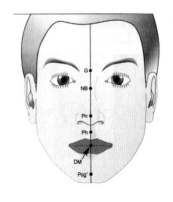

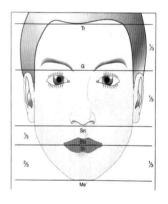

图 2-24　面部等值线图　　　图 2-25　面部对称分析　　　图 2-26　面部比例分析

二、颜面莫尔条纹测量

莫尔条纹摄影术（Moiré topography），又称云纹影像术，是一种光学测量技术。其基本原理是光经过汇聚、折射，透过光栅照射到凹凸不平的物体表面，产生随物体表面形态改变的变形光栅，变形光栅包含了物体表面的三维结构信息。与立体摄影一样，莫尔条纹测量是非接触性三维测量技术，但设备造价低，操作简便，适宜于颜面三维形态测量，特别是定量不对称分析（图 2-27AB）。用电子计算机图像技术可以对莫尔条纹信息进行三维数字化分析和自动化处理及立体图合成，显著提高了这种测量方法的准确性（图 2-28，图 2-29AB）。

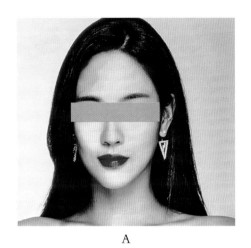
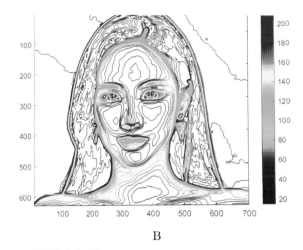

A

B

图 2-27　面部激光扫描

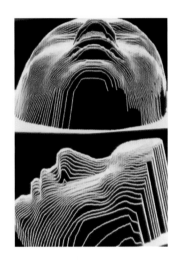
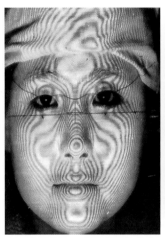
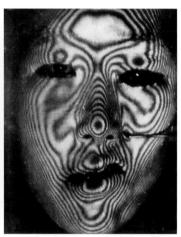

A 正常人　　　　　　　　B 面部偏斜患者

图 2-28　正常人面部莫尔条纹　　　**图 2-29　正常人和面部不对称莫尔纹图像**

三、颅面结构三维 CT 重建

颅面软硬组织复杂的形态和结构特征，使得对其进行准确的定性描述和定量分析都相当困难。定位头颅 X 线头影测量是二维平面的评价手段，立体摄影和莫尔条纹分析不能深入内部骨骼，光学技术的引入还带来了放大和阴影等失真问题。20 世纪 80 年代以来，随着计算机和 CT 影像学技术的飞速发展及其在颅颌面外科领域的应用，出现了 CT 影像为信息源的计算机三维重建系统，为颅面结构的形态学研究和复杂颅面畸形和缺损的外科治疗提供了先进的检测手段和计算工具。三维 CT 重建系统能将图像根据要求进行任意角度的旋转，可产生镜面对称影像；通过切割可单独显示骨和关节组织，观察其细微空间结构变化，而且还能对距离、角度、表面积和体积进行精确测量（图 2-30AB，2-31ABC）。

三维测量技术和分析方法比二维测量复杂，所需设备和检测费用也较昂贵，因此，三维测量技术目前在大部分地区尚不宜作为常规检测手段在临床广泛应用。除了复杂和疑难的牙颌面畸形，绝大多数病例只采用一般的二维平面的检测手段和评估方法就能够满足其诊断和治疗设计的需要。

27

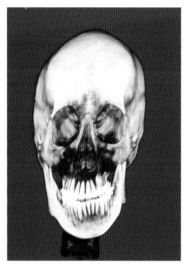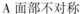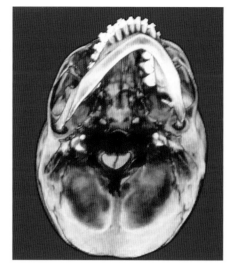

A 面部不对称   B 下颌偏斜严重

图 2-30 通过三维 CT 重建观察下颌骨不对称形状

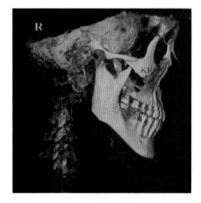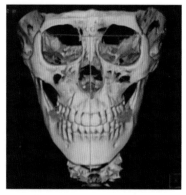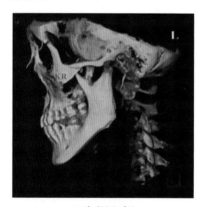

A 头颅右侧   B 正面   C 头颅左侧

图 2-31 通过三维 CT 重建观察颅颌面软硬组织术前术后预测

第四节　口颌系统功能的全面检查

一、肌肉功能检查

主要是口周肌和咀嚼肌的检查。通过咀嚼运动，观察面肌和唇肌的功能。吞咽时口周肌收缩明显，表明唇肌功能不足，上颌前突或双颌前突患者常见颏肌紧张。注意检查咀嚼肌群有无压痛，观察咬肌是否肥大、痉挛，两侧是否对称等。肌电图检查可进一步了解肌功能情况（图 2-32）。

二、下颌运动功能检查

1. 张口运动

上下切牙切缘间距代表张口度，正常范围 35~50mm。临床上一般用患者手指粗略估计张口度，能容纳三指者为正常，二指为中度张口受限，一指为重度张口受限。手术后张口受限可通过开口器协助增加张口度（图 2-33）。也可以在前牙区挂上皮圈进行练习（图

28

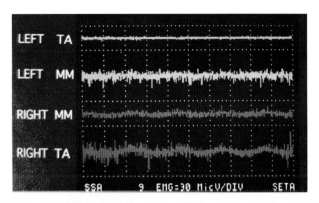

图 2-32　肌电图示左右侧咀嚼肌肌电活动。TA：颞肌；MM：咬肌；LEFT：左；RIGHT：右

2-34）。超过三指可视为张口度过大。正常张口型是下颌垂直向下，用"↓"表示，若偏向一侧，用"E"或"F"表示。张口时下颌左右偏摆也不正常。

2. 侧方运动

以中线为标准，让患者下颌在上下牙轻轻接触的情况下向一侧作最大运动，其运动范围一般为 5~10mm。

3. 前伸运动

让患者下颌尽量前伸，测量上下中切牙切缘间距，即为下颌最大前伸度，正常范围 5~10mm。采用下颌运动描记仪可定性和定量检测下颌运动功能状况。

4 下颌运动轨迹描记

可以用特殊的仪器来描记下颌运动的轨迹（图 2-35）。

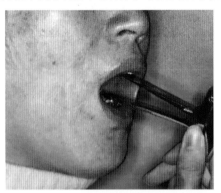

图 2-33　开口器协助张口训练

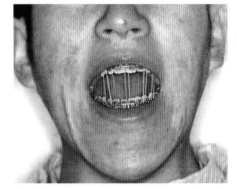

图 2-34　前牙挂皮圈张口练习

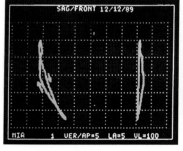

▲ 下颌运动轨迹

左图：记录了习惯性开闭口运动时矢状面和冠状面的下颌运动轨迹

右图：同时记录了快速开闭口运动时垂直速度与冠状面的下颌运动轨迹

图 2-35　下颌运动轨迹描记图

三、殆及咬合功能检查

殆指静止状态时上颌牙齿的接触关系,咬合则指运动状态时上颌牙齿的接触关系。检查上下颌牙齿对位接触关系,下颌前突和骨性开殆患者可能只有少数几个后牙接触,严重影响咬合功能。注意观察正中殆位和正中关系位之间有无殆干扰,前伸殆运动时后牙有无殆干扰及侧方殆运动时,平衡侧有无殆干扰(图 2-36 至图 2-38)。

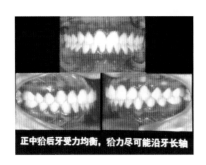

图 2-36　正常牙尖交错位

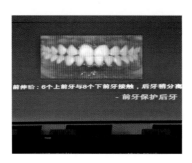

图 2-37　前伸保护殆

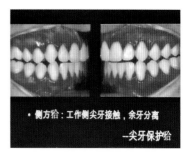

图 2-38　侧咬尖牙保护殆

四、颞下颌关节的检查

颞下颌关节由下颌骨的髁状突、颞骨的关节窝和介于二者之间的关节盘以及包绕其外周的关节囊构成。它是口腔颌面部唯一的而且是双侧联动的关节,其结构精巧,功能复杂,是口颌系统的重要组成部分(图 2-39ABC)。正颌外科与颞下颌关节关系密切,这不仅因为有相当一部分的牙颌面畸形患者术前伴有颞下颌关节紊乱综合征(TMJDS),而且还由于正颌外科手术本身可能引起关节的问题。

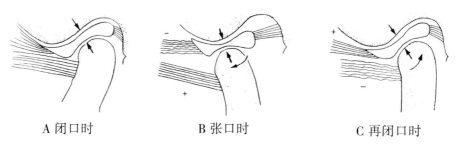

A 闭口时　　　　　　　　　B 张口时　　　　　　　　　C 再闭口时

图 2-39　开闭口运动时盘突位置变化

(一)临床检查

主要检查有无 TMJDS 的三大症状与体征,即关节疼痛、弹响和运动异常。仔细询问患者有无关节外伤和感染史。有无磨牙症、偏侧咀嚼和紧咬牙等不良习惯。

(二)特殊检查

1. 关节许勒位片

这是临床上常用的一种颞下颌关节 X 线投照技术,可同时显示髁状突、关节凹、关节结节和关节间隙的变化(图 2-40ABCD)。从摄取的正中殆位和最大开口位关节 X 线片上还可以间接观察髁状突动度。

2.关节造影检查

根据部位分为关节上腔造影和关节下腔造影。对怀疑有关节盘移位和穿孔者可考虑关节造影检查。由于这种技术属于介入性检查，而且是间接影像，有些地区已经用 MRI 替代了关节腔造影检查。对正颌外科术前患者要慎用关节造影检查。

3.关节 CT 检查

这是目前较先进的颞下颌关节影像学检查技术。CT 检查和三维 CT 重建影像可以全面了解骨关节结构变化（图 2-41，图 2-42）。

4.关节 MRI 检查

MRI 则在显示关节盘和翼外肌位置形态方面有着其他普通 X 线检查方法难以比拟的优点（图 2-43），MRI 是一种无创性检查手段，但费用昂贵。

5.关节髁突同位素标记

同位素与新生骨有快速结合的特点，可以发现新骨生成的情况。最常用的同位素是 99 锝。一例下颌偏斜病例同位素 99 锝髁突标记的情况见图 2-44、图 2-45。

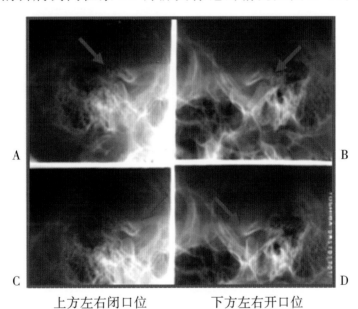

上方左右闭口位　　　下方左右开口位

图 2-40　关节许勒位开闭口

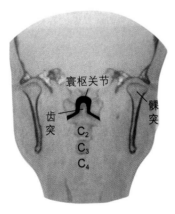

图 2-41　关节 CT

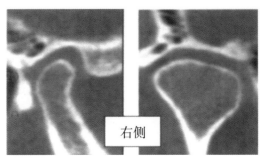

图 2-42　颞下颌关节 CT

31

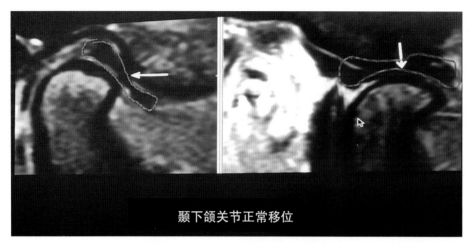

图 2-43 MRI 显示关节盘张闭口

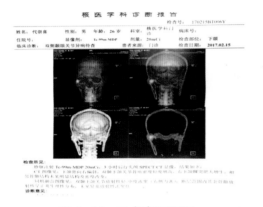

图 2-44 99 锝标记记录

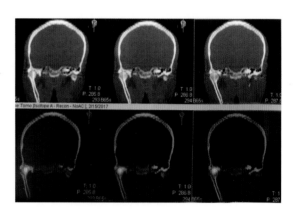

图 2-45 左右两侧对比非常明显

第五节 患者心理状况评估

　　过去人们习惯于从单纯生物医学的角度来考虑健康和疾病的问题，现代医学还要求从心理学和社会学的角度来综合评判一个人的健康状况。牙颌面畸形严格说来不是一般意义上的疾病，而是对人体口颌系统功能和心理健康造成损害和不良影响的牙面残疾或缺陷。口腔颌面部是人类情感交流和社会生活中最受他人重视的一个部位。有牙齿错乱或面容缺陷的人可能发生心理和精神障碍。正颌外科医生所面临的诊治对象就是这些可能有心理问题的牙颌面畸形患者，其心理状况的评估也是正颌外科临床检查中不可忽视的内容之一。

　　尽管正颌外科患者的主诉具有多样性，但可归类于容貌异常和口颌系统功能障碍。对以美容为主要就医目的的患者而言，或多或少都存在心理问题。爱美是人的天性，对容貌美的正当追求是文明和开放社会所提倡的。正颌外科的确可以通过手术大幅度调整牙颌位置关系、矫正面部畸形，从而医治患者由此类问题引起的心灵创伤。然而，如果患者过于强调容貌在其个人生活和社会活动中的作用，过分关注他人对其外表的评价，甚至无限夸大面部轻微缺陷的负面影响时，就应考虑其是否有严重心理失调和偏执型精神病等。对有此倾向的患者，应寻求心理和精神病学专家的帮助。

牙颌面畸形患者一般通过两种途径接受正颌外科治疗：一种途径是因为错𬌗或咬合功能障碍到正畸科大夫处就诊，确定为骨性畸形需要进行手术矫治；另一种途径是直接找颌面外科医生要求手术整容。由于两者主诉不同，对手术的期望值也不一样，后者比前者更在意术后的美容效果。

正颌外科患者的求治动机直接影响其对手术效果的满意度。求治动机分为两类：第一类为内在动机，即患者自己主动希望通过手术改善容貌和咬合功能，并不是外在因素如别人的评价乃至歧视态度迫使患者寻求手术治疗，这类患者常常对术后效果容易满足；第二类为外在动机，这类患者希望通过美容手术改变别人对自己的态度和评价，以摆脱其原来在某种环境中的不利地位，这类患者往往对手术期望值过高。实际上，上述问题不一定是容貌不佳造成的，正颌外科手术也许会间接影响这些问题的转归，但并非决定性因素，比如，一个男性做了隆鼻术或一个女性做了隆胸术不一定会挽救其可能失败的婚姻。

从心理学角度选择好正颌外科手术的适应证非常重要。术前通过医生和患者包括患者家属之间的会谈可以基本了解其心理状况。在此过程中医生应表现出良好的职业道德以及和蔼可亲和富有同情心的人格魅力，以取得患者的信任。术前需要询问和了解的主要内容如下。

（1）患者自己认为有哪些畸形，需要医生解决什么问题。患者对畸形的描述与客观检查相符并有明确要求者，术后反应通常很好。

（2）患者发现畸形时间的长短，是自己意识到的，还是别人察觉的，这与求治动机有关。具有内在求治动机者比外在动机者对术后效果的满意度高。另外，最近才意识到自己有畸形者，常常预示术后反应不佳。

（3）畸形属于先天性畸形还是后天性畸形。整体而言，先天性畸形术后总会有改善，患者容易满意，而获得性畸形患者则非常希望恢复原貌，术后心理反应往往不良。

（4）患者的年龄和所从事的职业。一般而言，年龄小的患者比年龄大的患者术后心理反应好。一个40多岁的患者在术后突然从镜子里看到一个完全不同的容貌，其心理反应难以预料。这部分患者一般只希望改善容貌，并不追求大幅度改变面部外形。另外，某些特殊职业如影视演员并不存在明显畸形，手术的目的是使自己的面貌更加完美，因此对术后美容效果期望值很高。

（5）患者是否有良好的心理素质和社会适应能力，属于何种精神类型。具有神经质或抑郁性格的患者对手术结果的反应常常难以预料。

针对患者的不同反应，术前应给予患者必要的解释和心理支持，其主要内容如下。

（1）说明手术的目的和可能达到的矫治效果，打消患者一些不切实际的幻想，可以向患者展示以往类似病例手术前后的照片，让患者对手术充满信心。

（2）向患者和家属解释手术的局限性和危险性，包括可能发生的并发症。正颌外科手术是有一定风险的，但也不能危言耸听，让患者及其家属非常紧张和不安。

（3）应预先告诉患者，手术后其他人可能对其容貌的变化有不同反应，甚至可能存在负面评价。因此，应该让患者有一定的心理准备。在临床上，我们曾遇见过一个做颏前徙成形术的女性患者，在术后由于其无法忍受周围同事嘲笑其"假下巴"，要求把颏部退回原样。

在完成术前心理状况评估和分析后，应该筛选出不宜进行手术治疗的患者，避免以后产生不必要的医疗纠纷。参照国外学者 Thomson 的筛选标准，可以列出以下几种不宜进行手术的情形。

（1）过分要求保密者，尤其是对有亲密关系的人如父母和配偶等保密者。在临床上会出现一些患者背着亲属或恋爱对象来做面部整形手术，我们发现有的患者甚至聘请一个人冒充其家属签署手术同意书。

（2）期望值过高、要求过分者。对拿着某个特定对象如影视明星的照片要求严格按其模样进行手术者，不宜接受正颌外科治疗。这类患者往往有不切实际的幻想和过高的期待。

（3）极力夸大面部畸形或缺陷程度及其对自己生活和工作造成的负面影响者。

（4）在个人生活和工作中有突发事件，如近期内发生家庭危机和恋爱失败者。

（5）极力劝说医生给予手术，表现出急不可待者。对这类患者要慎重，应彻底了解其求医原因。

（6）对手术犹豫不决以及对术中和术后可能的风险与并发症不能接受者。

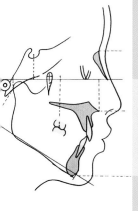

第三章
面部侧貌美学与软组织测量

马克思在《1844 年经济学哲学手稿》中提到"人是按照美的规律来塑造世界的"。Angle 也讲道，正畸学研究的是一门与人体面部形态不可分割的艺术，口腔是表现面部美观和面部特征最重要的因素。侧貌美学的概念往往仅涉及颜面软组织的美观程度，因此患者更关心的是美观的改善。而正畸医生正颌医生则强调侧貌美观应建立在正确咬合关系以及口颌系统的健康和功能的基础之上。此外，侧貌美学的标准还受人种、民族、性别、时代、社会、心理等各种因素的影响，这些因素使得正畸治疗的标准更加复杂。因此，正畸医生在坚持正畸治疗原则的前提下，必须同时考虑以上因素的影响。即便是对同一位患者，正畸医生之间的诊断标准也不统一。Angle 提供的颜面审美标准是古希腊太阳神阿波罗以及美神维纳斯塑像的侧貌。Angle 的学生 Tweed 也特别强调侧貌的美观和平衡，倡导通过直立下颌切牙来改善患者的侧貌美观。

人们对于正畸治疗的侧貌美学标准既有差异性，又有统一性，这种统一性在于大家都在不断寻找一种尽可能客观的评价方法。正畸医生和正颌医生长期共同合作研究临床矫治严重颅颌面畸形，对美学非常敏感，也非常感兴趣，尤其是对颌面部软组织测量更为重视。

与 Angle 类似的是，Case 采用面部石膏模型来评价颜面美观，而 Hellman 则对人面部直接测量。随着照相技术、X 线头影测量技术的出现与发展，正畸医生对于颜面形态特征的研究随着临床实践工作在不断进展与深化。

第一节　照片分析

随着照相技术的出现，一些学者开始采用相片上点、线、角来分析面貌特征。这些用于分析的照片必须在一定标准下完成拍摄，一般包括正位像、侧位像、有时常增加正面微笑像与半侧位像。

一、侧位照片分析

1. "五凸三凹"与"侧面三停"

"五凸"：指额部及鼻尖、上唇、下唇、颏部五处高点（图 3-1）。

"三凹"：指鼻根处、唇珠上方的人中沟、颏唇沟三处凹陷。

"侧面三停"：以耳屏中心为圆心，耳屏中心至鼻尖的距离为半径，向前画半圆；再从耳屏中心向发际点、眉间点、鼻尖、颏前点画四条线，将侧脸划分为基本相同的等份，形成的夹角为三个近似的图形（图3-2）。

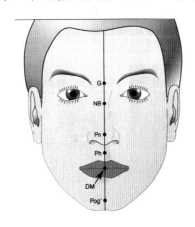

图3-1　面部五凸

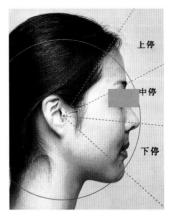

图3-2　侧面大三停

2.Simon 定位平面及不规则四边形

Simon采用眶耳平面为定位平面，观察各部分与定位平面的关系。自然头位时（正中殆位），观察软组织颏顶点与眶耳平面间水平位置关系，下颌后缩者，颏顶点位于眶平面上或后方平均2mm。

他还提出了由耳屏点（T）、眶下点（Ors）、颏顶点（Gn'）、下颌角点（Gos.）构成的四边形（图3-3ABC）。Simon测量正常殆干头骨，发现约80%的人其眶平面、口角、颏顶点在同一个平面上，利用这个四边形可评价口角的位置。

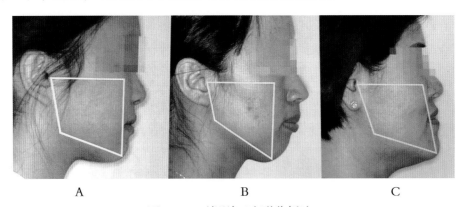

A　　　　　　　　　B　　　　　　　　　C

图3-3　不规则四边形分析法

3.Stoner 最佳侧貌

Stoner对正常人与错殆患者矫治前后侧位像进行比较分析，测量下列项目以得出最佳侧貌的标准（图3-4）：

面角：眶耳平面（FH）与面平面（NP）相交所成之后下角。

颏下唇角：下唇颏平面即下唇突点（LL.）至软组织颏前点（Pos.）连线与面平面的夹角。

颏上下唇角：上下唇平面与下唇颏平面的夹角，用以观察下唇与颏部的关系及上下唇的关系。

唇面角：上下唇平面即上唇突点（UL.）至下唇突点（LL.）与面平面的夹角。

4. 斋藤上下引线

斋藤于 1965 年提出以耳鼻线（耳屏与鼻下点连线）为基准平面，从鼻下点分别向上引出 75°、向下引出 90° 两条引线（图 3-5）。他研究发现，正常侧貌的日本儿童（12 岁）其上引线过额点，下引线过颏前点。

5. 侧面型估计法

描绘侧面型引线，即额点（G.）－上唇突点（UL.）－颏前点（Pos.），根据交角大小，可将侧面型分为直面型、凸面型、凹面型（图 3-6ABC）。

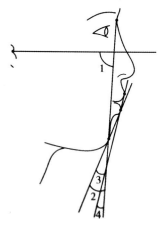

1. 面角 2. 颏下唇角 3. 颏上下唇角 4. 唇面角
图 3-4 Stoner 侧面像分析

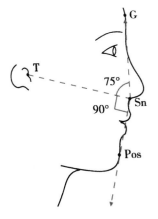

图 3-5 斋藤侧面像分析

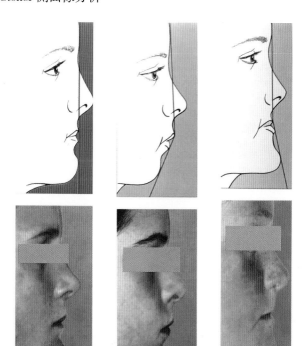

A 直面型   B 凸面型   C 凹面型

图 3-6 侧面型可分为直面型、凸面型和凹面型

6.唇阶梯

Korkhaus 用唇阶梯来分析唇突度，将唇突度关系分为：正唇阶梯和反唇阶梯（图3-7ABC）。安氏 I 类多表现为轻度反唇阶梯；安氏 II 类多表现为重度反唇阶梯；安氏 III 类多表现为正唇阶梯。对于安氏分类与唇阶梯不相符的患者，例如安氏 II 类表现为正唇阶梯，导下颌向前须谨慎。

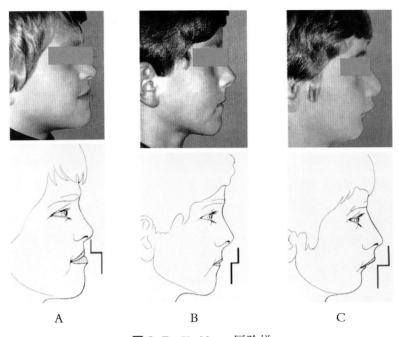

A   B   C

图3-7 Korkhaus 唇阶梯

二、正位照片分析

对于患者侧貌的研究还必须结合正面情况进行分析。正面像的分析可以从对称性（面高度比例、面宽度比例、面高宽比例）以及唇形分析等方面来衡量。

1.对称性

（1）面高度比例。

"大三停"：从前额发际线至眉骨、眉骨至鼻底、鼻底至下颌，把面部的长度三等分，各占 1/3。

"小三停"：从鼻底至口裂点、口裂点至颏唇沟正中点、颏唇沟正中点至颏点，将面下部 1/3 区域三等分，各占 1/3（图3-8）。

（2）面宽度比例。

"五眼"：指左右发际之间，由左右内外四个眼眦点把面部的宽度五等分，即为五只眼形，各占 1/5（图3-8）。

美貌人群中，面部最宽线距位于两侧颧弓之间，两侧颞间距与下颌角间距相近，并且较颧弓间距小 20%~30%。

（3）面高宽比例。

全面部高度：发际点和软组织颏下点（Mes.）之间的距离；面部宽度：通常指颞间距。

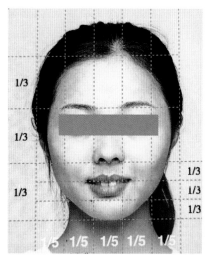

图 3-8　大小三停和五眼

面宽与面高比约为 0.618：1。

　　值得注意的是：任何人的颜面都不可能是绝对对称的，总是存在细微的差异。颜面左右的非对称率从上向下呈增大趋势。研究发现，左脸的表情肌更灵敏发达，这是因为左脑支配语言逻辑思维，控制右半侧躯体，而右脑支配感觉形象思维，控制左半侧躯体。所以人们常认为左脸比右脸更迷人，特别是女性。

　　2. 唇形分析

　　（1）唇闭合度：正常唇闭合时，上下唇自然闭合，只有轻轻接触，或者出现轻微唇间隙。在牙尖交错位时为 1.8mm ± 1.2mm，下颌姿势位时为 3.7mm ± 1.6mm。唇松弛状态时，上切牙暴露量约为上红唇缘下 2~3mm。

　　但对于唇闭合不全的患者，特别是上唇短、前突病例，下唇向上闭合导致颏肌紧张，影响口外肌的平衡，影响颏部发育。

　　（2）红唇厚度：在美貌人群中，下红唇比上红唇厚，约为上红唇的 1.5 倍。但红唇厚度具有人种差异。如黑种人较厚而突，白种人较薄而阔。红唇厚度也会随年龄发生变化，25 岁以后特别是 40 岁以后，红唇厚度明显变薄。

　　（3）唇红缘：唇红缘的形态可分为弓形、桥形及弧形（图 3-9ABC）。中国正常人群的唇红缘形态以弓形多。值得注意的是对于上唇短的弧形唇，形成的"开唇露齿"，矫治过程中上切牙的内倾导致上唇代偿厚，上唇反而不能增长，使牙齿暴露情况更严重。

　　公认的美丽的唇形：上唇红中线高 7~8mm，下唇红中线高 10mm，上唇红缘外侧角（唇峰点）较中央角（唇珠点）高 3~5mm，下唇缘最下点较中央角低 1~2mm，左右口角连线应与咬合平面及瞳孔平面平行。

　　（4）唇齿关系：主要涉及自然状态、微笑状态、侧面观状态的分析。

　　自然状态下，上唇覆盖上前牙以露出小于 2mm 切缘。老年人上前牙切缘可能与上唇下缘平齐。在微笑状态时，唇齿也存在一定关系。Hulsey 于 1970 年研究发现最佳微笑为：微笑线比值（上切牙切缘曲度与下唇上缘曲度之比）为 1~1.25；微笑时左右基本对称；上

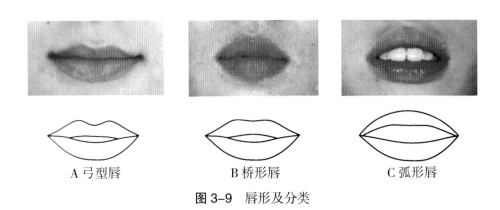

A 弓型唇　　　　　　　B 桥形唇　　　　　　　C 弧形唇

图 3-9　唇形及分类

唇与龈缘在同一水平；口角线通过上唇唇珠下点。有学者发现女性的微笑线高于男性，且女性有轻度的露龈微笑也是可以接受的。

①颊廊。指微笑时暴露出的最远中牙齿颊侧和嘴角之间的间隙，是评估微笑时横向唇齿关系的指标（图 3-10AB），常用颊廊比值（双侧颊廊之和与上牙列左右远中颊面间的平面距离之比）评估。若颊廊过小甚至缺失会形成"义齿样微笑"，显得不自然；若过大（颊廊比值 >14%），会显得微笑不够饱满。

颊廊与性别、面下 1/3 高度及上颌前后向位置有关：男性的颊廊一般比女性的大；长面型相对短面型颊廊更小；前移上颌骨暴露牙弓后部更宽部分，颊廊则减小。

②微笑指数。指口角宽度与唇间隙（上唇下缘最低点与下唇上缘中点）的比值（图 3-11AB），是反映微笑宽度与高度的比值。其比值 >50 时，微笑较协调。微笑指数越小，微笑高度相对越大，暴露牙齿越多，就显年轻。

在侧面观的唇齿关系中，要注意唇突度以及前牙突度的改变对唇突度的影响。值得注意的是有时矫治需要保持一定的唇突度。

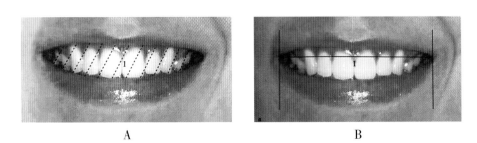

A　　　　　　　　　　　B

图 3-10　颊廊

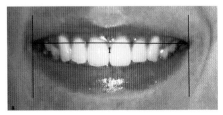
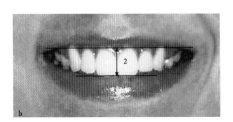

A 微笑宽度（1）　　　　　　　B 微笑高度（2）

图 3-11　测量微笑指数

· 适当的唇突度是年轻的表现，在正畸治疗中内收前牙不应过度，否则可能因为唇肌松弛出现老态。从另一方面讲内收上前牙时，对于唇肌松弛者，一定要通过唇肌训练来改善唇突度。

· 一些在侧面观表现一定唇突度的人群，在正面观却拥有迷人的脸庞，破坏这种唇突度反而破坏了这种美感。对于鼻部与颏部形态较好、嘴唇稍厚的患者，可保持一定的唇突度，使面貌显得更生动。对于非对称性唇齿关系，正畸医生应该注意调整颊隙大小、牙齿宽度、牙弓宽度以形成视觉补偿。

三、45° 侧面照片分析

颊部内收角（R 角）：过鼻顶点作鼻底点水平线的垂线，与过面下 1/3 颊部最凸点的切线形成的夹角。主要用来评价比较正畸矫治过程的变化。正畸矫治中若颊部内收，面下 1/3 颊部最凸点就会越接近颧部，那么 R 角将会变小（图 3-12AB）。

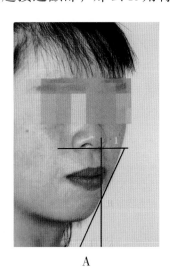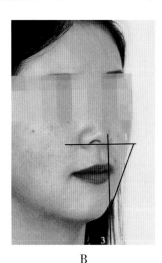

A　　　　　　　　　　B

图 3-12 颊部内收角

限于当时照相技术水平，这些测量方法都仅限于对表面软组织进行分析，无法深入到内部骨骼中去。这一重要的局限使得这些方法测得的结果存在一定程度上的误差。尽管存在误差，但在正畸诊断与美观评价中，仍然需要结合相片分析的方法。

四、牙齿与面部黄金比例分割的意义

黄金分割比例是 1.618∶1.0，这是在人肉眼看来最符合美学要求的比例关系。自然界里存在很多这样的比例关系的事物，例如树叶和花瓣上长度和宽度的比例往往符合黄金比例分割关系。联系到口腔科，上颌中切牙与侧切牙的宽度比是 1.618∶1.0。上颌 4 颗切牙的宽度之和与 2 颗中切牙宽度之和的比例是 1.618∶1.0。上颌尖牙的宽度是上颌侧切牙的 0.618，上颌尖牙的牙根长度与牙冠长度的比例是 1.618∶1.0（图 3-13）

另外，在面部正面观上存在理想的黄金分割比例关系，鼻根部的宽度与鼻翼部的宽度比是 1.0∶1.618；鼻翼部的宽度与两个口角间的宽度的比例也是黄金分割比例关系（图 3-14，图 3-15）。

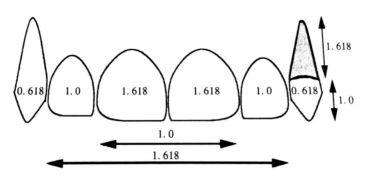

图 3-13　上颌前牙黄金分割比例关系

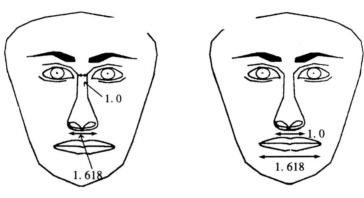

图 3-14　鼻根与鼻翼宽　　　　图 3-15　鼻翼与口裂宽

从面部侧面观上看，眼外疵到鼻尖的水平距离与鼻翼和颊部交点到鼻尖的水平距离呈黄金分割比例关系；鼻唇距离与唇颏距离呈黄金分割比例关系（图 3-16，图 3-17）

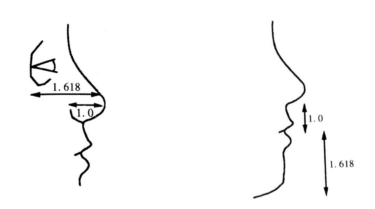

图 3-16　眼外疵到鼻尖与鼻翼宽　　　　图 3-17　鼻唇与唇颏距离比

第二节　侧貌美学的 X 线头影测量分析

随着 X 线头影测量技术的发展，许多学者将研究深入到骨骼结构中去，并把这种研究方法运用到软组织测量分析中，分别从观测平面、角度以及线距长度来评价侧貌外形美观度。

一、常用软组织观察线（平面）

（一）Steiner 软组织观察线

Steiner（1953）提出经过软组织颏前点（Pos.）和侧面鼻S形（鼻突部至上唇的S形）中点的连线为S线（图3-18），用以评价唇的位置，运用时须考虑鼻与颏部的大小。Steiner认为侧貌理想的白人，S线切过上下唇最突点。

（二）审美平面

由 Ricketts（1960）提出，是指鼻顶点（Prn.）与软组织颏前点（Pos.）的连线，简称E线（图3-19），测量上、下唇凸点至该平面的距离，用以评价上下唇突度。当上、下唇位于该平面前方，测量值为正，反之为负。Ricketts研究发现，正常面型的白人下唇相对于E线应在上唇的稍前方约2mm。

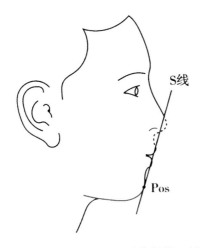

图 3-18　Steiner 面型分析的 S 线

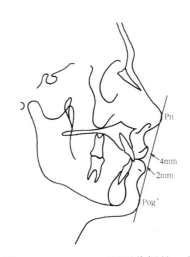

图 3-19　Ricketts 面型分析的 E 线

上、下唇凸距值与人种、生长发育等因素有关。

（1）黄种人上下唇常位于E线上，但稍位于E线之后也是正常的；白人上唇在E线之后平均7.5mm，下唇5.2mm；黑人常见上唇位于E线前0.3mm，下唇位于E线前2.9mm。

（2）生长过程中上下唇凸距均逐渐减小，可能与鼻部和下颌向前生长有关。故在矫治中应该注意，对于发育中的儿童要充分考虑生长因素的影响，不应过度内收前牙。

（三）Schwarz 面型分析法

Dreyfus 于1933年提出一条从软组织鼻根点（Ns.）垂直于面部FH平面（耳屏中点至眶点连线，相当于眶耳平面）的垂线Pn，又称 Dreyfus 线。Schwarz 医生于1961年在欧洲尤为倡导Pa线，并同时引出一条从面部眶下缘点（Or.）平行于Pn的垂线Po。Po与Pn之间的区域称为颌面区（图3-20），他发现颌面区距离在白人儿童期为13~14mm，成年期为15~17mm。

Schwarz 医生根据软组织鼻下点（Sn.）、软组织颏前点（Pos.）相对于颌面区前后位置以及形成的颏斜位来评价侧貌：

（1）Sn. 位于Pn线上为平均面型：位于Pn线后方为缩面型；位于Pn线前方为突面型。

（2）Sn. 与 Pos. 的连线（T 线）与 Pn 线形成了一个侧面三角，称为 T 三角（图 3-21），正常值约为 10°，成为直面型。有学者认为若 T 角轻度增大常带给男性刚毅感，而轻度减小则带给女性温柔感。作者认为情况可能恰恰相反，应该是 T 角轻度减小，颏部稍前突，男性显得刚毅；而女性 T 角轻度增大，颏部稍后缩圆润，则会显得温柔。

（3）若 Pos. 也随 Sn. 相应地异位，即 T 三角不变，保持 10° 直面型，那么相应形成平均直面型、后缩直面型和前突直面型。

（4）理想的最佳侧貌为平均直面型：Pos. 位于 GPF 中央，软组织颏下点 Mes 约在 Po 线上，Sn. 在 Pn 线上；T 线平分上唇红部，并相切于下唇缘。

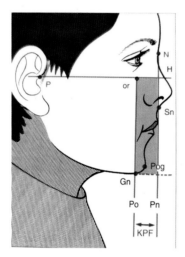

图 3-20　Schwarz 面型分析的三个基准平面

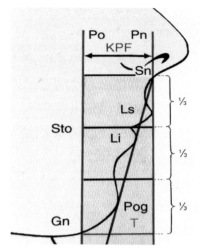

图 3-21　Schwarz 面型分析的侧面 T 三角

（四）H 线与 H 角

Holdway 倡导上唇突点（UL.）至软组织颏前点（Pos.）的连线为基准平面，称为 H 线（图 3-22）。因为没有利用鼻部解剖结构，H 线评价侧貌敏感性较差。有研究发现 H 线对于评价安氏 Ⅲ 类骨性反𬌗的下唇判定较好，因为该错𬌗多表现为上颌后缩使上唇后缩，下颌前突使下唇位置前突，但颏部前突不严重，相对于 H 线，下唇前突显得较严重，故下唇前突指标较易显现出来。

Holdaway 还定义 H 线与硬组织 NB 延长线构成的角为 H 角，指出面型较好者 H 角与 ANB 关系较为恒定。他将白人正常侧貌标准定义为：

（1）ANB 角 1~3°，H 角 7~9°；

（2）下唇缘正好位于 H 线上或线前方 0.5mm 时较为理想，但位于 H 线后 1~2mm 也属正常；

（3）鼻部与上唇的比例协调；

（4）软组织鼻下点位于 H 线后 5mm，鼻顶点位于 H 线前方 9mm（13 岁）；

（5）唇肌无紧张状态。

Holdaway 认为唇肌紧张与否，可根据鼻底厚 - 上唇凸厚之差来判断。若两者之差大于 ±1mm 即可确定上唇处于紧张状态。后来，Holdaway 又重新更改 H 角定义为软组织面平面与 H 线的交角，以评价上唇对于面前软组织的突度。在软硬组织关系协调的人群中，H 角与侧面突度有关。

（五）Z 角

Merrifield 对 H 线进行改进，倡导将从软组织部至最突唇部的切线（Z 线）作为评价前突的参考线，又称侧貌线（图 3-23）。该线与眶耳平面所形成的后下角构成 Z 角，正常值为 70°~80°，理想值为 75°~78°。理想状态下，侧貌线应切过上唇，下唇正切或者位于此线稍后位置。

（六）B 线

Burstone 发现唇在放松和闭合状态下对侧貌的影响是不同的，唇从放松状态到闭合状态的过程中，正常表现为轻微的肌收缩，下唇较上唇移动多，上下唇变平并紧靠前牙。当唇较长时，上切牙的内收并没有引起唇的内收。

他发现对于成年人而言，鼻下点（Sn.）和软组织颏前点（Pos.）很少受正畸作用力的影响，故以这两点的连线（B 线）为基准平面（图 3-24），测量上下唇最突点至此平面的垂直距离来评价上下唇的突度。正常青少年上唇突度为 3.5mm±1.4mm，下唇突度为 2.2mm±1.6mm。

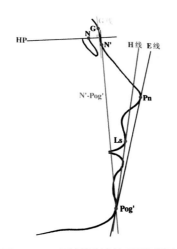

图 3-22　面部测量的重要项目

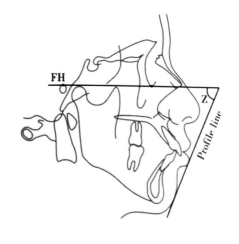

图 3-23　Z 角测量

（七）OP 平面

Peck 提出了以耳屏切迹上最前点（T）与软组织鼻根点（Ns.）–软组织颏前点（Pos.）间中点（P）的连线为 OP 平面（图 3-25）。他发现在生长发育过程中，耳屏向下后生长，面侧面向下前生长，但 OP 与 SN 基本平行，故可采用 OP 作为基准平面。

反映软组织侧貌的主要测量指标为：①面角（F）：OP 与面平面（Ns-Pos 线）相交的后下交角，其正常值为 102.5°，范围为 96.0°~106.5°；②鼻颏角（Nm.）：鼻顶点（Prn.）与上唇突点（UL.）连线与 OP 的后上交角，此角反映上唇与鼻的关系，正常值为 106.1°，范围为 97.0°~114.5°。

（八）面垂线

（1）额点垂线：Farrow 从软组织额点（G.）作垂直于 FH 平面的垂线，测量上下唇突点至此线的距离，评价唇部美观。白人为 0.3mm，黑人为 3.1~6mm。

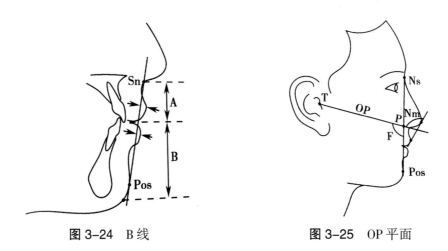

图 3-24　B 线　　　　　　　　　　　　图 3-25　OP 平面

（2）GALL 线：由 Andrews 倡导的一条额面垂线，是指从前额部引出与头部冠状面平行且代表上颌理想前界的垂线（图 3-26）。

有学者还提出前额临床中心点（FFA 点）的概念：前额部最上点（发际点）与前额部最下点（眉尖点）的中点。而前额倾斜度系指发际点与眉尖点连线与 GALL 线的角度。

GALL 线引出时前额部位置的确定与前额倾斜度有关：当前额倾斜度 ≤ 7° 时，此线过前额临床中心点；前额倾斜度 > 7°，此线位于 FFA 点前方，角度每增加 1°，此线向前移动 0.6mm，但不超过眉尖点。可通过测量上下唇到此 GALL 线的距离判断唇部美观。

Andrews 认为在美貌人群中，上颌中切牙冠中点 FA 点在 GALL 线上，且上下切牙有良好的咬合接触关系。

（3）T 角：Schwarz 从软组织鼻根点（Ns.）作 FH 平面垂线，将其与 Sn-Pos 连线所形成的角称为 T 角。代表软组织侧貌突度。其指出面型较好的正常殆白种人 T 角为 10°，且上唇与此垂线相切，下唇与 Sn-Pos 线相切。

（4）鼻下点垂线：Spradley 1981 年经研究发现从鼻下点（Sn.）引出垂直于真性水平面的垂线相对稳定，以此来评价唇部位置（图 3-27）。

Arnett 1999 年倡导这条通过软组织鼻下点（Sn.）垂直于地面的真性垂线（TVL）。测

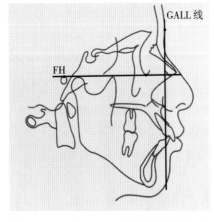

图 3-26　以 GALL 线评价唇部美观

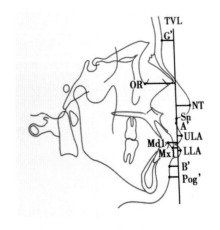

图 3-27　Spradley 鼻下点垂线

量指标包括 5 个部分：殆与硬组织因素、软组织结构、面部长度、投影至 TVL 的距离、面部的协调性。该研究方法强调了面中部软组织结构的直观特征，能更加准确地反映患者的侧貌。

第三节　常用软组织测量项目

一、侧面突角

评价软组织的侧面突角时需结合硬组织侧面凸角（图 3-28ABC），有利于分析硬组织结构的生长发育对于侧面突度的影响。

（1）颌凸角，由 Downs 提出，是指 NA 平面与 PA 延长线的交角。此角代表面部的上颌部分相对于整个侧面的关系。当延长线在 NA 前方为正值，否则为负值。该角受上牙槽座点（A.）的影响，也受下颌颏前点（Pog.）的影响，当上颌相对颅部位置关系正常时，下颌后缩或者前突都会影响该角大小。

（2）面凸角，面凸角为软组织鼻根点（Ns）－鼻下点（Sn.）－颏前点（Pos.）的交角。此角反映前额、面中部、面下部的总体协调关系。侧面型估计法根据面型角大小评价面型，可将侧面型分为：直面型（交角约为 180°）、凸面型（<180°）、凹面型（>180°）；也可判断上下颌骨基骨前后向的协调性，以咬合情况分类：Ⅰ类殆的面型角均值约为 170°±5°；Ⅱ类殆 <165°；Ⅲ类殆 >175°。另一种测量方法为软组织鼻根点－鼻下点连线与颏前点（Pos.）－鼻下点连线延长线的交角，同样反映了软组织侧貌的突度。

（3）全面凸角，又称为鼻凸角。全面凸角为软组织鼻根点（Ns.）－鼻顶点（Prn.）－颏前点（Pos.）的后交角，反映包含鼻部的整个面部的突度。该角在生长过程中有逐渐减小的趋势，这是由于鼻部向前生长所致。

Subtelny 研究发现在生长发育阶段，硬组织颌凸角逐年增大，而软组织面凸角增长较少，全面凸角则减小了，这提示侧面硬组织生长的同时，鼻底厚度与鼻高度也同时增加，使得面型趋于稳定变化。

二、鼻唇角

鼻唇角是鼻下点（Sn.）与鼻小柱点（Cm.）连线和鼻下点（Sn.）与上唇缘点（UL'.）连线的前交角（图 3-29），反映上唇相对于鼻底部的相对关系。均值为 97.1°±10.7°，生长过程中较稳定。该角与上切牙位置、唇部软组织厚度、鼻部形态有关，也与人种、性别有关。鼻唇角作为临床上最常用的评价侧貌的指标，方便并直观，但是由于干扰因素较多，用其来评价上唇突度不一定准确。

三、唇倾角（图 3-29）

上唇倾斜角：上唇凹点（A'.）到上唇缘点（UL'.）连线与 FH 平面的后上交角。反映上唇倾斜度，在生长过程中较稳定。唇倾角比鼻唇角更能客观反映上唇特点。

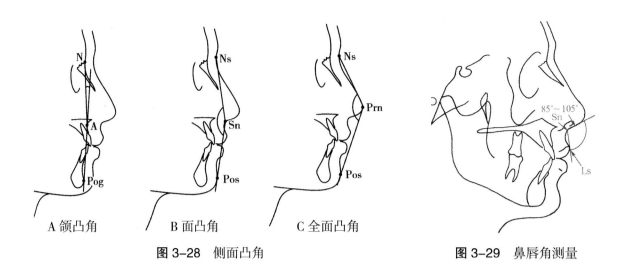

A 颌凸角   B 面凸角   C 全面凸角

图 3-28　侧面凸角

图 3-29　鼻唇角测量

下唇倾斜角：下唇凹点（B′.）到下唇缘点（LL′.）连线与 FH 平面的后下交角。反映下唇倾斜度，均值为 46.0°±8.9°，该角在恒牙初期的生长过程中逐渐增大，下唇稍直立。

四、上下唇角

上唇凹点（A′.）至上唇缘点（UL′.）连线与下唇凹点（B′.）至下唇缘点（LL′.）连线的后交角，为上下唇倾斜角之和，代表上下唇突度（图 3-30）。恒牙初期均值为 114.6°±8.7°。生长过程中逐渐增大，表明随着生长发育上下唇突度逐渐减小。

五、颏唇沟角

颏唇沟角由下唇缘点（LL′.）、下唇凹点（B′）和颏前点（Pos.）构成（图 3-31），受下唇与颏部形态影响。下唇、颏唇沟和颏构成复合体，决定着颏部的轮廓。该角在生长过程中逐渐减小，恒牙初期均值为 133.9°±8.4°。该角与生长发育、人种、性别等有关。

六、颏颈角

鼻下点（Sn.）至软组织颏前点（Pos.）连线的延长线与软组织颏下点（Mes.）至软组

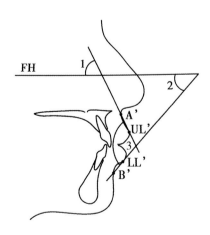

1. 上唇倾角　2. 下唇倾角　3. 上下唇角

图 3-30　唇倾角、上下唇角

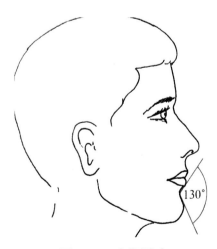

图 3-31　颏唇沟角

织颈点（C.）连线的延长线所相交构成的夹角反映颏的形态。颏颈角的大小与颏位、颏部发育、下颌旋转生长有关，一个不美观的偏大颏颈角面容，往往是由于颏位后缩、颏部发育不足所致。这种不美观面型的改善往往需要改变颏部形态与下颌旋转位置来实现。

七、软组织面角

软组织面角（FH–Ns–Pos）是指软组织鼻根点（Ns.）与颏前点（Pos.）连线与FH平面的交角，它与面凸角相互结合来评价侧貌更可靠。

1. 常用软组织长、厚度分析

软组织长、厚度分析往往从以下几个方面进行。

（1）额厚。由额点至硬额的水平距离。恒牙期之前的生长过程中额厚逐渐增大，在恒牙初期的均值为6.5mm±0.9mm（图3-32）。

（2）鼻根点厚。软、硬根点之间的水平距离。生长过程中较少发生变化，但与性别有关，恒牙初期男性均值为6.5mm±1.3mm，女性均值为5.7mm±1.2mm（图3-32）。

（3）鼻底厚。鼻下点至上牙槽座点之间的水平距离。恒牙初期男性均值为16.5mm±1.8mm，女性均值为5.0mm±1.9mm。男女有显著差异，在生长过程中，男性鼻底有持续增长现象，而女性增长主要表现在恒牙时期（图3-32）。

（4）上唇厚。Burstone于1959年提出了上唇厚的测量概念，是从上唇最突点到上切牙面最突点的水平距离，其上唇最突点的定位是从鼻底（腭平面）作垂线与上唇前部最先相切的点，而其上切牙面最突点则是从上牙槽座点（鼻棘下点）向上切牙面作切线的切点（图3-32）。

（5）下唇凹厚。下唇凹点至下牙槽座点间的水平距离。恒牙初期之前的生长过程中逐渐增厚，在恒牙初期的均值为13.9mm±1.7mm（图3-32）。

Merrifield 1996年提出上唇厚是从上唇缘点（UL′）到上中切牙曲面的最高点。但是当上中切牙和上唇唇向倾斜严重时，该测量方法得出的是上唇斜向的测量值，并不能精确地反映上唇厚度。更精准的应该是从上唇缘点（UL′）到上中切牙牙面的垂直距离。

上唇厚与上切牙位置紧密相关，在安氏Ⅱ类1分类病例中，由于上前牙轻中度前突和

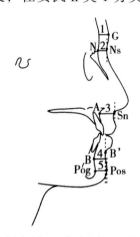

1. 额厚 2. 鼻根点厚 3. 鼻底厚 4. 下唇凹厚 5. 颏厚

图3-32 常用软组织厚度

唇部张力加大，上唇厚度减小，故在矫治中当上切牙内收后移3mm，唇增厚1mm。而当上前牙严重前突，呈开唇露齿，上唇则表现为翻卷增厚。当矫治内收上前牙，有时反而导致上唇代偿性增厚，上唇的长度也不能增长，开唇露齿依然严重。因此，矫治内收上前牙时需配合唇肌训练。

（6）上唇长。鼻下点至上唇点的垂直距离（图3-33）。恒牙初期男性均值为16.5mm±1.8mm，女性均值为15.0mm±1.9mm。生长过程中随着年龄的增长而逐渐增长。在白人儿童中上唇长度增加量，安氏Ⅲ类平均为1.9mm，安氏Ⅱ类平均为1.5mm。

（7）下唇厚度。下唇突点至下切牙面的垂直距离。恒牙初期男性均值为15.9mm±1.9mm，女性均值为13.7mm±1.5mm。生长过程中男性在恒牙初期有增厚现象，女性保持稳定。在安氏Ⅱ类1分类病例中，下唇较厚，其厚度取决于下颌的前后向位置及前牙的覆盖程度，故在矫治过程中，由于下颌颌位的前移及下切牙的唇向开展，下唇厚度减小。

（8）唇凹深度。上下唇的翻卷程度是重要的美学指标。

上唇凹深：又称为鼻唇沟深。作鼻下点Sn至上唇部切线的平行线，推移该平行线与上唇凹相切之切点到切线的垂直距离。

下唇凹深：又称为颏唇沟深。作软组织颏部至下唇部切线的平行线，推移该平行线与下唇凹相切之切点到切线的垂直距离（图3-33）。

如果深度过大，反映唇的翻卷程度大，唇部可能相对过长。

（9）颏厚。软、硬颏前点间的水平距离（图3-32）。恒牙初期的均值为13.4mm±1.9mm，生长过程中较稳定。

（10）全颏厚。Merrifield于1996年提出此概念，指从软组织颏前点（Pos.）到NB连线延长线的水平距离。全颏厚有时包含软硬组织的颏部厚度，现在更为精确的测量应该是从软组织颏前点（Pos.）到NB连线延长线的垂直距离（图3-34）。

2. 人种、性别、生长发育、正畸治疗与侧貌美学

在运用以上分析方法来评价侧貌美观程度的时候，正畸医生必须充分考虑人种、性别、

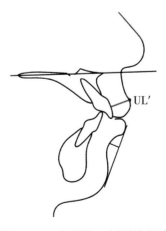

图3-33　上唇长，颏唇沟深度

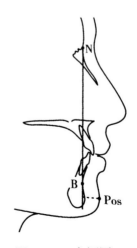

图3-34　全颏厚

生长发育、正畸治疗等对面部侧貌美观的影响。

（1）人种。以上学者研究指标多参考白人的标准，我们必须注意的是要充分考虑人种问题所导致的正常美观标准的不一致。黑人上、下颌均前突，软组织鼻突度小，但因为舌肌力量强，唇肌相对松弛，导致上下唇突度大，唇的厚度没有明显差异，面下 1/3 较丰满。与白人相比，中国人下唇较突而鼻部后缩。

（2）性别。女性在 12 岁左右软组织绝大部分已发育完成，而男性的软组织生长可持续到 18 岁，并且生长量较女性明显。男性的额部、鼻部的生长发育甚至到 18 岁以后还存在。

（3）鼻唇颏生长发育。

①鼻。Subtelny 研究指出在生长发育过程中，骨性侧貌突度逐渐减小，软组织侧貌突度基本保持不变，但包括鼻在内的全面突度却不断增大。软组织侧貌突度虽然在一定程度上受骨性突度影响，但硬组织停止生长后，软组织还是可以持续增长的。

②唇。在生长发育中，鼻部与颏部向前生长，相对的唇部就显得后缩，故对于生长发育期的患者，治疗结束时面型应该稍微丰满些，当生长发育完成后，由于鼻颏部的向前生长，面型可成为直面型。尽管唇部会显得后缩，但是上下唇的关系、唇颏关系可以基本保持不变。

③颏。研究发现骨性颏部向前生长伴随软组织颏部向前生长，并且生长量保持基本一致。

（4）正畸治疗。正畸治疗过程往往涉及关于切牙位置的控制，从而实现对于唇部软组织形态的改变，这种改变又会反过来影响切牙位置的稳定性。因此，正畸医生常通过分析来预测上唇部对于切牙舌向移动的变化以及切牙唇向移动的长期稳定性。这里就上唇部对于切牙舌向移动的变化展开讨论。

对于前突病例，正畸治疗很重要的一步就是对于前牙的内收，并且能在一定程度上预测软组织的回收量。Ricketts 研究得出，上前牙内收与上唇内收的比值为 3：2，并且内收后上唇增厚，但下唇不增厚，而发生向后卷曲。Roos 认为 I 类错𬌗畸形患者治疗后，上唇增厚下唇却变薄。Rudee 研究发现，在拔除第一前磨牙后，上前牙内收与上唇内收的比为2.9：1；他认为上切牙较下切牙对下唇影响大，并且上前牙内收与下唇内收的比为 1：1。唇回收量差异的机制可能是唇张力的差异所导致的唇厚度的改变，这在一定程度上影响上前牙内收与上唇内收的比。唇张力的差异分析需评估唇部姿态，即评估唇（下颌姿势位）与切牙间的前后向和垂直向关系。

①在前后向，上颌前牙唇面与口腔黏膜间可能存在或缺乏一个间隙。当紧张度过大时，这个间隙缺失，前牙内收与唇内收相关性差；唇紧张度减小至回复正常张力时，前牙内收与唇内收高度相关；当唇紧张度低显得松弛时，上颌前牙唇面与口腔黏膜间可能存在一个间隙，前牙内收与唇内收相关性差。

②在垂直向，唇线高度与下颌姿势位唇间隙均会影响这个过程。当前牙覆盖在 3~4mm 的时候，这个比为 2：1；当覆盖达到 8~10mm 时，这个比为 3：1。下颌姿势位唇间隙小，唇相对长，则唇回收不明显。

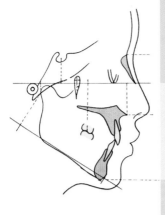

第四章
正畸正颌联合治疗方案的确定

正颌手术、生长改良治疗、掩饰性正畸治疗的比较

通过对牙颌面畸形详细的临床检查，以及牙颌模型和 X 线头影测量分析，鉴别出牙性与骨性畸形，并在此基础上拟定初步的治疗计划。牙性错殆是由牙齿位置异常和牙弓关系失调所致，而颌骨本身生长发育无明显问题，这种牙源性畸形采用正畸的方法进行矫治。骨性错殆又称牙颌面畸形，是由颌骨大小形态异常或上下颌骨之间位置关系失调所引起的，这种骨源性畸形对口颌系统功能和颜面美观的影响远大于牙性错殆。目前，对骨性错殆的治疗方法主要有以下 3 种：①生长改良治疗：通过牙面矫形的方法刺激或抑制颌骨的生长来改善和矫正上下颌骨间位置关系失调，这种方法只能用于处于生长快速期（替牙列期）的患者（图 4-1AB，图 4-2）；②掩饰性正畸治疗：通过移动牙齿或改变牙轴倾斜度来掩饰上下颌的骨间关系的不协调，这种方法对于处于恒牙列早期的轻度或某些中度Ⅱ类或Ⅲ类骨性错殆有效（4-3ABCD）；③正颌外科：通过外科手术恢复上下颌骨间的正常位置关系，适用于中度和重度成人骨性错殆畸形。另外，牵张成骨是近年发展起来的用于治疗颌骨严重发育不足或整复骨缺损的一种新技术，牵张成骨既可用于成人，也能用于处于生长发育期的儿童。

在考虑骨性错殆的治疗手段时应根据畸形的严重程度、患者的年龄和具体要求做出恰当的选择。这里用图表显示常用 3 种方法矫治骨性错殆所能达到的最大牙位变化（图 4-4，图 4-5，表 4-1）。

从表 4-1 中可见正颌外科可以达到最为显著的牙齿移动范围，因此对于由于颌骨发育异常导致的严重牙颌面畸形，只有采取外科与正畸联合的方法进行治疗才能获得功能与外形相统一的矫治效果。由于牙颌面畸形主要是颌骨发育性畸形，因此一般在颅面生长发育停止后再行手术矫治。对于颌骨发育不足畸形，现在有学者主张早期施术治疗，但对颌骨发育过度畸形患者一定要推迟到成年后进行。

虽然医学技术在某些领域的发展已大大降低了患者接受正颌外科治疗的风险，但手术本身潜在的危险、费用和并发症等问题仍然是选择外科治疗时必须考虑的因素。错殆畸形正颌外科治疗的指征是：严重颌骨或牙 - 牙槽骨畸形，其严重程度超过了单独正畸治疗可能矫正的范围。

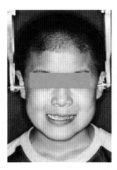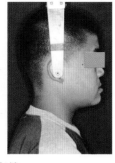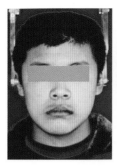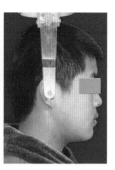

治疗前　　　　　　　　　　　　　治疗后

A 治疗前后面型变化比较

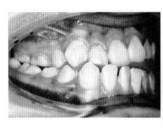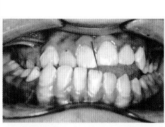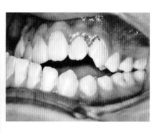

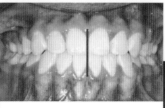

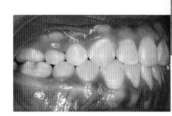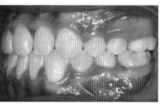

B 治疗前后牙列变化

图 4-1　骨性反𬌗前牵治疗前后比较

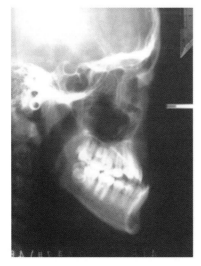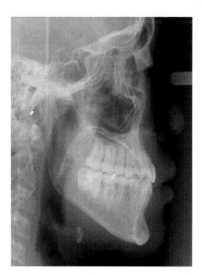

图 4-2　骨性反𬌗前牵治疗前后 X 线头影比较

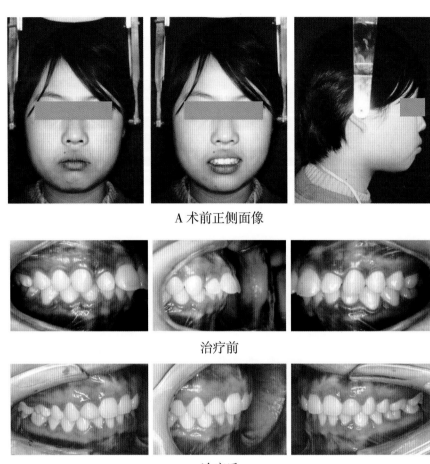

A 术前正侧面像

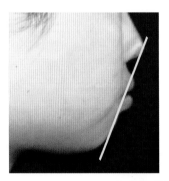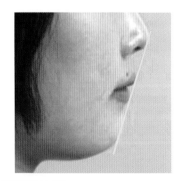

治疗前

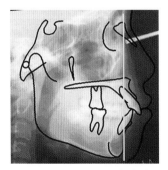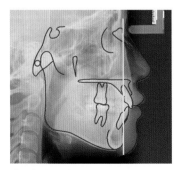

治疗后

B 术前术后牙列像

C 术前术后侧面像比较

D 术前术后头颅侧位片比较

图 4-3　前突＋拥挤拔牙掩饰性矫治前后比较

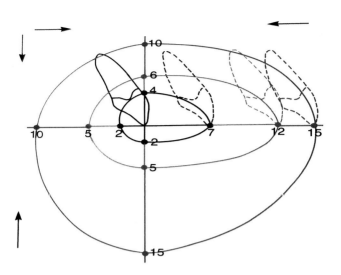

图 4-4 上颌 3 种矫治方法在三维方向的范围

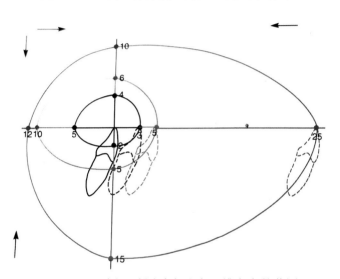

图 4-5 下颌 3 种矫治方法在三维方向的范围

表 4-1　常用 3 种方法矫治骨性错𬌗的最大牙位变化

	生长改良治疗				掩饰性正畸治疗				正颌外科手术			
	向前	向后	向上	向下	向前	向后	向上	向下	向前	向后	向上	向下
上中切牙位置变化（mm）	12	5	6	5	7	2	4	2	15	10	10	15
下中切牙位置变化（mm）	5	10	6	5	3	5	4	2	25	12	10	15

第二节　模型外科的临床应用

　　模型外科指对转移到𬌗架上的骨性错𬌗患者的牙颌模型进行移动、切割和拼对，以确保手术后拥有稳定咬合关系和功能的一种排列试验和分析技术，它是正颌外科治疗计划制定过程中必不可少的一个预测步骤。

一、模型外科分析的临床意义

（1）X线头影测量分析代表的是二维空间的相互关系和位置变化，而模型外科可以提供三维空间实体，特别是牙弓宽度改变的信息与数据。

（2）模型外科分析能对颌位关系、牙尖交错位、𬌗曲线和前牙覆𬌗覆盖以及𬌗干扰情况进行全面的观察和分析。

（3）在牙颌模型上可以模拟颌骨分段骨切开术，确定骨切开部位、方向与截骨量，并观察牙–骨段移动后的具体位置，为准确实施手术提供指导。

（4）通过模型外科确定咬合关系后，就可以在此位置制作定位𬌗板，作为术中引导牙骨复合体顺利就位，并保证切开后的骨块在正确的咬合位上愈合。

（5）通过模型外科可以评估和预测术后咬合关系和功能，分析可能存在的问题，如剩余间隙等，从而指导术后正畸治疗。

二、模型外科的操作步骤

1. 取印模制作石膏牙颌模型

用弹性印模材料取上下颌印模，并用之灌制石膏模型。取印模时唇颊侧软组织应有足够的伸展。牙面一定要光滑完整，最好用硬石膏灌制𬌗面，要求模型的解剖形态清晰、准确，牙齿不能有任何磨损和变形。模型制作根据手术类型而定，一般分为平行模型和颌态模型。平行模型是以患者的咬合平面作为参照平面，将上下颌模型底面与𬌗平面平行磨制的模型。平行模型制作简捷，便于转移，在临床上应用广泛，特别适合于单纯下颌整体后退或前徙术、不涉及后牙关系变化的上下颌根尖下骨切开术以及上颌横向扩宽或缩窄手术。颌态模型是指上下颌模型底面与眶耳平面（FH平面）平行，而不是与咬合平面平行而磨制的石膏模型。颌态模型适合于双颌外科，上颌上移下颌自动旋转以及复杂颜面不对称畸形的手术矫治设计。

2. 𬌗架的选择

对于用平面模型进行模型外科分析的病例，多选用简单𬌗架；而用颌态模型分析复杂的双颌手术的患者，应选择解剖式𬌗架，这时候要用面弓转移正中关系。

3. 安装上下牙颌模型

简单𬌗架只需在口内咬正中蜡𬌗记录，转移至模型，将上下颌模型底部用石膏与𬌗架固定即可。如果使用解剖式𬌗架，先用面弓将正中关系蜡𬌗记录转移至𬌗架上，根据蜡𬌗记录安装上颌模型，用石膏固定。面弓转移关系可以保证上颌模型在前后、垂直和左右三个方向的正确位置。然后倒置𬌗架，按正中蜡𬌗记录，对位安放下颌模型，也用石膏固定于𬌗架上。

4. 标记参考线

这里简单介绍在解剖式𬌗架上进行的颌态模型外科分析方法。在上下颌模型的基底部各做一条与FH平面平行的水平参考线A。通过上颌尖牙以后的各牙尖（磨牙通过近中颊尖）分别做至水平参考线的垂线B，测量并记录这些牙尖至水平参考线的垂直距离。然后通过上颌各主要牙尖（磨牙这时选择通过远中颊尖）做一条短线C，延长至对应下颌牙的颊面，以显示移动或拼对颌骨后上下牙之间关系的变化（图4-6AB，图4-7AB）。同时需要测量和记录上下牙弓宽度和长度，用以比较术后这些数据的变化。

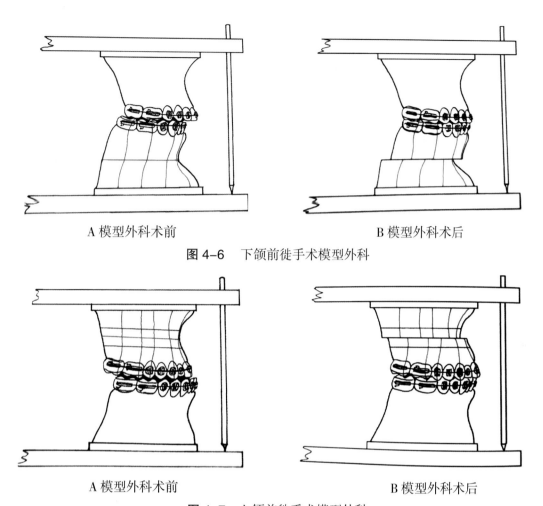

A 模型外科术前　　　　　　　　　　　　　B 模型外科术后

图 4-6　下颌前徙手术模型外科

A 模型外科术前　　　　　　　　　　　　　B 模型外科术后

图 4-7　上颌前徙手术模型外科

5. 切割、移动与拼对模型

按照 X 线头影测量分析与预测试验结果，以及手术要求获取的最佳咬合关系移动和拼对上下颌模型或牙 – 骨块。模型的切割一般先上颌后下颌，上颌横切割线应高于腭顶，纵切割线不能损伤切割处的牙接触点。用模型或钢丝锯切割模型，并将拼对好后的模型用蜡固定在𬌗架上。标记上下颌模型参考线，模拟上颌或下颌手术并分析牙骨块位移情况

6. 测量并记录各牙 – 骨段的变化

分析上下颌位置关系在三维空间的位移，并在确定的预期咬合关系位置上制作定位𬌗板。对单纯下颌整体移动或上下颌前部根尖下骨切开术，选用简单𬌗架就能完成模型外科分析。通常在上下颌模型的基底部各做一条与咬合平面平行的水平参考线，然后通过上颌主要牙尖（一般选择尖牙和第一磨牙）做一条短线延长至对应下颌牙，根据 VTO 分析结果和手术预期目标移动下颌骨或经切割后的牙 – 骨块，估计位移方向和距离，并在重建的咬合关系上制作定位𬌗板。

第三节　模拟正颌手术设计与治疗目标

正颌外科是通过颌骨的骨切开或部分骨质的骨截除后，移动带蒂的牙 – 骨块至新的位

置固定的方式来矫治骨性错殆。因此，正颌外科与一般颌骨外科手术不同，需要在术前就手术部位、牙－骨块移动方向和距离进行精确的设计，通常采用的方法是通过头影描迹图的剪裁、移动和拼对模拟手术过程，并预测颜面软组织侧貌变化结果，为选择合理治疗方案提供依据。

这种设计手段和预测方法，正畸医生称为 VTO 分析法，外科医生又称为外科治疗目标（Surgical Treatment Objective，STO）分析法，其内容和形式是一样的，就是在具体实施治疗方案前模拟正畸和手术过程并预测术后面型变化，得出一个视觉效果图。STO 分析的主要目的：①确定术前正畸治疗目标；②筛选能取得最佳功能和美容效果的手术方案；③获取面型侧貌变化可视图，用于会诊和医患交流。

一、术前正畸方案的初步拟定和模拟

由于大多数骨性错殆都存在牙代偿，因此，竖直倾斜的牙长轴，恢复牙－基骨的正常关系尤为重要，这个过程称为去代偿（图 4-8，图 4-9，图 4-10ABCD）。正畸学者如 Steiner 和 Tweed 等描述过多种确定牙－基骨理想位置的方法，这里只介绍一种简便的设计方法用来确定术前正畸治疗的预期牙位（图 4-11ABC）。

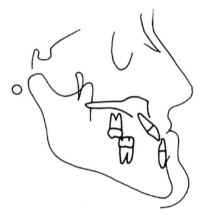 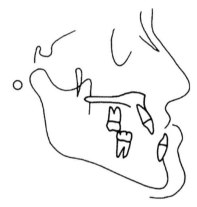

图 4-8 反殆患者上前牙唇倾下前牙舌倾　　图 4-9 术前去代偿正畸达到的疗效

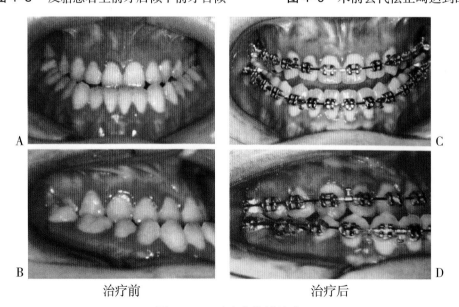

治疗前　　　　　　　　　　治疗后

图 4-10 正畸去代偿治疗

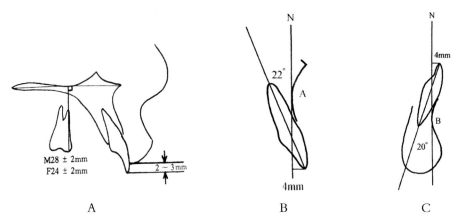

图 4-11 上下颌中切牙理想牙 - 骨位置关系

A 上唇露上中切牙 3.0mm 左右。B 上颌中切牙长轴应与鼻根点 N 与 A 点连线（NA）呈 22° 夹角，同时其切缘与 NA 线的垂直距离为 4mm。C. 下颌中切牙长轴应与鼻根点 N 与 B 点连线（NB）呈 20° 夹角，切缘与 NB 线的垂直距离也为 4mm

去除牙代偿过程的模拟步骤大致如下。

（1）将患者 X 线头颅侧位片用黑色墨水描绘在透明硫酸纸上，并测出各相关角度。

（2）将倾斜的上下中切牙长轴按理想的牙 - 基骨关系复位，用彩色墨水在这张头影迹图上重新绘出牙齿位置，唇部软组织轻微变化也可标出，并将其作为模拟设计颌骨手术的原始头影图。

二、正颌外科手术的模拟设计

这是 STO 分析的关键步骤，用于确定颌骨切开的部位、移动的方向和距离。其基本方法与步骤如下。

（1）取两张透明硫酸纸，一张按常规描出患者的头影迹作为母板（图 4-12），另一张分别描绘出带牙齿的上颌或下颌轮廓图。为便于比较，第二张轮廓图迹最好用彩色笔描绘。

（2）将第二张描图纸上的上颌或下颌轮廓沿其边缘剪下，形成所谓的模板图，以备模拟手术之用（图 4-13）。

（3）根据手术类型，参照磨牙与切牙关系以及正常值，将已剪下的上颌或下颌模板图进行移动，直至合适位置，并用透明胶纸暂时固定移动对位后的上颌或下颌模板（图 4-14）。

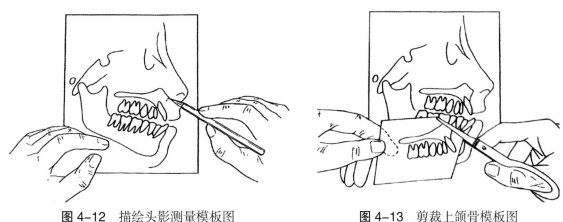

图 4-12 描绘头影测量模板图　　　　图 4-13 剪裁上颌骨模板图

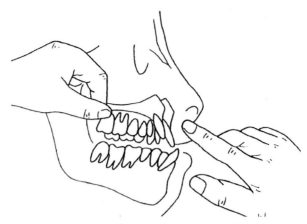

图 4-14 移动上颌模板至合适位置

如果是整体移动，只需移动整个模板图；如果需要行分段切开，还应根据手术要求将模板图剪裁后，作相应牙–骨段的移动与拼对。

（4）用彩色笔（也可用虚线或实线区别）将移动至新的位置的上颌或下颌模板描绘在第一张头影图迹上，重点显示出切牙、第一磨牙以及颌骨的轮廓。

（5）移去上颌或下颌模板图，在第一张头影描图上，参照牙骨复合体新旧位置变化，测量并标记出牙骨段的移动距离与方向。最后根据相应术式的硬软组织位移比例，用彩色笔添描出新的软组织轮廓，预测出术后颜面侧貌的变化情况。

根据手术部位一般分为单颌 STO 分析、双颌 STO 分析和颏部 STO 分析，下面依次分别介绍。

（一）单颌 STO 分析

指单纯上颌或下颌的模拟手术设计，单颌手术的牙–骨块复位主要取决于对侧颌及𬌗的位置关系。单颌手术 STO 分析步骤：①以原始头影图为母板，再描绘一张带牙齿的上颌或下颌图迹（牙–骨复合体），并剪裁下来作为模板；②根据初步选定的手术方案，将上颌或下颌模板在原始头影图迹上移动，直至与下颌或上颌建立正常的位置关系；③测量并记录牙–骨块移动的距离和旋转角度等。

1. 下颌手术

这里简单介绍两种常用下颌正颌术式的 STO 分析法。

（1）下颌支矢状骨劈开术。

①手术参考线的确定：在头影描迹图下颌骨预计骨切开处做一条垂直参考线，同时在牙槽嵴下 2~3mm 处作一短的水平参考线（图 4-15）。

②使带髁状突的近心骨段保持原位，将带牙列的远心骨段向前（或向后）移动，直至与上颌牙齿恢复正常咬合关系，测量标记出手术参考线的位移方向和距离（图 4-16）

（2）下颌支垂直或斜行骨切开术。

①从下颌支乙状切迹斜向下颌角做一条骨切开参考线。

②维持近心骨段位置不变，将远心骨段后退，直至与上颌牙恢复正常咬合关系为止，测量并记录下颌牙–骨复合体的后退距离（图 4-17）。

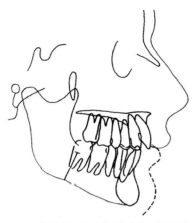

图 4-15　在骨切开处作垂直与水平参考线

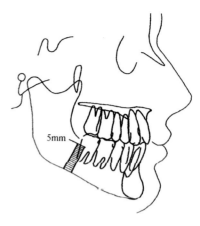

图 4-16　模拟牙骨段移动并测量位移距离

2. 上颌手术

上颌骨手术后的位置取决于下颌位置、咬合关系、上切牙 – 上唇相对关系以及上唇长度等。对上颌垂直向位置正常，仅前后向关系失调者，只需将上颌模板前徙或后退到下颌牙建立正常咬合关系为止。但对要进行上颌垂直向移动者，情况要复杂得多。下面重点介绍涉及上颌垂直向位置变化的单纯上颌手术的模拟设计方法。

（1）上颌骨垂直位置的确定。上中切牙切缘与上唇最低点的距离又称为上中切牙露齿度，在正常人一般为 0~4mm，上唇长男性为 21mm ± 2mm，女性为 19mm ± 2mm。在模拟上颌手术时应根据以上标准范围先确定上中切牙的理想位置，并绘出一条水平线代表预期的上颌切牙面（图 4-18）。对一个上唇过长的患者，可以将上中切牙露齿标准设计为 0~2mm；如果上唇过短，可将此值适当增至 3~5mm。这样有利于获取一个较佳的唇齿关系。

（2）下颌自动旋转。上颌骨垂直向位置的变化将导致下颌骨以髁状突为轴心自动旋转。上移上颌骨，下颌骨将向前上（逆时针方向）自动旋转；下降上颌，下颌骨则发生向后下（顺时针方向）的旋转。

（3）上颌骨前后位置的确定：对上颌骨单颌整体模拟设计，我们能够决定的只是上颌骨和上中切牙的垂直位置，其前后位置实际是由下颌骨自动旋转后的位置关系所决定。可以这样理解：上颌牙 – 骨复合体垂直位置决定下颌自动旋转后的位置，下颌旋转后的位

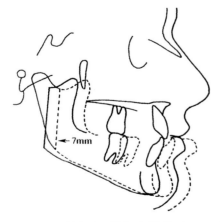

图 4-17　下颌牙 – 骨复合体的后退距离

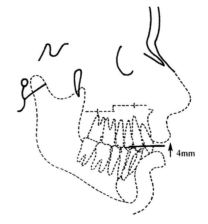

图 4-18　确定上颌中切牙理想位置

置又决定上颌牙－骨复合体的前徙或后退距离。一旦上颌上移较多，则上颌骨必须前徙多一些以迎合下颌向前上的自动旋转。反之，如果上颌下降较多，则上颌骨必须多后退一些以适应下颌向后下的自动旋转。

（二）双颌 STO 分析

尽管双颌手术涉及上下颌骨位置关系的同期改变，但上颌骨的位置改变与𬌗平面倾斜度直接影响到下颌骨的位置及最后的功能和美容效果。因此，在双颌外科设计时确定上颌骨的理想位置至关重要。

1.上颌垂直位置的确定

与单纯上颌手术一样，上颌牙－骨块的垂直位置由上中切牙与上唇的相对关系和上唇长度决定。

2.上颌前后位置的确定

上颌前后理想位置可以由下面两个测量指标确定。

（1）上颌突距。即 A 点相对于鼻根点 N 在 HP 或 FH 平面上的投影距，正常人标准范围为 0mm ± 3mm。

（2）SNA 角。即 SN 平面与 NA 连线的夹角。正常均值为 82° ± 3°。

由于 SN 平面倾斜度变异较大，有些学者习惯用上颌突距来确定上颌骨前后理想位置。

3.𬌗平面倾斜度

在大多数情况下，下颌骨的自动旋转能够确定一个可以接受的𬌗平面角（𬌗平面与 FH 的夹角），该角的正常范固为 8° ± 5°。如果需要改变上颌的𬌗平面倾斜度，那么在移动下颌前应确定上颌后份的位置，这将影响双颌手术后颏部的相对位置。当上颌理想位置被确定后，剪裁模拟移动下颌模板，直至与下颌牙骨复合体恢复正常位置关系。

（三）颏部 STO 分析

颏的位置对获取最佳颜面美容效果十分重要。

1.颏前后位置的确定

有许多方法确定颏部硬软组织结构的理想位置，各有其优缺点，这里只介绍两种确定硬组织和软组织位置的标准。由于颏部软组织厚度变异较大，而且存在种族差异，因此，在进行颏部手术设计时需要更多地关注颏软组织的位置。

（1）骨颏突距（N-Pg）：指颏前点 Pg 相对于鼻根点 N 在 HP 或 FH 平面上的投影距。我国汉族成年人正常值为 –5mm ± 4mm，即 Pg 点在 N 点后方约 5mm 处。白人有一个更突出的颏，此项测量值为 0mm ± 4mm。

（2）面下份凸度（G-Pg'）：指软组织颏前点 Pg' 相对于额点 G 在 HP 或 FH 平面上的投影距。东方人群均值为 –5mm ± 4mm，白人均值为 0mm ± 4mm。

2.颏垂直位置的确定

（1）下前牙槽高（L1-MP）：即下中切牙切缘至下颌平面的垂直距离，其正常值男性为 43mm ± 2mm，女性为 39mm ± 2mm。

（2）软组织颏唇高，即下唇长，为下口裂点 Stmi 至软组织颏下点 Me' 的垂直距离，正常男性为 5mm ± 3mm，女性为 47mm ± 3mm。

由于单颌或双颌手术都可能影响颏的位置，因此对这类患者需要在模拟设计完颌骨手术后再作颏成形术的 STO 分析。

三、颜面硬软组织变化预测

通过手术改变牙–骨块位置关系将导致覆盖其表面的软组织变化，这种变化会直接影响到正颌外科的美容效果。由于软组织具有一定弹性和延伸性，因此，软硬组织一般不是按 1∶1 的比例进行移动，不同式式和不同部位的软组织变化比率是不一样的。目前在临床上主要根据文献报道的软硬组织位移比例来预测正颌外科术后可能的面型变化。

下面几个图表分别描述常见正颌外科式式的软硬组织变化比例（图 4-19 至图 4-22）。

根据不同部位和不同类型手术的软组织变化比例就能重建和预测出手术后的鼻唇和颏的侧貌外形，为选择最佳手术方案提供参考。然而，影响软组织变化的因素较多，软组织本身形态和厚度等又存在种族、性别和个体差异。因此软组织预测结果严格说来并不是绝对准确的，但这种方法毕竟能直观地描绘出术后软组织面型的变化趋势，从而为预测正颌外科的美容效果提供参考依据。

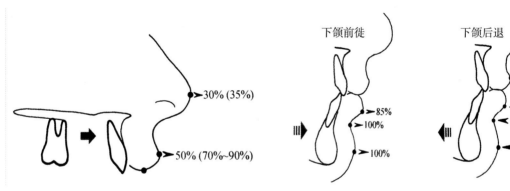

图 4-19　上颌前徙软组织位移比例　　　　图 4-20　下颌前徙，后退软组织变化比例

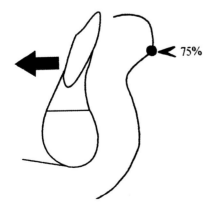
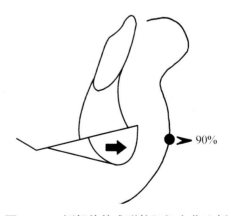

图 4-21　下颌根尖下骨切开术软组织变化比例　　图 4-22　颏部前徙成形软组织变化比例

第四节 计算机模拟手术设计及术后结果

自 20 世纪 70 年代开始，西方一些学者首先将电子计算机技术引入口腔正畸领域，主要用于 X 线头影测量的辅助分析。其工作模式是将头颅 X 线片上的解剖和测量标志点，通过图形数字化仪输入计算机，通过特定编制的软件进行线距、比例和角度测量，并用打印机及自动绘图装置输出分析结果和面部模板图。这种计算机化 X 线头影测量分析法避免了人工测量误差，显著提高了工作效率，已较广泛地应用于错𬌗畸形的分析与诊断。

常规正颌外科 STO 分析手段是通过直尺、量角器和剪刀等手工工具在头影描迹图上完成的。这种方法不仅效率较低，精确度欠佳，而且预测出的面部几何图形过于简单，缺乏真实感，尤其是患者难以形象地理解术后效果。近十年来，由于计算机图形和图像处理技术的飞速发展，为建立一种简捷准确、形象生动的正颌外科模拟手术设计和预测系统创造了条件。目前，国外和国内几家大的口腔医学院已开发出专门用于牙颌面畸形的外科矫治手术设计系统，并有软件包出售。下面简单介绍我院研制的一套正颌外科计算机辅助设计和术后效果预测系统。

一、图形学手术模拟及侧貌预测

系统硬件主要由图形数字化仪、电子计算机、绘图仪和彩色打印机等组成。其基本原理是通过图形数字化仪将头颅描迹图上确定的解剖标志点和绘图点转换成 X-Y 坐标值的形式输入计算机，并将颅面硬软组织结构以数字化轮廓图形显示于电脑屏幕。通过编制的特殊程序根据测量结果初步选定手术方案后，通过人机对话方式在电脑屏幕上完成去除牙型代偿的术前正畸设计，模拟牙骨块的切割移动和拼对并根据软硬组织位移比例或回归方程预测出术后软组织侧貌变化结果（图 4-23ABCD）。这种方法实际上是将手工进行的 STO 分析手段实现计算机化，其优点是速度快，操作简单，结果精确，资料存取和应用方便等。

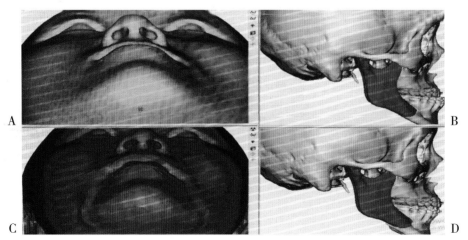

术前术后软组织预测　　　　　　术前术后硬组织预测

图 4-23　计算机模拟预测正颌外科手术上颌前徙与下颌升支劈开后退术

二、计算机图像技术进行面像预测

随着现代计算机图像处理和视频技术的不断发展和进步，正颌外科手术设计，特别是术后软组织变化的预测显示手段更加先进和完善，这种方法克服了单纯图形学显示侧貌轮廓线条变化过于简单、缺乏真实感的不足，使医生和患者更易理解手术可能获取的美容效果（图4-24AB，图4-25ABC，图4-26ABC）。

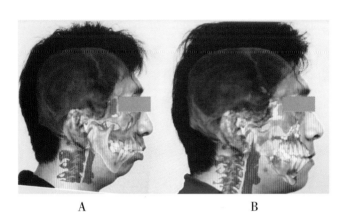

A　　　　　　　　　　　　　B

图4-24　软、硬组织重叠预测

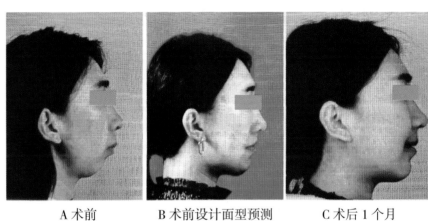

A 术前　　　　　　B 术前设计面型预测　　　　　C 术后 1 个月

图4-25　小颏畸形术前预测与实际效果比较

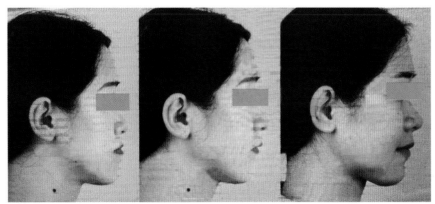

A 术前　　　　　　B 术前设计面型预测　　　　　C 术后 1 个月

图4-26　计算机模拟正颌手术及实际面像比较

除常规电脑配置外，还需要彩色摄像机（或数码相机），图像采集卡等。工作原理大致如下。在 X 线头颅测量标准定位下拍摄 X 线头颅侧位片的同时，用摄像机或数码相机摄取同一位置的颜面图像。将拍摄的 X 线片和彩色面像重叠，一般将耳点、软组织额点、鼻根点、鼻尖点、上下唇突点和颏前点等作为两个图像的配准点。通过对 X 线影像的等比缩放、增强锐化以及适配处理在电脑屏幕或高分辨率图像显示器上获取最佳匹配重叠图像。模拟手术过程同样包括对颌骨的切割、牙-骨块的移动和拼对等。在牙-骨块复合体移动的同时，颜面软组织图像按特定比例发生相应的变化。隐去 X 线影像后可以预测出患者术后面部图像。这种模拟手术和预测过程形象逼真、快速简便，可以反复进行，从而选择出一个令患者和医生满意的治疗方案。目前，国内外报道的技术发展比较成熟的正颌外科计算机模拟设计和预测系统仍然是二维数字化图形或图像。但是，人类颅面结构是一个复杂的个体化硬软组织三维复合体，通过计算机预测的面像并不完全代表其术后容貌的最终美学效果，因此在向患者演示预测结果时，一定要解释清楚，以免在术后发生不必要的医患纠纷。

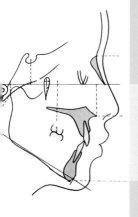

第五章
正颌常用手术操作

谈到正颌手术，颌面外科医生在其中起主导作用。在整个矫治过程中，外科医生起到了"画龙点睛"的作用。也可以这样来形容：外科医生的工作就像盖房子，他们的作用就是完成房子的主体工程，正畸医生就好像是搞内装修一样，两者同样重要，缺一不可。

正畸正颌联合矫治严重颅颌面畸形，最常用的是下列 5 种手术：上颌手术是前部骨切开术和上颌 Le Fort I 型截骨术；下颌手术为 3 种，包括下颌前部根尖下骨切开术、双侧下颌升支劈开截骨术及颏成形术。下面按此顺序附图片详细介绍。

第一节 上颌前部骨切开术

上颌前部骨切开术是通过上颌骨前部的骨切开，去除双侧第一前磨牙或第二前磨牙的牙骨块形成包括前鼻棘和前部骨性鼻底在内的尖牙至对侧尖牙或第一前磨牙至对侧前磨牙的牙骨段，多采取后退或上移此骨块来矫治上颌前牙及牙槽骨畸形。

本节仅介绍在临床应用最广泛的是上颌前部折断下降法，它实际上是全上颌骨折断下降术的一个缩小版本，是 Cupar 法的改进术式。这种入路可以充分显露上颌前部唇侧骨面及前鼻棘，折断下降前部骨块后即可暴露腭侧骨面，容易进行骨切开后退或上移，也便于行骨间坚固内固定（图 5-1AB）。

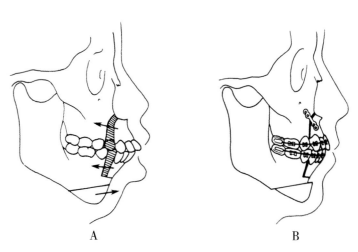

A   B

图 5-1 上下前颌截骨后退术 + 颏成形术

上颌前部骨切开术主要用于矫治安氏Ⅰ类的上颌前牙及牙槽骨前突畸形，包括前后和垂直向的发育过度。患者表现为上唇不能闭合、微笑露龈、前牙超覆盖。另外还可用于配合下颌前部骨切开术矫治双颌前突或前牙轻度开𬌗。

步骤1. 软组织切口（图5-2） 早期的 Cupar 法切口是在上颌前部黏膜上做一个倒 U 形切口，目前只在唇侧前庭沟做水平切口，不必在拔牙区转向下做倒 U 形切口，这样的切口设计使得颊侧的黏骨膜也成为其供血蒂，从而增加手术的安全性。

在手术开始前拔除上颌双侧第一前磨牙，拆除上颌牙列的固定唇侧弓丝。如果弓丝已经分成 3 部分，可不去除弓丝。从一侧尖牙远中至另一侧尖牙远中，在上颌唇颊侧前庭沟黏膜转折处上方 5~6mm 做纵行切口，逐层切开软组织直达骨面（图5-3）。

步骤2. 用骨膜剥离器分离黏骨膜 暴露上颌骨前壁、梨状孔外下缘、鼻、鼻腔侧壁及鼻中隔黏膜。在拔牙区垂直骨切开处，潜行剥离颊侧黏骨膜至牙槽嵴顶（图5-4，图5-5）。

步骤3. 实施骨切开 根据 X 线片和术中情况估计好尖牙与第二前磨牙的牙根位置。用小球钻在骨面上间隔少许钻孔标出第一前磨牙区的垂直截骨界限，在尖牙根尖上方至少 5mm 处转向前切至梨状孔边缘，用裂钻或骨锯将标记好的骨孔连接在一起，形成两条几乎平行的骨切开线。由于上颌骨壁较薄，最好用骨钻切骨。用长柄球钻或裂钻由浅入深向腭侧逐渐切骨，注意不要损伤邻牙牙根。切骨时将左手食指放在腭侧相对应的黏骨膜表面，感觉器械切割深度，不要损伤腭侧黏骨膜。切开梨状孔边缘时，用大骨膜剥离器将鼻腔侧

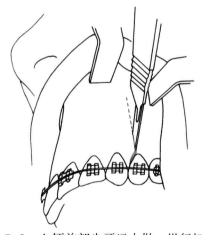

图5-2 上颌前部尖牙远中做一纵行切口

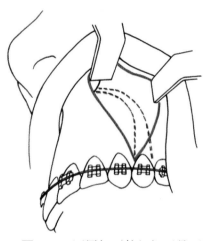

图5-3 逐层切开软组织至骨面

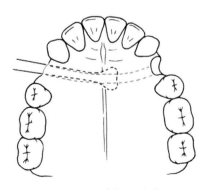

图5-4 剥离腭黏膜

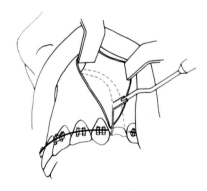

图5-5 从拔牙区牙槽嵴顶向上锯开骨

黏骨膜隔开,以免损伤。在进行第一前磨牙区牙槽突切开和截骨时,可用小骨膜剥离器向外牵开并保护好此处没有被垂直切开的颊侧黏骨膜,用小球钻从上斜向下磨除牙槽嵴顶的骨质。在许多情况下上颌窦将被切开,这不会影响骨块愈合。在对侧以同样方法施术(图5-6,图5-7)。

两侧垂直骨切开完成后,用鼻中隔凿从前鼻棘处向后凿断鼻中隔软骨连接,不必凿入过深,能显露出腭部骨切开线即可。用骨刀或骨钻分别从两侧垂直骨切口伸入,将腭骨水平板完全横行切开。腭中缝处骨质较厚实,可用摆动锯向上向下将其切开。在整个骨切开过程中应始终置手指于腭侧对应部位,以避免损伤腭侧黏骨膜(图5-8,图5-9)。

步骤4.前牙骨块折断降下 在完成骨切开后,用较宽的骨刀插入两侧骨切开间隙内,轻轻向前撬动,检查所有的骨性连接都已离断。然后用手指将上颌前部骨块向下摇动,若阻力不大,可向下方旋转下降前部骨块,暴露整个骨块的上面及后缘。根据术前模型外科确定的骨质截除位置和范围,用球钻或咬骨钳在直视下去骨修整(图5-10,图5-11)。

步骤5.骨段就位与固定 将前面颌骨段移动至术前设计位,检查是否完全吻合,若𬌗板就位困难,应找出骨干扰所在位置并彻底消除之。如果要上移前部骨块,用球钻在骨性鼻底中线部磨出一条相应深度的凹形骨沟,必要时可将鼻中隔软骨下缘适量切除,以免在前颌骨上移复位后引起鼻中隔偏移。

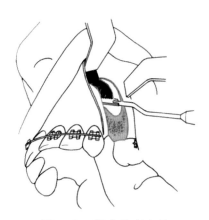

图5-6 完成垂直去骨

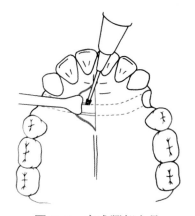

图5-7 完成腭部去骨

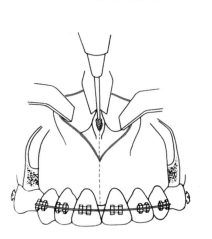

图5-8 凿断鼻中隔软骨连接

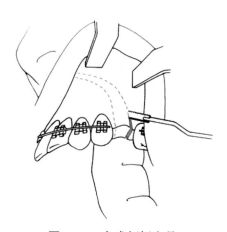

图5-9 完成颊侧去骨

69

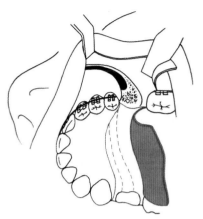 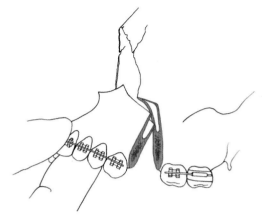

图 5-10 用裂钻将腭板横行切开　　　　图 5-11 用手轻抬折断前颌骨段

如果前颌牙弓向后部位与后段牙弓宽度不调，可以将前颌骨块从中间劈开，使前后两段牙弓的宽度保持协调，并增加截骨断面的接触面积。可用钻先在前鼻棘上方正中做一条骨沟，用薄而锐的骨刀由腭中缝处矢状劈开前颌骨，使其从两侧中切牙之间分为两块。

步骤 6. 戴入导板固定上下颌位置　再将预先在上颌模型上弯制的新的固定唇弓置入上颌牙列的锁槽中，并用结扎丝将上颌前后段牙弓固定在一起，随后用橡皮圈或钢丝进行颌间固定。最后选用四孔微型钛板及螺钉在两侧梨状孔边缘行坚固内固定。

步骤 7. 缝合　将鼻中隔软骨复位并与前鼻棘缝合固定在一起。彻底冲洗骨创尤其是上颌窦腔内的骨屑，黏膜水平切口的唇系带处用 V-Y 成形方式缝合。上颌前部骨切开术行坚固内固定（图 5-12）后可不必进行颌间固定，但有必要通过唇弓上跨越骨切开处（尖牙与第二前磨牙之间）的牵引钩，用橡皮圈或钢丝进行加强固位。

该手术最常见的并发症是牙根损伤导致牙髓活力丧失，其中又以上颌尖牙最为常见。术前应仔细观察颌骨 X 线片上骨切开线两侧牙根的走向及长度，转向梨状孔边缘的骨切开线至少位于尖牙根尖上 5mm。如果行骨切开时过于接近牙根可致牙根暴露，因此要求骨切开线离牙周膜至少有 1mm 以上的距离。如果牙根位置不正，正好在骨切开线上，术前应

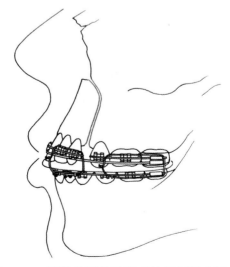

图 5-12 后退前颌骨段微型钛板坚固内固定

通过正畸治疗使牙根离开骨切开线。

术中应保护好腭侧或唇侧黏骨膜血供蒂，以确保上颌前部牙 - 骨块不发生坏死。行上颌前部骨切开术尽量不分块切骨，因为切开移动的牙 - 骨块越小，发生骨块坏死的概率越大。手术时应尽可能修补不慎损伤的鼻腔黏膜。腭侧黏骨膜穿通有可能引起口鼻瘘或上颌窦口腔瘘，因此应尽可能初期缝合损伤的腭黏膜。

第二节　Le Fort Ⅰ型上颌截骨术

1901 年 Le Fort 描述了面中部骨折的自然平面后，20 世纪 70 年代中期 Bell 及其同事在上颌骨骨折术中和术后的血流动力学及上颌骨血供方面的出色研究，使 Le Fort Ⅰ 型上颌截骨术发展成为目前这种精确的科学和艺术杰作。除 Le Fort Ⅰ 型截骨术外，还有Ⅱ型截骨（图 5-13AB）和Ⅲ型截骨手术（图 5-14）。因为临床应用比较少，本书仅介绍 Le Fort Ⅰ 型截骨术。

上颌骨异常可导致多种面部畸形，应充分认识并遵循基本的生物技术治疗原则进行治疗。多种 Le Fort Ⅰ 型上颌截骨术已被报道。本文所描述的技术是在过去逐渐成熟发展起来的。该手术可以使上颌骨前移、后退、旋转，还可以上抬和下降，是临床上比较常用的手术之一。

步骤 1. 黏膜切口　使用 15 号刀片或电刀在上颌颊侧前庭沟做切口，仅穿透黏膜。切口始于颧牙槽嵴区然后向中线处伸展，在牙槽嵴侧至少保留 5mm 非角化黏膜以利术后缝合。后方颧牙槽嵴区的切口提高至约 10mm。唇系带处的 V 形切口有助于对位缝合（图 5-15）。

步骤 2. 软组织切口穿透骨膜　刀片应向上方倾斜成角，保留牙槽嵴侧更多的黏膜下组织以利黏膜下缝合（图 5-16）。骨面的切口应干净整齐以利于完整地剥离骨膜。如果切口太靠后或过高，可能会导致颊脂垫疝，给手术带来麻烦。

步骤 3. 骨膜剥离　从前向后剥离颊侧骨膜至上颌结节，并在骨膜下放置翼状牵开器。识别梨状孔边缘，并且谨慎地向上剥离开梨状孔边缘、鼻底和鼻侧壁的鼻黏膜。在鼻腔侧面放置 Howarth 剥离器以保护鼻黏膜。使用骨膜分离器的后面将鼻黏膜向后方推撑起黏膜，

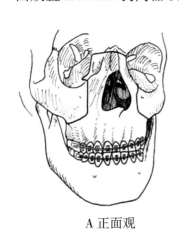

A 正面观　　　　　B 侧面观

图 5-13　Le Fort Ⅱ型截骨线

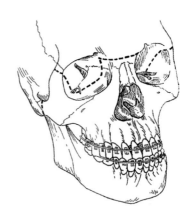

图 5-14　Le Fort Ⅲ型截骨线

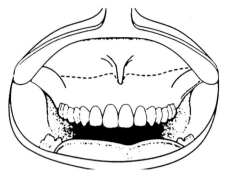

图 5-15 黏膜切口（虚线）

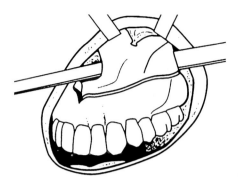

图 5-16 切口向后上方剥离暴露骨面

开始鼻部解剖。识别眶下孔和神经的位置，注意保护眶下神经和截骨高度。

步骤 4. 设置参考标志 在双侧尖牙和颧牙槽嵴区使用 701 车针标记垂直和水平参考标志（相距约 10mm）。记录标志间的距离（图 5-17）。截骨高度的确定有不止一种办法，并设置相应的参考标志：上颌骨前徙术中，截骨高度取决于患者的美观需求。截骨可以高位（眶下神经下方"高位 Le Fort Ⅰ型"截骨术）或者低位（根尖上方 5mm）。当上颌骨上移时，需要去骨时决定截骨的位置。其他决定因素包括眶下神经、根尖以及坚固内固定的位置。

从颧牙槽嵴至梨状孔边缘，至少在尖牙根尖上方 5mm，使用往复锯进行截骨。原则上，水平 Le Fort Ⅰ型截骨应平行于𬌗平面并沿着它进行。因此，在模型外科和头影测量可视化治疗目标描记的计划阶段，截骨必须在此同一平面进行。

步骤 5. 后部颊侧截骨 使用往复锯进行后部颊侧截骨术（图 5-18），截骨平面比前部截骨线低 3mm，从颧牙槽嵴区扩展至上颌结节。这将在前后截骨处产生一个台阶。本截骨术设计具有一定的优势：外科医生手术时能保持截骨与𬌗平面平行；外科医生能在后部上颌结节区较低水平进行截骨，使下降离断更简单、安全；在这些步骤中上颌骨的前移或旋转量可被测量和监控。

上颌骨前移后，台阶区的骨缺损便于放置骨移植材料。截骨术应限制在上颌骨侧壁范围内，并且不能过分向近中偏移。在截骨术中向上旋转翼状牵开器不仅可以保护骨膜防止颊脂垫疝，并且可以改善视野。

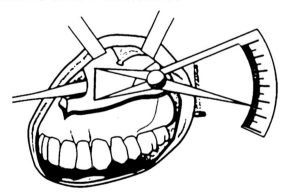

图 5-17 在骨面上标记垂直和水平参考标志，
　　　　　 记录标志间的距离

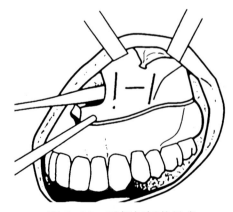

图 5-18 后部颊侧截骨术

使用往复锯进行截骨。在大多数患者中，截骨线应该保持与殆平面平行。截骨向下成角，可使上颌骨在前移的同时沿着这个平面向下方滑动，维持骨接触，同时上颌骨高度增加。截骨向上成角，上颌骨前移纠正Ⅲ类错殆的同时将会导致开殆，并且上颌骨高度将减小；在颧牙槽嵴区制作一个垂直台阶可以使截骨保持与殆平面平行。此时上颌骨可以与殆平面平行前移而无垂直向变化。

结扎丝孔应位于颧牙槽嵴区的厚实骨质中，其位置的确定应以结扎后能在矢状向支撑再定位后的上颌骨为标准（图5-19）。

步骤6. 将上颌结节从翼板离断（图5-20）　将翼状骨凿置于上颌结节和翼板之间，示指在腭侧触及翼钩。助手小心地向内向下方轻敲骨凿。避免过度牵拉颊黏膜和骨膜。应格外注意不要损伤腭侧软组织；骨凿一旦使腭黏膜穿孔将会影响血供，导致灾难性后果。如果上颌结节从翼板离断失败，将会导致上颌截骨失败或难度增大，或者是出现不利的骨折（通过硬腭或翼板）。

步骤7. 完成后部截骨　使翼状骨凿保持原位，使用一个薄骨凿完成上颌骨后壁截骨。在此过程中翼状骨凿保护翼腭窝的内容物。不要过于偏向内侧，因为骨凿可能损伤平行的腭动脉或撕裂软腭。

步骤8. 鼻腔外侧壁截骨（图5-21）　鼻侧壁骨凿放置于梨状孔边缘，方向略向外侧（记住鼻腔在后方更为宽大）。保护鼻黏膜，以防在截骨中发生撕裂。

步骤9. 另一侧重复上述过程　在已完成截骨的一侧放置一小块湿纱布。根据手术治疗计划，双侧截骨在同一水平和角度完成。

步骤10. 完成鼻棘骨膜下剥离　将升支牵开器放置在中线区前鼻棘（ANS）的骨膜下。然后从前鼻棘开始将剩下的骨膜剥离。

步骤11. 完成鼻黏膜剥离　将鼻中隔软骨从前鼻棘离断。完成鼻中隔和鼻底的黏膜剥离，保护鼻黏膜；避免穿孔或撕裂。翼状骨凿保持原位，使用一个小骨凿来完成截骨，同时保护上颌骨后方的软组织外侧鼻骨已离断。注意骨壁向后方的偏离；因此，应小心不要损伤骨壁后方末端下行的腭神经血管束，将鼻黏膜从前鼻棘、鼻中隔和梨状孔边缘剥离。

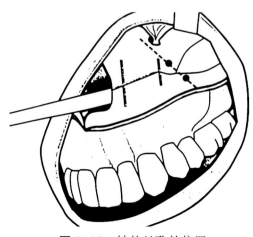

图5-19　结扎丝孔的位置

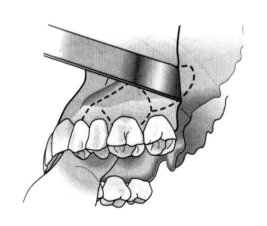

图5-20　将上颌结节从翼板离断

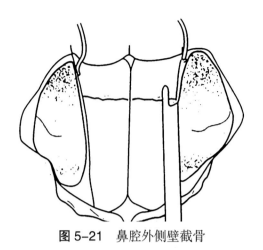

图 5-21　鼻腔外侧壁截骨

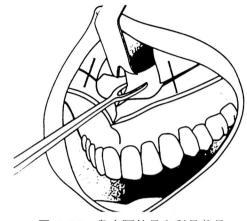

图 5-22　鼻中隔软骨和犁骨截骨

　　步骤 12. 鼻中隔软骨和犁骨截骨　使用鼻中隔骨凿完成中隔软骨和犁骨从上颌骨的离断（图 5-22）。将骨凿向鼻底倾斜以防撕裂鼻黏膜。

　　步骤 13. 上颌骨下降折断　将前部上颌骨向下推将其下降折断。在拇指和上颌骨之间放置一小块湿纱布。助手帮助固定患者面中部上份。上颌骨应该能轻易地下降折断；如果不能，需检查所有截骨处，尤其是上颌结节和翼间的连接处。如果有必要，一旦完成上颌骨下降折断，可将鼻黏膜从鼻底完全掀起以达到直视。使用鼻中隔骨凿将中隔软骨和犁骨从上颌骨离断，在上颌骨前部向下施压将其下降折断。

　　步骤 14. 移动上颌骨　将上颌剥离器安全地放置于上颌结节后方，同时助手使用环形钩钩住切牙管将上颌骨向下拉。将上颌骨小心地推向前方，最后将上颌骨从翼板离断（图 5-23）。在每侧后部截骨处放置纱布，然后将上颌骨前部向上推使上颌骨后部分离，从而将其与翼板离断。

　　步骤 15. 放置上颌定位钢丝　在下降折断后的上颌骨双侧梨状孔边缘外侧钻孔。穿过 0.018 英寸的钢丝，并附上钢丝结扎器（图 5-24）。钢丝在完成坚强内固定后将被去除。定位钢丝有助于：①辅助上颌骨最终的移动；②向前牵拉上颌骨，保持更佳的视野并使上

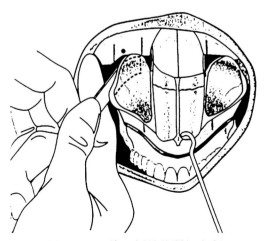

图 5-23　将上颌骨从翼板离断

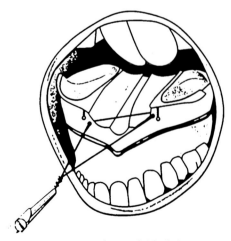

图 5-24　放置上颌定位钢丝

颌骨后部有更好的入路；③辅助上颌骨的最终定位。

步骤 16. 暴露上颌骨后部　将一个翼状牵开器放置于鼻腔的内侧面以完全暴露上颌窦的中后部；另一个翼状牵开器放置于上颌骨颊侧骨膜下并绕过上颌结节。牵开后将充分暴露一侧上颌骨的后部。

非常重要的是能够直视上颌骨后壁、腭降神经血管束、鼻腔外侧壁后部（包含神经血管束）及翼板前部。这些区域的骨干扰是上颌骨定位不正确和髁突下垂的常见原因。尖锐的骨边缘可能会刺破血管（例如腭降血管）并导致术中或术后出血。在视野不佳的情况下去除上述位置的不规则骨边缘可能会损伤翼腭窝的内容物（图 5-25）。使用剥离器（或翼状骨凿）向前推移动右侧上颌骨；移动左侧上颌骨；使用手指为支点，整个过程中要一直保护软组织，将一直径 0.018 英寸的钢丝水平穿过双侧梨状孔边缘。这一钢丝可以帮助移动上颌骨，使上颌骨后部暴露更清楚，而且帮助术者将上颌骨移动至设计的位置。使用翼状牵开器绕过上颌结节可以改善上颌骨后部的视野；上颌窦后壁的规则骨应该在直视下去除，并充分保护好软组织。

步骤 17. 检查折断水平的腭骨垂直板　一般情况下，折断位置应位于上颌结节和翼板的连接处。折断也可能过短，通过上颌结节（涉及未萌的第三磨牙），并且延伸至腭骨水平板和上颌骨之间，导致上颌骨无法准确再定位。使用翼状骨凿放置于上颌结节和翼板之间，小心地使离断发生在准确的位置上。

步骤 18. 修整鼻腔外侧壁　鼻腔外侧壁应按照治疗计划使用咬骨钳和橡皮车针进行修整。注意不要损伤腭降神经血管束。精修上颌骨后壁截骨区是非常重要的一步。特别注意去除下列位置的骨干：上颌骨外侧壁后部、腭骨、上颌结节、上颌骨后壁、翼板和鼻中隔。重要的是，要去除所有的骨干扰以利上颌骨不受阻碍地准确再定位。应去除上颌骨后部下方的骨质，而不是上颌骨或翼板上方的骨质。腭降神经血管束应一直进行保护，尤其是当去除后部骨干扰时。

使用咬骨钳去除鼻底上残留的中隔（图 5-26）。然后，使用大号打磨车针在鼻底上制作一个凹槽，用以容纳上颌骨再定位后的鼻中隔。在上颌骨上移再定位时这一点尤其重要。骨质去除不足将会导致鼻中隔偏曲、鼻小柱不对称和非预期的软组织效果。

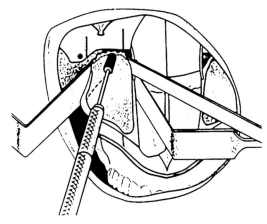

图 5-25　修整上颌骨后部

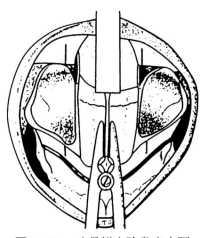

图 5-26　咬骨钳去除鼻底中隔

步骤 19.修整梨状孔边缘（图 5-27） 应修整梨状孔边缘以容纳上颌骨再定位后的鼻腔组织。同时，在前鼻棘基部水平向钻孔。这个孔将用于定位和保护鼻中隔，以及辅助捆扎缝合。梨状孔边缘区域若去除骨质不足，尤其是当上颌骨上移再定位时，可能导致鼻翼充血、鼻尖上抬和（或）鼻部不对称。使用咬骨钳修整鼻底上的鼻中隔和残留的犁骨；充分修整犁骨甚至在鼻底制作一个凹槽来容纳上颌骨再定位后的鼻中隔。当上颌骨上移再定位时这一点尤为重要。应使用橡皮车针修整梨状孔边缘以容纳上颌骨再定位后的鼻基底部软骨；在前鼻棘钻孔。这个孔后期将用于捆扎缝合和保护鼻中隔。在上颌骨再定位和固定之前，让麻醉师将血压恢复正常是明智的。当患者血压正常时，不易被察觉的动脉出血将会被发现并及时处理，有助于防止术后出血。

步骤 20.将钢丝穿过颧牙槽嵴区定位孔 大多数患者，可使用两块钛板（1.5mm）放置于梨状孔边缘前方的厚骨质区并且在双侧颧牙槽嵴使用 0.018 英寸的钢丝进行骨间结扎以达到上颌骨的半坚强内固定。在 Le Fort Ⅰ 型上颌截骨术后，半坚强内固定提供了必要的固定以及一定的活动度以达到最佳的结果。当需要更强的固定（如上颌骨扩张术、上颌下降移植术、分块式 Le Fort Ⅰ 型截骨术）和大范围移动（超过 6mm）时，推荐使用更多的钛板。

步骤 21.颌间结扎固定 固定结扎丝的拉力矢量应能支持颌骨定位的方向。第一根颌间结扎丝应在四颗中切牙进行颌间结扎以达到预计的切牙间关系。将结扎丝缠绕正畸托槽。由托槽牵引钩引导。当然，小心不要使正畸托槽从牙面脱落。正畸移动会导致牙齿比正常状态松动。牙齿很容易被"拉入咬合位置"或者被颌间结扎拉入丙烯酸咬合板。一旦结扎丝去除后，牙齿将会回到其初始位置。例如，腭中缝两侧骨质通常很薄，一旦牙槽骨支撑在分块式截骨术中被去除（如上颌前部分块式截骨），腭部将会很容易地被颌间结扎的力量所弯曲。然而，当颌间结扎去除后，又会立即复发，因为上颌骨将会恢复其初始的形状。

步骤 22.上颌骨再定位 旋转上颌骨和下颌骨复合体，并检查参考标志以精确定位上颌骨。上颌骨的再定位时，将髁突定位于关节窝内的理想位置是手术中最具挑战和最困难的部分。外科医生将随着经验的丰富找到定位髁突的感觉，并且通常会察觉到可能使髁突偏离关节窝的骨干扰（图 5-28）。已有许多设计用于髁突定位的设备，它们可记录术前下颌骨相对于面部骨骼固定结构的位置关系。这个位置在上颌骨再定位后将被复制。然而，

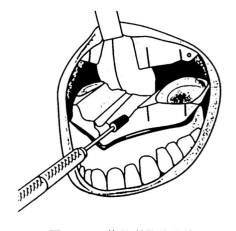

图 5-27 修整梨状孔边缘

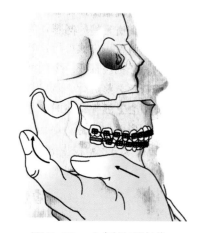

图 5-28 上颌骨再定位

使用这些设备将会耗费大量时间并且成功率不同。

步骤 23. 扎紧颧牙槽嵴区结扎丝　在扎紧颧牙槽嵴区结扎丝前，使用生理盐水不充分冲洗上颌窦和鼻底，否则残留于上颌窦或鼻腔内的小骨碎片将会导致术后感染。使用翼状牵开器牵开双侧截骨线处的软组织，使形成必要的骨接触并避免软组织残留于骨间。小心地向上旋转上颌骨和下颌骨复合体以达到骨密合衔接，然后扎紧颧牙槽嵴区骨间结扎丝。避免为达到更好的骨密合而过分扎紧结扎丝，因为骨间的张力会导致去除颌间结扎后出现移位和咬合差异。

在上下颌骨结扎固定完成时，旋转上颌骨和下颌骨复合体达到骨接触。髁突就位的矢状向力量应为向上并且轻微向前。在旋转过程中应没有骨干扰。骨干扰通常出现在上颌骨后部。由于上颌骨的旋转，干扰将会导致髁突向下偏离。一旦颌间结扎被去除，髁突错位将会向上移位，导致前牙区开𬌗。

如果本阶段对髁突位置没有疑问，颌间结扎应被去除，通过口内骨参考标志或者口外参考点（如额骨的克氏线）检查咬合。骨间结扎丝通常足够（单块或分块式上颌骨截骨术配合牙齿与丙烯酸咬合板结扎）保持上颌骨位置并检查咬合。如果有必要，上颌骨位置可以做微小调整来达到预计的咬合。不可接受的咬合应该去除骨间结扎丝，找到偏离的原因，纠正这一问题。再次使用卡尺和步骤 5 中的参考标志复查上颌骨的位置。如果上颌骨和咬合关系满意，重新进行颌间结扎。

步骤 24. 放置固定骨板　使用 1.5mm 钛骨板或者可吸收骨板。固定方法和骨板种类（钛或可吸收）的选择受一些因素的影响，包括骨质厚度、骨质量和骨接触、外科移动量及移动方向。固定方法有骨间结扎、悬吊结扎、（钛或可吸收）骨板固定，以及上述方法的结合。

应调节骨板来被动适应。两枚固位螺钉应分别放置于截骨线的两侧，并小心不要将螺钉放置于牙根上、不要过于靠近骨边缘或者置于菲薄骨质上。如果必须放置于菲薄骨面上，那么推荐使用自攻螺钉。

使用根据模型外科预制的丙烯酸咬合板来建立预期的咬合关系。在牙列间截骨处放置一个两孔的骨板，每侧一个孔，确保骨段固定。在靠近截骨处的牙齿正畸托槽上进行结扎。骨板应精确地弯制以符合骨表面的轮廓，并且必须确保在 Le Fort Ⅰ 型截骨处每侧一枚螺钉。每个骨段均应由骨板固定。

骨缺损处以骨移植物修补，促进截骨区更快愈合，不要将移植骨强迫塞入缺损处而导致骨段移位。推荐在腭部骨缺损大于 3mm 时进行骨移植物修补来提高结果的稳定性。位于梨状孔边缘和颧牙槽嵴区的骨移植物应该用结扎丝或螺钉固定，因为没有支持的骨移植物可能脱落至上颌窦内而导致感染。

步骤 25. 去除颌间牵引并检查咬合　在咬合检查前，下颌骨应轻轻开闭并且进行前伸和侧方运动，确保关节盘在颌间结扎时没有移位。关节盘的任何移位都会导致出现错𬌗并在未来造成颞下颌关节功能障碍。在去除颌间结扎后进行咬合检查前应等候几分钟。然后，在颏部施以轻力使下颌骨闭合直至牙齿接触。如果没有达到预期的咬合关系，应去除坚固内固定，识别并纠正造成失败的原因。

步骤 26. **进行鼻中隔捆扎缝合（图 5-29）** 确保鼻中隔位于在鼻底制作的凹槽中，将鼻中隔与前鼻棘基部的孔缝合。根据不同的审美需求，鼻翼基底的宽度可能需要捆扎缝合进行控制。拇指在外示指在内将上唇向外卷起。唇部外翻后，使用有齿镊夹住示指对侧的鼻翼软组织。将有齿镊向近中轻轻牵拉并放松唇部。观察鼻翼基部随有齿镊向近中移动。鼻翼基部移动不足说明没有夹住正确的组织（牵拉鼻外侧软骨下部的纤维结缔组织），应该进行再次试夹。

分层缝合软组织切口——首先缝合黏膜下组织，然后缝合黏膜。缝合是手术过程中最重要的步骤之一，应一丝不苟地进行。这是手术的最后一步，外科医生可能在这一阶段已经很疲惫了，有可能未给予这一重要步骤足够的重视。至关重要的是要认识到错误的缝合可能导致美观效果不佳。双侧缝合均始于后部止于梨状孔边缘，轻轻将上方组织向前牵拉。

步骤 27. **黏膜缝合（图 5-30）** 使用 4-0 缝线重建黏膜中线。在中线两侧进行两个间断缝合以重建中线。连续缝合关闭黏膜切口，始于后方并将上方组织轻微牵拉向前。当唇部需要延长时，应使用更多的水平缝合（或甚至是双侧 V-Y 缝合）。使用有齿镊夹持住翼外侧软组织；捆扎缝合以"8"字形通过前鼻棘的孔。

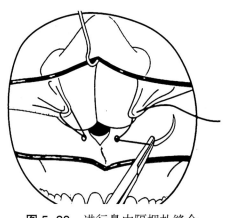

图 5-29 进行鼻中隔捆扎缝合

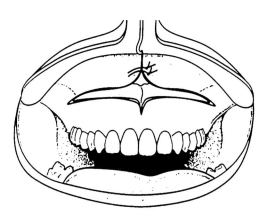

图 5-30 黏膜缝合

步骤 28. **进行弹性牵引或颌间结扎** 颌间结扎很少使用，可以在患者因为分块式截骨或大范围移动需要制动时保留咬合板。颌间结扎的周期可能从几天至 3 周。另外，对大多数患者而言，2~4 根颌间弹性牵引（0.25 英寸，3.5 盎司）足以引导牙齿到新的咬合位置。弹性牵引的方向应能够支持再定位。应避免长牵引。

步骤 29. **应用弹力绷带** 应用弹力绷带有助于控制肿胀和防止血肿形成。

第三节 下颌前部根尖下骨切开术

下颌前部根尖下骨切开术最早由 Kole 于 1959 年进行报道。基本方法是在下颌前部根尖下作水平骨切开，辅以下颌前磨牙区的垂直骨切开或部分骨质截除后移动下颌前部骨块至预期位置进行固定。前部牙-骨段的血供主要来自附着于骨块舌侧的软组织蒂。

　　该手术方法主要用于下颌前部牙与牙槽骨生长发育过度引起的下颌前突与前牙反𬌗。还有可配合上颌前部骨切开术矫正后牙关系正常的双颌前突或非骨性开𬌗。此外还可下降下颌前部牙槽骨段，整平𬌗平面，矫正深覆𬌗（图5-31，5-32AB）

　　步骤1.口内黏膜切口　在下颌前庭沟黏膜转折处靠唇侧6mm做黏膜切口，切口长度根据拟移动的牙-骨块大小而定，一般从一侧第一前磨牙切至另一侧第一前磨牙区。切开黏膜及黏膜下组织后，用电刀斜向下切断颏唇肌，保留部分颏肌于预计水平骨切开线上方的骨面上，这样有利于伤口缝合和组织愈合。切开骨膜后，用骨膜剥离器在骨膜下进行剥离和切骨区的暴露，向下剥离至下颌下缘。双侧垂直骨切口处采用隧道式骨膜下剥离。如果计划拔下颌前磨牙，这时可以进行拔除，拔牙时注意保护好颊舌侧牙龈组织，尽量保持拔牙处唇侧附着龈黏膜的完整性（图5-33，图5-34）。

　　步骤2.骨切开　用小骨膜剥离子将拟作垂直骨切开部位的黏骨膜向上挑起，显露切骨区域及邻牙牙龈。一般是先作两侧的垂直骨切开，然后根尖下水平骨切开。用小球钻或裂钻在骨面上标记垂直骨切开线位置。如果不需拔牙，垂直骨切口应在邻牙根间的中央部位，并尽量与邻牙的长轴方向平行，以免伤及牙根。如果需要拔牙去骨，则在该区域标记两条

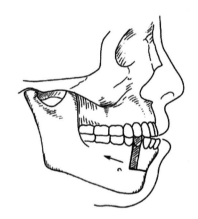

图5-31　后退下颌前部牙-骨段矫
　　　　　正前牙反𬌗

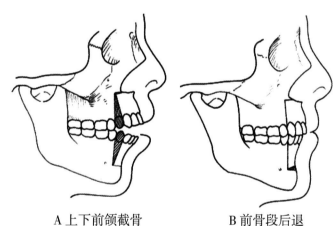

A 上下前颌截骨　　　　　　B 前骨段后退

图5-32　上下前颌截骨后退

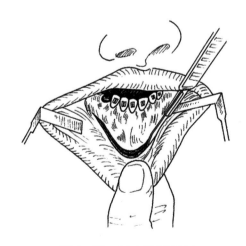

图5-33　口内黏膜切口

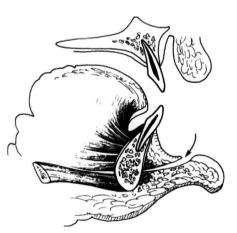

图5-34　斜向下作切口保留部分颏
　　　　　唇肌附着

79

相互平行的垂直骨切开线，其间为应截除的骨质。去骨的多少由 X 线头影测量和模型外科分析结果而定，不可截骨太多，否则骨块移动后遗留的间隙太大，影响骨愈合。垂直骨切口上端至牙槽突顶，下端达下颌尖牙牙根下 5mm 左右的位置（图 5-35 至图 5-38）。

在垂直骨切开确定后，用细裂钻或小球钻沿标记好的骨切开线进行切割。骨钻应与骨板表面垂直，逐步切开颊侧皮质骨、髓质骨。行垂直骨切开时不要伤及颏神经。在切开舌侧骨板时，应将食指置于舌侧相应位置，以感觉器械的切割深度，避免损伤舌侧软组织营养蒂。

在完成两侧垂直骨切开后，即可行根尖下水平骨切开。水平骨切开线应位于下颌前牙根尖下至少 5mm 处。先用骨锯或裂钻在唇侧皮质骨表面作切骨标记。如果不需要下降下颌前部牙 - 骨段，只需做一条水平切骨线。如果要下降前部骨段，应根据头影测量与模型外科分析结果确定下降幅度。用微型骨锯（矢状、摆动或往复锯）沿骨切开标记线进行水平骨切开术。在切割至舌侧皮质骨时，同样需要用手指置于下颌前部舌侧感觉切骨深度，以免损伤舌侧软组织血供蒂。将水平与两侧垂直骨切口连接在一起，检查水平与垂直骨切口之间，尤其是舌侧骨板是否还有骨性连接，如果存在骨桥连接应予以充分切开。剩余少许骨性连接可以用薄骨刀轻轻凿断，确保舌侧营养蒂不受损伤。

步骤 3. 牙 - 骨块的移动与固定 用骨刀插入骨切口中轻轻撬动已经切开的前部牙 - 骨块，使之与下颌骨完全离断，只留软组织蒂与其附着。移去手术设计需要截除的骨块，

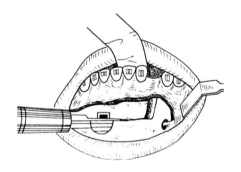

图 5-35 用骨钻行垂直骨切开

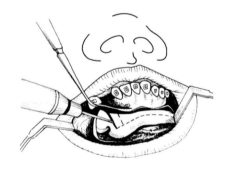

图 5-36 用矢状锯行水平骨切开

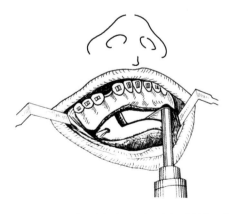

图 5-37 用摆动锯行根尖下水平骨切开

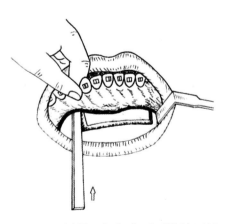

图 5-38 用骨刀轻轻凿开牙槽嵴顶部

用定位𬌗板引导下颌前部牙－骨段至矫正位。如果牙－骨块不能完全就位，应仔细检查骨切开与截骨部位的骨性干扰，若发现骨性干扰影响骨段就位，可在直视下用球钻磨除（图5-39）。在去除舌侧骨性干扰时应置一个骨膜剥离器于骨膜下，确保舌侧蒂不受损伤。

当前部牙－骨段与定位𬌗板咬合面完全吻合以后，将术前预测的唇弓插入牙面托槽的槽沟中，并用正畸结扎丝栓结固定。

目前多采用钛板和螺钉进行骨间坚固内固定（图5-40），如果条件不允许，也可用钢丝进行骨间固定。对单纯行下颌前部根尖下骨切开术的患者，只需将定位𬌗板与下颌牙列结扎进行单颌固定5~6周，而不需作上下颌间结扎固定。对用钛板进行坚固内固定的病例，有学者在术后立即拆除定位𬌗板不做单颌固定。

步骤4. 伤口缝合　妥善止血后用生理盐水冲洗骨创，将唇颊肌复位进行缝合后，再用丝线间断缝合口内黏膜切口。口外唇颏部区用纱团适度加压包扎。

步骤5. 术后处理　手术当日禁食，术后第1天开始可进流汁饮食。常规给予抗生素5~7d。用含氯己定的漱口液定时冲洗口腔。术后第7天拆除口内缝线。如果骨间使用坚固内固定，在术后第5~6周即可开始术后正畸治疗。

如果手术操作不当，可常发生以下并发症。

（1）骨坏死与骨愈合不良。下颌前部根尖下骨切开术后前部牙－骨块的血液供应绝大部分来自舌侧软组织蒂，少部分来自唇颊侧牙龈黏膜附着。如果术中不慎严重损伤或撕裂软组织营养蒂，甚至将其完全切断或分离，将造成前部牙－骨段术后发生供血障碍，导致骨愈合障碍甚至牙－骨块坏死脱落。因此要求术者操作时要精确到位，轻柔细致，切不可粗暴。

正颌外科生物学基础研究证实，经骨切开形成的牙－骨块体积越小，术后越容易发生血供障碍。因此，对下颌前部根尖下骨切开术不主张再进行分块切割。现代正畸技术完全能调整好牙弓形状与牙齿位置而无需进行多节段骨切开术。

（2）牙髓退行性变与坏死。下颌前部根尖下骨切开术后，牙髓组织在短时间内会出现相当程度的供血不足，从而可能导致牙髓发生退行性变或坏死。因此，水平骨切开线应设计于根尖下至少5mm，同时保护好整个前部牙－骨块的向心性血供软组织蒂，将有效地

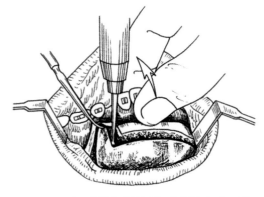

图5-39　松动前部骨块并用球钻去除干扰

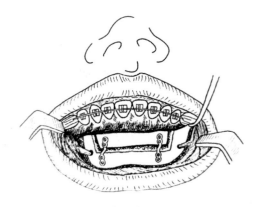

图5-40　用微型钛板行骨内固定

避免术后出现前牙牙髓的退行性变与坏死。

（3）牙龈退缩与牙根暴露。行垂直骨切开时，截除牙间骨质过多可能造成牙周支持骨组织的损伤与牙周附着的损失，从而导致术后牙龈与牙周组织萎缩甚至牙根暴露。因此，在去骨时应格外小心，可采用小球钻磨除的方式截骨。另外，口内黏膜只做水平切口而不做垂直切口，这样有利于保持邻牙牙龈与牙周附着的完整性。

第四节　双侧下颌升支劈开截骨术

1955 年 Obwegeser 和 Trauner 描述了一种通过下颌升支矢状劈开截骨的外科手术。后来这一技术由 Dal Pont 进行改良，并由 Hunsuck 在 1968 年和 Epker 在 1977 年进一步提高。

该手术适用于下颌骨前移，下颌骨后退，下颌骨在后退时稍做旋转，也可以与其他手术联合（如下颌前移加颏成形手术等），是面部最常用的手术之一。

步骤 1. 软组织切口　在外斜线舌侧从下颌骨升支中部至第二磨牙近中做切口，切开黏膜、肌肉和骨膜（图 5-41）。在切口低位下端颊侧保留未角化黏膜至少 5mm 以利后期缝合。

步骤 2. 颊侧骨膜下切开　切口必须位于骨膜下，果断、干净、整洁。咬肌肌肉附着应在不牺牲充足视野的情况下尽可能保留。剥离足够的咬肌以使截骨术区能够可视化。但是，没有必要将整个咬肌附着从下颌骨剥离。下颌骨近心端骨段将不会被再定位；实际上重要的是，除了自动旋转，这一骨段将保持在原始位置上并且无须完全从咬肌上脱离。完全剥离肌内将会增加无效腔，导致水肿和血肿形成并可使部分骨血供中断，导致坏死。

步骤 3. 向上剥离骨膜　一旦前部升支的颊舌侧被暴露，在下颌骨升支前缘放置一个凹形牵引器，从前缘和喙突剥离自颞肌附着的下方纤维。或者，使用喙突夹牵开上方软组织。从内斜嵴向下剥离骨膜至磨牙后区内侧。

步骤 4. 向内侧剥离骨膜，暴露下颌小舌　剥离必须保持在骨膜下，始终将骨膜剥离器一直抵住骨面。剥离始于内斜嵴上方，然后向下剥离至下颌小舌。下颌小舌必须仔细确认并且充分暴露（图 5-42）。

中部的截骨术不应在没有确认下颌小舌前进行。曲面体层片可能会提供有帮助的指导。然而，因为内斜嵴的凸面下颌小舌很难被看到。如果视野不佳，应该使用大号修整车针磨

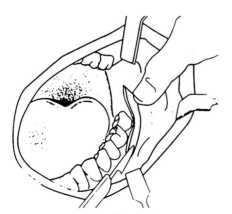

图 5-41　软组织切口

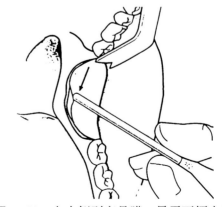

图 5-42　向内侧剥离骨膜，暴露下颌小舌

除部分骨嵴（图 5-43）。如果骨膜穿孔，会导致活跃性出血（可能来自翼内肌的血管）；然而，它一般会自行缓解。不要在下牙槽神经的入口处牵拉它，因为这可能会导致长时间的下唇麻木。

步骤 5. 内侧升支截骨　借助下颌小舌处的凹凸为标志，使用 701 裂钻或 Lindeman 车针做内侧升支截骨的切口，使之与殆平面平行（图 5-44）。截骨切口终止于下颌小舌的后方，并确保截骨穿透下颌升支的舌侧骨皮质至骨松质。当进行下颌骨后退过程时，应在水平截骨线上方去除一小骨块。

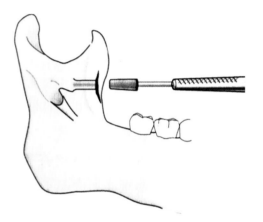

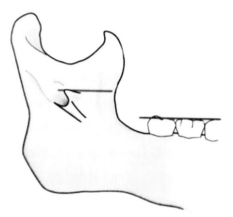

图 5-43　磨除部分突出的内斜嵴　　　　图 5-44　升支水平截骨应与殆平面平行

当内侧升支截骨术在下颌小舌前方终止时，骨骼倾向于在下颌小舌前方劈开。下颌小舌和神经管的上部（包括神经）会在劈开时仍然附着于近心端骨块。这是外科医生进行矢状劈开术时在上部劈开骨骼遇到困难的最常见原因。

步骤 6. 垂直截骨　垂直截骨术始于上方截骨处的近中，保持在下颌升支颊侧皮质骨内侧，下方止于第二磨牙的近中，确保截骨通过骨皮质到达骨松质（约 5mm）。阻生第三磨牙的存在将会增加截骨术的难度（理想情况下第三磨牙应在术前 9 个月拔除），但它应被视为与骨一体，截骨时通过牙齿。软组织切口上端位于外斜线舌侧，下端至第二磨牙近中。颊侧保留未角化黏膜至少 5mm 以利后期缝合骨膜下剥离向后方进行以确认下颌小舌。从上方向下方进行剥离。曲面体层片可能有助于确定下颌小舌的相对位置。

截骨切口应在下颌小舌后方结束。远心端骨块段可进行后退，在下颌后缩伴高下颌平面角的患者中也可进行上移。在这些患者中，应去除水平截骨线上方的小骨块，以防骨块之间出现干扰。水平截骨应越过下颌小舌，否则，下颌骨在下颌小舌前方劈开的可能性更大。

步骤 7. 下颌骨体部颊侧截骨　下颌骨体部颊侧截骨线始于下颌骨下缘，向上与升支截骨线的垂直部分相连（图 5-45）。向下颌骨方向切开，"感觉"车针穿透颊侧骨皮质，向后方略微倾斜截骨（图 5-46）。确保下颌骨体部下缘的骨皮质包括在截骨区内。实际上矢状劈开截骨应始于下颌下缘，且必须包括部分舌侧骨皮质。当放置矢状分离器械时，确保其紧贴下颌骨下缘，使这部分下颌骨与近心骨段相连。外科医生应该注意伴有下颌骨

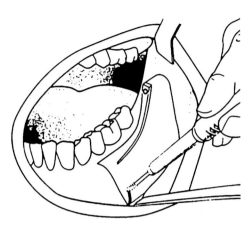

图 5-45　下颌骨体部颊侧截骨

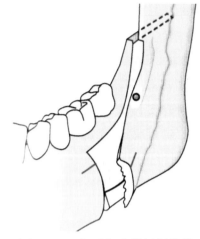

图 5-46　向后方略微倾斜截骨

前后向增生、下颌骨不对称（增生侧）及单侧髁突增生的患者，这些患者的下牙槽神经血管束更倾向于靠近颊侧骨皮质和下缘。

步骤 8. 定位螺丝钻孔　打定位钢丝定位孔时应遵循近心骨段朝向远中的方式。前方定位孔（近心骨段）应朝向后方，后方定位孔（远心骨段）应朝向前方。定位钢丝的放置是可以选择的。然而，作者认为如果在放置固位螺丝之前将其作为单独的一步，则髁突定位（最重要的步骤）能够更为精确。一旦髁突位置被确定，会使用一种髁突定位器械和手指力量将其保持在确定的位置，同时助手将定位钢丝结扎紧密。如果在坚固内固定时近、远心骨段与髁突的相对位置关系已被建立并且使用定位钢丝来保持，那么这一过程将会变得容易。

再定位骨段后理想的孔间跨度是 4mm，近心骨段的定位孔位于前方。拉应力的向量始终为近心骨段向后、远心骨段向前（定位钢丝的方向必须一直是 Ⅱ 类）。

（1）对于计划下颌前移 6mm 的患者，定位孔应该相距 10mm。在前移远心骨段 6mm 后，定位孔间距离为 4mm。颊侧截骨线始于下颌骨下缘，向上与升支垂直骨线相连；颊侧截骨面向后方略微倾斜以增强劈开起始部；颊侧截骨段必须包括舌侧骨皮质，以确保其成为近心骨段劈开起始部的一部分。

（2）对于计划下颌后退 6mm 的患者，定位孔间距应为 2mm，且远心骨段定位孔位于前方。如果颌骨再定位后定位孔间距超过 4mm，近心骨段和远心骨段间的接触将欠精确，因为大跨度的定位钢丝可能导致坚固内固定放置不准确。

步骤 9. 预备髁突定位孔　在近心骨段颊侧骨皮质进行钻孔并向后方倾斜（图 5-47）。此孔作为拧紧定位钢丝前定位髁突时髁突定位器的支点。确定髁突位置的定位孔位于近心骨段的前下方。

此时可以在下颌骨体部垂直截骨区的两侧做参考标记。髁突定位过程中（定位近心骨段）对齐这些标记将防止近心骨段的旋转。近心骨段的顺时针或逆时针旋转都将影响手术结果的稳定性。

步骤 10. 术区冲洗　用生理盐水彻底清洗手术区域，然后将一小块湿海绵轻轻放在里面。一旦一侧截骨完成，建议外科医生在进行下颌骨劈开前先将另一侧截骨也完成。

步骤11. 骨凿界定截骨切口　重要的是，进行对侧下颌骨劈开时不要对本侧下颌骨进行不必要的操作，因为这会造成已劈开侧软硬组织的损伤。

使用10mm宽、菲薄但坚固的骨凿沿着垂直截骨处从近中向下至颊侧进行穿透。确保骨刀位于颊侧骨皮质内（图5-48），在下颌骨下缘使用隧道式牵引器支撑下颌骨。这一步骤中仅界定截骨切口；不要试图完全离断骨段。随意进行大力穿透可能导致颊侧骨皮质板从近心骨段上折断，从而使下颌骨在这一步骤中失去支撑，并导致颞下颌关节损伤（如关节血肿或关节盘移位）。

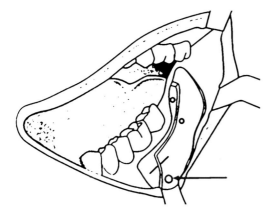 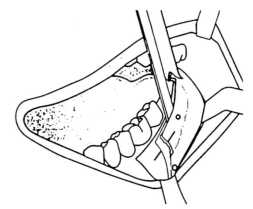

图5-47　颊侧骨皮质进行钻孔　　　　图5-48　确保骨刀位于颊侧皮质骨内

步骤12. 劈开下颌骨　实际上劈开下颌骨可以分为两个阶段。第一阶段为劈开的起始阶段。劈开开始时，外科医生必须看到：①劈开时下颌骨缘位于近心骨段；②神经血管束完整地从近心骨段剥离。

第二阶段，完成劈开。外科医生必须看到：①继续劈开时下颌骨下缘仍旧位于近心骨段；②神经血管束随着劈开继续从近心骨段上剥离；③下颌孔和下颌神经管近心部分从近心骨段离断。

外科医生将大骨凿从上方插入升支垂直截骨处，同时一个小的矢状劈开分离器插入下颌骨体部下方的颊侧截骨处保证下颌下缘与近心骨段的完整。重要的是，在此过程中下颌骨应一直被隧道式牵引器支撑并使用手指力量保护颞下颌关节。如果劈开处不能自然闭合，需停止并重新界定所有截骨处。

为继续离断下颌骨近、远心骨段，更换为更大的骨凿，用更大的矢状劈开分离器替换小的矢状劈开分离器，旋转式劈开。要始终确保下界是沿着近心骨段劈开的，神经血管束得到保护并保持完整。这一劈开使用10mm宽菲薄但坚固的骨凿，开始沿着垂直截骨处从近中向下至颊侧。

下颌骨矢状向发育过度或下颌骨不对称的发育过度侧、单侧髁突增生时的增生侧、第三磨牙未萌这些情况下，特别是下颌神经管通常与近心骨段相连（图5-49）。当术者发现神经血管束与近心骨段相连时，应停止骨劈开，用钝性剥离器（Howarth剥离器）仔细将其与近心骨段离断。下颌神经管随近心骨段离断时，术者应停止下颌骨劈开，用小骨凿仔细将下颌神经管内侧骨壁与近心骨段离断。然后用一把小型无齿镊小心去除神经血管束周围的骨组织。在做下颌骨劈开时，不要以远心骨段磨牙后区的骨作为支点，尤其是在有第三磨牙阻生未萌的情况下，因为这会导致薄弱的磨牙后区骨折，造成固定困难。

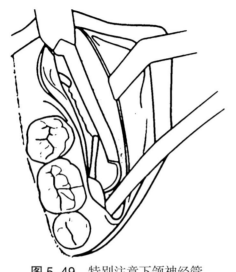

图 5-49　特别注意下颌神经管

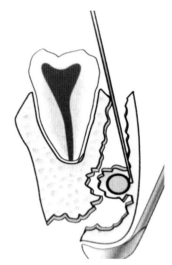

图 5-50　钝性剥离下颌神经管

　　神经血管束与下颌骨近心骨段相连。在继续下颌劈开前，用钝器仔细将神经血管束与骨剥离（图 5-50）。神经血管束可能仍被包裹在下颌神经管的骨性管道中，应利用骨凿小心将神经管的骨壁与近心骨段离断，然后剥离神经血管束。

　　颊侧骨皮质开始与远心骨段分离，下颌下缘仍保持连接，一个小的骨皮质骨折开始向上延伸。此时立即停止劈开，使下颌下缘部分与近心骨段保持连续性。骨折的颊侧骨段仍与近心骨段相连，通过坚强内固定固定。颊侧骨板发生骨折，骨折段与近心骨段完全离断。保持近心骨段下缘的连续性，完成下颌骨劈开。将劈裂分离的骨皮质复位，用拉力螺钉固定骨折段，要确保近心骨段未骨折部分足够的固定力。

　　颊侧骨皮质自下颌下缘分离发生骨折，骨折线向上至下颌切迹。停止劈裂操作，将下颌下缘纳入近心骨段。颊侧骨皮质骨折继续上行，累及喙突。重新界定颊侧截骨区使其包含下颌下缘。使用骨板进行坚强内固定，并通过双皮质螺钉加固骨折的骨皮质。

　　步骤 13. 剥离翼咬肌悬吊韧带　在骨段之间和远心骨段的下边缘处放置一个弯形骨膜分离器，并继续从远心骨段剥离翼咬肌悬吊韧带。这一步要确保近、远心骨段之间没有骨折。神经血管束应全程被保护。翼咬肌悬吊韧带剥离不充分或者近、远心骨段间未完全离断将导致远心骨段再定位困难和髁突定位不准确。

　　下颌小舌及下颌神经管近心部分仍与下颌骨近心骨段相连，这通常发生在水平截骨末端未包含下颌小舌的情况。仔细将包含下牙槽神经血管束的下颌神经管与下颌骨近心骨段小心离断。

任何施加于脆弱的下颌骨磨牙后区的力都可能导致其骨折。下颌骨远心骨段的远中舌侧部分，阻生牙的存在会使这部分骨变得更为脆弱。图示远心骨段该部分的骨折。利用骨板固定骨段，并使用双皮质螺钉加固骨折的舌侧部分（图5-51）。使用弯形骨膜分离器从远心骨段上剥离翼咬肌悬吊韧带，并且确保下后边界劈开完全。翼内肌（前下方）和茎突下颌韧带（后上方）的位置位于下颌角的内侧面。这些附着在近心骨段向前或向后再定位时会产生干扰，可导致近心骨段的旋转。

步骤14.剥离翼内肌和茎突下颌韧带　翼内肌和茎突下颌韧带附着于下颌角的内侧面。从骨面剥离上述组织不完全可能会干扰远心骨段的再定位，并导致近心骨段出现不利的旋转。这可能进一步导致髁突从关节窝移位或者近心骨段向后旋转，从而增加复发的可能性。

步骤15.磨光骨段接触面　使用大梨形橡皮磨头磨光近心骨段的内侧面，以确保骨段间的良好接触，并防止由尖锐骨边缘造成的神经损伤。为避免对下牙槽神经血管束造成潜在损伤，可不对远心骨段侧方的骨质表面进行磨光处理。

步骤16.放置定位钢丝　在远心骨段（内侧骨段）的定位孔中放置0.018英寸的钢丝。当拉紧钢丝时应支撑远心骨段以防止对颞下颌关节的损伤。

步骤17.注意下牙槽神经血管束的位置　在劈开术中经常可见（或离断出）下牙槽神经血管束。外科医生应利用其可视化，在头脑中标记神经血管束的位置，以确保双骨皮质螺钉的安全放置。

步骤18.移动远心骨段　去除在术区冲洗阶段放置的海绵。向前牵拉移动每一侧的远心骨段（图5-52），同时使用示指支撑近心骨段。

步骤19.选择性形态修整和颌间结扎　经模型外科诊断需要选择性牙体形态修整者应在此时进行，可使用金刚砂车针及大量的水雾冷却。然后对好上下牙弓的咬合关系并进行颌间结扎固定。必要时可以使用预制的咬合板。丙烯酸树脂制作的咬合板并非必需，当能够达到稳定的咬合并且没有计划分块手术时，使用丙烯酸树脂咬合板是多余的。牙齿的尖窝交错在没有咬合板时能够被更清楚地观察到。中切牙应首先被固定以建立预期的切牙关系；然后进行后牙的颌间结扎。重要的是使用引导丝放置结扎丝以辅助手术再定位。

确保牙齿处于预期的咬合位置，没有任何的骨干扰或软组织干扰。在这一阶段，干扰

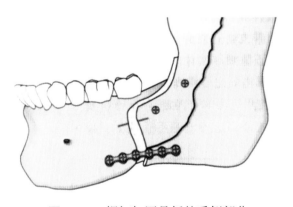

图5-51　螺钉加固骨折的舌侧部分

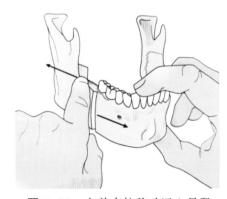

图5-52　向前牵拉移动远心骨段

可能来自：①劈开不完全；②翼咬肌悬吊韧带未被完整剥离；③近、远心骨段间尖锐的骨干扰阻止了骨段间的自由移动。对抗肌肉、骨骼或牙齿的干扰而强行迫使上下颌咬合可导致定位不准确和稳定性差。术前正畸预备不足（正畸托槽松动，K 钩缺乏或过少，K 钩位置不正确）可导致由于颌间结扎固定不足而无法保持咬合关系。在这些情况下应用丙烯酸树脂的手术咬合板是有益的。

步骤 20. 近心骨段去骨　当牙齿被结扎固定于尖窝交错的咬合位置中，近心骨段被轻微推向后，骨重叠（与计划的后退量相一致）将是显而易见的。重叠的骨应该去除，去骨过程中外科医生应注意避免损伤神经血管束或面部动脉。在颊侧截骨处精确衔接并没有优势。相反，如果近心骨段在颊侧截骨区被迫与远心骨段衔接，那么髁突也将被迫过量后移或者偏离关节窝中心，导致髁突下垂。如果骨段在垂直截骨区被迫衔接，其结果也是不稳定的，因为近心骨段同样可能出现向后下方向的旋转。去除的小骨块可在其他位点被用作骨移植物（如在双侧升支矢状劈开截骨术或 Le Fort Ⅰ 型截骨术的骨段间骨缺损处）。

步骤 21. 髁突定位　髁突定位器被放置于颊侧骨皮质的钻孔处，下颌角由口外指压力所支持，髁突应被保持手术前与关节窝的关系。作用于髁突定位器的向后指压力和作用于下颌角处的向上及轻微向前的口外指压力有助于外科医生控制近心骨段。这种控制应结合髁突与关节窝间解剖关系的理解和参考标志的对齐，使外科医生能够获得正确的髁突位置。在这个过程中对近心骨段的施力过大可能使关节盘移位或导致关节积血或积液。髁突定位器被放置于颊侧骨皮质的钻孔处（图 5-53）；髁突被髁突定位器和下颌角处的指压力轻轻向上和向前推入关节窝内（图 5-54）。这时助手可以将定位钢丝扎紧。

近心骨段（髁突）保持术前与关节窝的位置关系是双侧下颌升支矢状劈开术中最具挑战和最重要的环节。许多用于髁突定位的技术和设备已被描述和使用，并取得了不同程度的成功。上述技术在过去 25 年中已应用于超过 2800 例双侧下颌升支矢状劈开术的实践中，并得到了发展。

步骤 22. 扎紧定位钢丝　当助手轻轻扎紧定位钢丝时应保持近心骨段在预期的位置上。小心扎紧定位钢丝并观察骨段，确保钢丝结扎至被动地保持骨段间的位置关系。不要加力迫使骨段相接。定位孔位置不正确可能导致非预期的矢状向力量作用于骨段，进而影响正确的髁突定位。定位钢丝结扎过紧可能引起 非预期的力量作用于髁突并且导致髁突下垂。

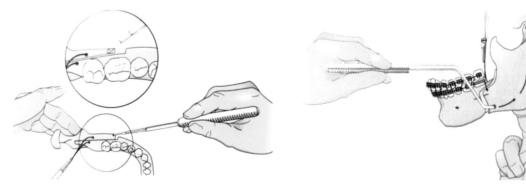

图 5-53　髁突定位器协助髁突定位　　　　图 5-54　注意手法复位髁突

不推荐使用骨夹，因为它有使髁突移位的趋势。

在下颌角切迹后方的下颌骨下缘做口外穿刺切口。外科医生通过这个皮肤切口放置套管针，确保套管针尖端穿透口内骨膜。初始位置应位于骨上方，避免损伤神经血管束或骨段。不正确的皮肤切口可能损伤面神经的下颌缘支，导致下唇的麻痹。

步骤 23. 备孔穿透双侧骨皮质并置入螺钉　双侧骨皮质备孔并放置螺钉时，请记住以下因素。

- ·下牙槽神经血管束的位置。
- ·骨质厚度（可使用深度规）协助估算螺钉长度。
- ·阻生第三磨牙（或拔牙窝）的位置。
- ·第二磨牙远中根。
- ·必须穿通双侧皮质骨。

使用锋利的车针以轻力钻孔应注意，如果备孔过程中车针柄被迫接触到套管针将产生热量，在没有足够水冷却的情况下可能烧伤与套管针接触的皮肤和皮下组织。使三个孔呈三角形分布或沿上边缘形成一条直线。孔的角度略向后以支持髁突的再定位。在阻生齿缺失或部分萌出时，Reyneke 口内套管针可用于引导螺钉的定位。

一旦钻孔后应保持套管针绝对稳定，以避免"失去"孔或其方向。在保持套管针在位的情况下测量孔的深度（随着经验的增长，外科医生可以借此估计螺钉的长度）。螺钉插入套管针并且轻轻拧紧（在这一阶段手动螺丝刀是一个方便的工具）。在拧紧螺钉时观察远心骨段的皮质骨，确保螺钉穿透舌侧骨皮质。如果两个骨段被推开，应去除螺钉然后重新钻一个新孔。螺丝刀应轻轻加力；请记住螺钉为自攻型，只需要轻轻旋转。

第一枚螺钉就位后，在适当的位置置入另外两枚螺钉。确保螺钉不挤压骨段或关闭骨段间间隙，因为这可能导致髁突移位和周围型髁突下垂。

步骤 24. 去除颌间牵引，检查咬合　不应在去除结扎丝后立即检查咬合。在评估最终咬合前，应先打开、关闭下颌骨，轻轻使其向左右移动。然后等待 1min，在颏下用手指的力量轻轻关闭下颌骨并评估咬合。咬合应该和预期的绝对一致。不能接受不正确的咬合；没有比在这个时间点去发现和纠正问题更好的时机了。

步骤 25. 口内及口外缝合　口内使用可吸收缝线，口外使用 5-0 尼龙缝线。口外缝线术后 2d 拆除。

步骤 26. 弹性牵引　每侧均使用 4 盎司、0.25 英寸的橡皮圈辅助进行颌骨的定位。

第五节　颏成形术

为了矫正颏部畸形，可以行单独的颏成形术或联合其他术式（图 5-55AB）。在过去大约 25 年间，用途广泛的下颌骨前下部的截骨术能帮助外科医生在三维方向修改颏部区域。颏部是最引人注目的面部结构之一。因此，外科医生必须兼顾手术技术和美学特性。颏成形术可以增大和缩小颏部，可以左右移动，也可以前后移动，还可以修整外形轮廓，

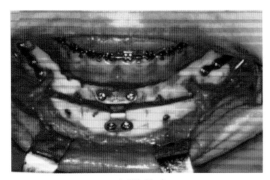

A 颏前徙术

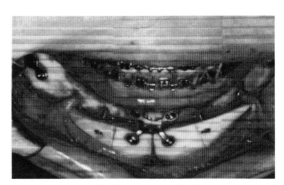

B 颏前徙术 + 缩窄术

图 5-55　颏成形术

总之，颏成形术可单独实施，也可以与其他手术配合，达到良好的手术效果。

步骤 1. 黏膜切口　第一切口范围在一侧下颌尖牙远中的唇侧黏膜切开延伸至对侧尖牙远中。通常会在侧方的黏膜下组织中发现颏神经的分支。在切口上方保证至少 5mm 的非角化黏膜以易于缝合。

步骤 2. 黏膜下切口　第二刀要透过黏膜下组织及骨膜过达骨面，要避免损伤切口旁的颏神经。这一切口与骨面成 45°，使得更多的黏膜下及骨膜位于切口上方，可以使切口更易于缝合（图 5-56）。

步骤 3. 黏骨膜剥离　从中央开始剥离黏骨膜，并向两侧及下方剥离。找到双侧的颏神经。同样，为了方便术后缝合，向上方剥离黏骨膜以减张（图 5-57）。

步骤 4. 建立标志线　使用 701 号车针在下颌骨上标记牙列中线至截骨线。在骨皮质内钻小而浅的孔，注意避开切牙牙根，连接小孔形成一条标志线（图 5-58）。车针向上调整角度，加深下方的孔并扩展穿透骨皮质。这个孔用来在后续程序中放置定位钢丝（图 5-59）。保证此孔在骨皮质较厚区域以确保钢丝不会穿透。为了精确地重新定位颏部，将参考标志放在离中线约 15mm 处来辅助不对称性的重新定位。

步骤 5. 截骨设计　截骨应该在切牙牙根下至少 5mm 及颏孔下方 5mm 处进行。按照面型预测分析的计划来观察并确定截骨的角度。在后文中将讨论使用三皮质骨螺钉及钛板固

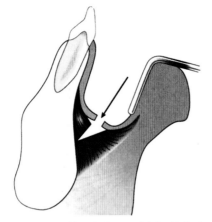

图 5-56　软组织切口要有倾斜角度

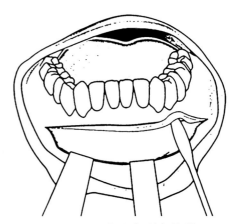

图 5-57　向上方剥离骨膜

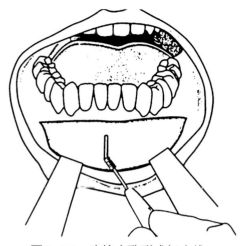

图 5-58 连接小孔形成标志线

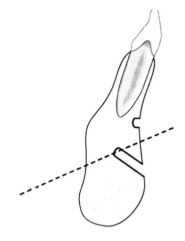

图 5-59 孔用来在后续程序中放置定位钢丝

定来前移颏部的基本技巧。前后向移动、垂直向改变、不对称性矫正及宽度变化的技术将在步骤 16 至步骤 19 进行讨论。大多数颏成形术的目的是改善颏部的前后向位置。值得注意的是，截的角度要考虑周详，因为角度的不同将导致颏部垂直高度的变化，并伴随明显的美学改变。截骨的角度确定着骨段滑动的平面（图 5-60）。截骨角度的倾斜度受到美学要求、切牙及尖牙牙根以及颏孔位置等的影响。应注意颏神经穿出颏孔的走向是在颏孔的前下方约 5mm 处。

步骤 6. 颏部截骨术 使用往复锯在中央向两侧开始截骨术，确保双侧骨皮质都被切开。如果下界的骨皮质未切透将造成骨段下缘出现骨折并导致颏部重新定位不够精确。

步骤 7. 颏部的移动 完成截骨后，需要移动颏部骨段。然而，有时可能需要将骨凿放置在截骨线上轻微敲击并转动来完成移动。需要额外的力量来移动颏部提示截骨没能完整地穿透双侧骨皮质或下颌骨下缘，这将会造成下颌下缘未可预见的骨折。当颏成形术与双侧下颌骨矢状劈开术联合施行时，颏成形术应该在双侧下颌升支矢状劈开术之后进行。在这个阶段，下颌骨的位置依然被颌间结扎固定保持着。此时进行颏成形术便于外科医生评估美学效果，如果需要，还可以少量移动颏部来提高外观。保持牙齿处于正确咬合位时施行颏成形术的优点包括支持下颌骨及减少刚刚放置的固定钛钉的受力，避免对下颌骨施加过人的力量，否则可能会有正畸托槽脱落。

步骤 8. 放置定位钢丝 将直径 0.018 英寸的钢丝穿入已截骨段上标记时所钻的孔中，并使用钢丝结扎固定。此钢丝将有助于颏部的移动及精确重定位。

步骤 9. 最终移动颏部骨段 在舌侧骨皮质后放置 Howarth 挺，通过牵拉软组织即舌骨上肌和骨膜将颏部前移（图 5-61）。骨段充分的动度可减轻颏部重新定位的难度并提高其精确度。

步骤 10. 精修截骨 检查截骨段后部有无尖锐或不规则边缘，使用大球钻去除干扰（图 5-62）。边缘整平失败会降低颏部重新定位的精确度。干扰区通常位于移动骨段的舌侧后方及软组织；去除这些锐利边缘时应该注意保护的结构有舌下腺腺体、面动脉、颏神经和颏舌骨肌。

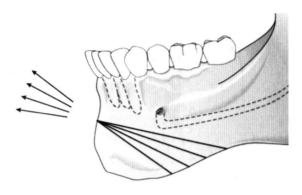

图 5-60　截骨角度确定着骨段滑动的平面

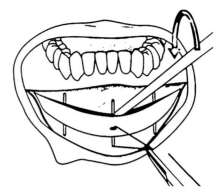

图 5-61　牵拉移动颏部向前

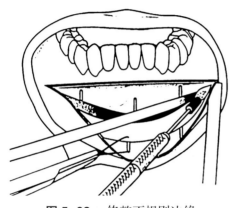

图 5-62　修整不规则边缘

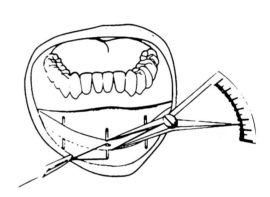

图 5-63　精确地重新定位颏部

　　步骤 11. 颏部重新定位　使用定位钢丝和手指的力量按照治疗方案精确地重新定位颏部（图 5-63）。尽管正颌外科手术的金规则是"永远不要在手术台上改变你的治疗计划"，但颏成形术可能是一个例外。为了获得更佳的美学效果，外科医生在手术中可以利用临床判断能力来轻微调整颏部的重新定位。

　　步骤 12. 为三皮质骨螺钉固位备埋头孔　准备好三皮质骨螺钉，在截骨段位于标记中线两侧的 8mm 颏侧骨皮质上分别钻两个埋头孔。埋头孔的位置应距离骨段上边缘至少5mm 以容纳螺钉的头部（图 5-64）。

　　步骤 13. 放置三皮质骨螺钉　钻孔，在助手使用定位钢丝和手指力量将颏部固位在计划的位置时放置骨螺钉。在钻孔时使用套管针来保护软组织，同时也指导以合适的角度穿透所有的三层骨皮质（图 5-65）。要保证螺钉足够长来穿过三层骨皮质（图 5-66）。

　　步骤 14. 骨螺钉固定方法之外的方法——钛板固定　使用预成的颏部固定钛板，X 形或 H 形骨钛板，或截骨线两端各有两个固位螺钉的两根直钛板。定位钢丝和手指压力来帮助稳固颏部骨段位于其计划位置（图 5-67），弯制钛板以与骨面精确贴合。置入螺钉时避免切牙牙根的损伤，建议在中线两边进行固定。

　　步骤 15. 颏部前后向减小　口外手指用力来定位颏部，使用卡尺来定位核查骨段的位置，使用预成颏部钛板或将钛板弯曲至合适的形态以适应骨表面。使用一个预成颏部钛板X 形或 H 形钛板，或两个直线钛板。当颏部后退时，舌侧后缘区在下颌骨下缘处通常会出

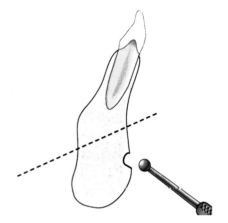

图 5-64　确定埋头孔的位置

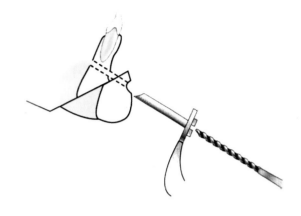

图 5-65　穿透所有的三层骨皮质

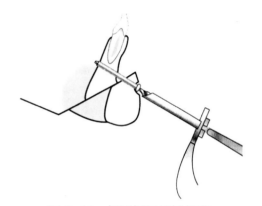

图 5-66　保证螺钉足够长度

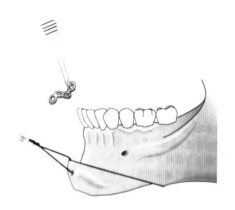

图 5-67　微型钢板固定前移的颏部

现明显的台阶。这一台阶可能会使患者感到明显不适。为了修整这一区域，截骨段被拉向下前，然后将舌侧后区的台阶修整。进行这一步操作时要保护好软组织。后退颏部会导致颏唇沟变浅（图 5-68）。将颏部上方的前部边缘修整尖锐可以抵消这一部分改变，从而提高颏唇沟的深度及颏部的形态。

　　步骤 16. 颏部的垂直向提升　使用 701 裂钻磨出参考孔，记录颏部的垂直向高度。为了保证颏部的对称性，参考标志应该设置在中线上，或者在中线侧方约 15mm 处，记录标志孔之间的距离。当助手使用定位钢丝和工具楔入骨段间来保持骨段间需要留出的空间时，放置钛板。应该在截骨线上方及下方至少各放置两枚螺钉，使用 H 形或 X 形钛板或是两块直线钛板来固定骨段并维持垂直向高度。推荐在骨段间隙放置移植骨材料，但是不要用力将材料推入缺损区以避免引起颏部骨段的移位。

　　步骤 17. 颏部高度的减少　磨出参考孔记录颏部的垂直高度。为了保证颏部的对称性，参考标志应该设置在中线和两侧约 15mm 处并记录标志之间的距离。在足够低的位置行第一次截骨术以方便在此位置上方行第二次截骨（图 5-69）。完成位置较低的截骨，移动颏部。标记要去除骨的量，并完成上方的截骨。被截骨的形态将影响颏顶点最终的前后向位置。具体而言，如果截骨时前方更宽，那么最终颏部会向前旋转。反之如果后方更宽会使得颏

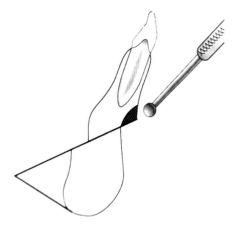

图 5-68　后退颏部会导致颏唇沟变浅

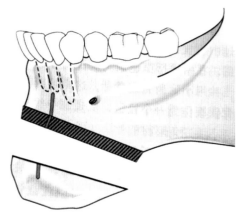

图 5-69　去除部分骨组织缩小颏部

部向后旋转。尽可能保留多的颏部软组织附着来保证复位骨的良好血液供应及减小坏死区域。这也将创造更好的美学预期结果。

步骤 18. 颏部不对称的矫正　根据颏部的尺寸制备参考孔。需要向侧面移动颏部时，牙列的中线是标记在截骨线的上方而颏部的中线标记在下方（图 5-70）。当矫正不对称同时需要垂直向改变时，应在中线两旁分别标记并记录左右两侧的垂直向高度。颏部表面的大斜面（例如单侧髁突肥大或发育不良的病例）需要采用螺旋截骨术。第一步在上方行平行于咬合平面或是瞳孔间平面的截骨。第二步是行平行于颏部下缘的截骨（图 5-71）。将小三角形骨段旋转 180° 的同时保留其肌肉附着（图 5-72）。将下方的骨段坚固内固定。经拼对骨块偏斜得到纠正（图 5-73）。

步骤 19. 颏部宽度的改变

（1）增宽或缩窄颏部后段。

在颏部被游离前，将一块四孔直钛板水平向跨过中线放置在颏部唇侧骨皮质表面。要增宽颏部，在中线行穿透颊侧及舌侧骨皮质的截骨术，并用小骨凿完成截骨。这样颏部就

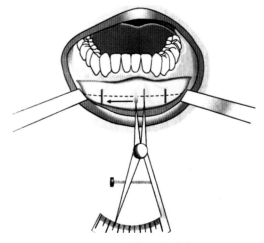

图 5-70　颏部的中线标记

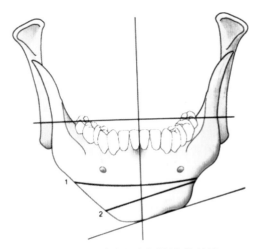

图 5-71　颏不对称设计截骨线

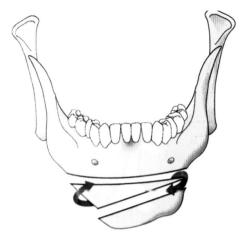

图 5-72 中间骨块调整方向

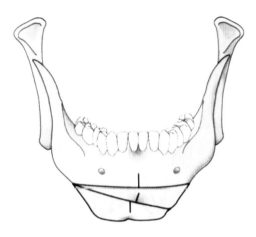

图 5-73 经拼对骨块偏斜得到纠正

可以使用骨钛板作为一个铰链，从颏部中线的后方插入一小块三角形移植骨块。要缩窄颏部，在颏部的舌侧行三角形中线截骨术，也同样是使用骨钛板作为铰链。

当颏部形态达到要求后，可以在截骨线中线的两侧放置附加的固定装置。

（2）缩窄或增宽颏部前段。

为了增宽颏部达到预期的宽度值，可以使用中线截骨术，向侧方移动颏部前部的骨段来增加前部宽度。然后使用钛板将移植骨块固定在两侧骨段之间，最后再将两侧骨段固定于下颌骨。颏前部缩窄时，从前部骨段上截除预计时的骨块。为了简化从颏部中央去除截骨，在游离骨段前先完成截骨术（图 5-74ABCD）。

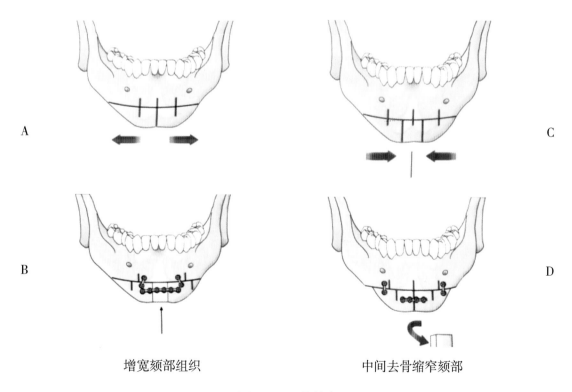

A

B

增宽颏部组织

C

D

中间去骨缩窄颏部

图 5-74 截骨术

步骤 20. 黏膜下组织缝合　先行间断的中线缝合来重新建立软组织中线。然后采用 3-0 缝线连续缝合肌肉及骨膜。精确复位颏肌是维持软组织轮廓的最重要的一步。

步骤 21. 黏膜缝合　使用中线专用的 4-0 缝线来保持唇对称性。然后连续缝合封闭剩余黏膜。

步骤 22. 加压包扎　使用压力绷带给颏部施加垂直和水平向的压力。保留压力绷带 3d 以防止术后血肿和肿胀的形成。

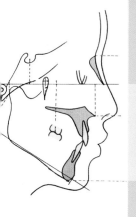

第六章
协助正颌外科手术的正畸治疗

正畸正颌联合治疗牙颌面畸形的全过程主要包括 3 个阶段：术前正畸治疗、外科实施手术和术后正畸治疗。正颌外科手术由口腔颌面外科医生具体施行，第一和第三阶段的工作主要由口腔正畸科医生完成。因此，现代正颌外科离不开口腔正畸的密切配合和通力合作。需要强调的是，正畸矫正是辅助性的，是为了更好地实施手术，使手术效果更佳。

第一节 术前正畸治疗

术前正畸治疗主要内容包括排齐牙列、去除牙代偿、整平𬌗曲线、协调上下牙弓形态及去除𬌗干扰等。

一、去除前牙后牙的牙代偿

骨性牙颌面畸形患者在生长发育过程中，由于受到牙周和牙弓内外肌肉的作用以及为了获得咬合接触关系，牙齿会发生代偿性倾斜或伸长。如骨性Ⅱ类错𬌗上颌前突伴下颌后缩者，多有上前牙舌向倾斜，下前牙唇向倾斜。骨性Ⅲ类错𬌗上颌后缩伴下颌前突者，常表现为上前牙唇向倾斜，下前牙过度舌向倾斜。术前正畸治疗必须去除牙齿代偿性倾斜，恢复牙–骨正常的位置关系，把牙齿排列在基骨弓上，以免倾斜的牙齿限制手术中颌骨的移动。在骨性Ⅲ类错𬌗中，后牙通常发生代偿性倾斜，一般表现为上颌后牙颊侧倾斜及下颌后牙舌侧倾斜，去代偿也应将这些牙齿扶正和直立（图 6-1）。骨性反𬌗上颌前牙唇

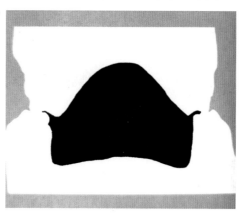

图 6-1 反𬌗患者上颌后牙颊倾，下颌后牙舌倾

97

侧倾斜，反覆盖也比较小，不利手术骨块的移动，这时往往需要拔除上颌第一前磨牙，在强支抗的协助下，不仅可以直立上前牙，还可以加大反覆盖，有利手术骨块大幅度移动，使治疗效果更好（图6-2ABCD）。

另外，骨性Ⅱ类患者的下前牙会出现明显的唇倾，前牙的覆盖也比较小，在这种情况下，常常拔除2个下颌第一前磨牙，这样做不仅可以直立下切牙，还可以通过内收下前牙，加大前牙的覆盖关系，有利于手术前徙下颌，使疗效更佳（图6-3ABCD）。

正颌外科术前正畸的牙移动方向与单纯正畸治疗有所不同。对常规的正畸治疗的安氏Ⅱ类错𬌗患者，常常需要内收上前牙、唇向移动下前牙以便建立正常的覆𬌗覆盖关系。而对于正畸正颌联合治疗的安氏Ⅱ类骨性错𬌗患者，术前正畸治疗时常常唇向移动上前牙，舌向移动下前牙，使前牙覆盖增大，为手术前徙下颌骨提供足够的空间。对安氏Ⅲ类骨性错𬌗患者，常规正畸是唇展上前牙，内收下前牙，使上下前牙建立大体正常的覆𬌗覆盖关系。对手术而言则相反，术前正畸时常需要舌向移动上前牙，唇向移动下前牙，使前牙反覆盖增大。去除牙代偿的目的是将牙齿恢复到上下颌骨各自正确的位置上，从而保证在手术时能顺利移动颌骨至预期位置，重建牙颌面的正常关系。术前正畸治疗常常使错𬌗畸形比治疗前显得愈加严重，这种情况应在治疗前向患者说明。

骨性开𬌗患者，常有前牙的代偿性伸长，术前正畸应根据咬合曲线关系压低前牙，去除前牙代偿性伸长。但对安氏Ⅰ类错𬌗，如上颌前突，可通过手术上移上颌骨前部牙槽骨段来矫正垂直向失调，因而术前可不必通过正畸手段整平牙列压低前牙，只需排齐上下颌牙列即可达到手术的条件。

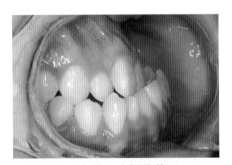

A 术前口内侧位像

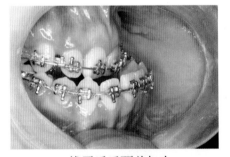

B 拔牙后反覆盖加大

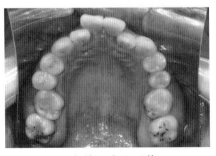

C 术前口内𬌗面像

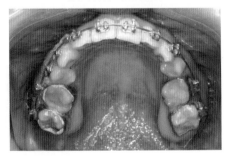

D 拔牙后上前牙直立

图6-2　拔除上颌第一前磨牙，内收前牙，加大反覆盖，有益于手术疗效

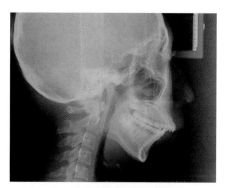
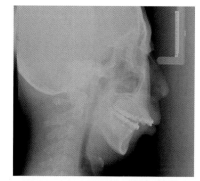

A 拔牙前头颅侧位像 | B 拔牙后头颅侧位像，面型更加难看

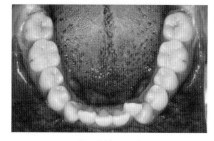
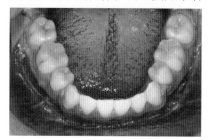

C 拔牙前下牙列 | D 拔牙后下牙列

图 6-3 拔除下颌第一前磨牙，直立下前牙，可以加大覆盖，有利实施手术

二、解除拥挤，排齐牙列

排齐牙列指将错位牙排入牙弓中，建立正常的牙弓弧度。排齐牙列是任何正畸治疗的最根本目的，也是矫治过程的初级阶段。牙齿错位常常妨碍术中颌骨的移动，对实施分段骨移动颌骨的患者，术中无法行牙列骨段切开或行骨切开术时损伤牙根，术后也难以建立稳定的咬合关系。因此，排齐牙列是术前正畸治疗的一个重要内容（图 6-4ABC）。

在术前正畸治疗中牙列间隙的开拓主要用于排齐牙列，矫治牙列拥挤，去除牙代偿以及为牙-骨段的移动提供必需空间。拔牙减数是拓展牙列间隙的一种手段，正颌外科术前正畸治疗拔牙原则和牙位的选择与采用单纯的正畸手段矫治骨性错𬌗畸形有所不同，应该根据牙列拥挤程度、畸形类型和手术方案而定。对Ⅱ类错𬌗伴下颌后缩的患者，如果采用掩饰性正畸矫治，一般拔除上颌第一前磨牙以便内收上前牙，避免拔下颌牙齿。同样的Ⅱ类骨性错𬌗患者，如果决定进行正畸正颌联合治疗，采用前徙下颌骨的方法矫正畸形，常

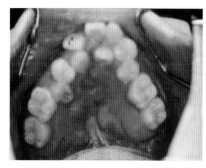
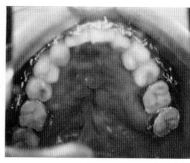
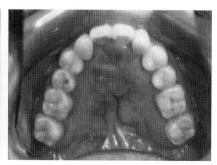

A 术前 | B 矫治中 | C 牙列已排齐

图 6-4 排齐上下牙列，解除拥挤

常是拔除下颌第一前磨牙，以便整平下颌牙弓和去除下前牙的代偿性唇向倾斜，建立牙 - 骨正常的关系。此类患者上前牙相对上颌骨的位置多是正常的，因此应避免拔除上颌第一前磨牙，否则易造成上前牙过度内收，妨碍手术中下颌骨向前移动。对轻度骨性Ⅲ类错𬌗患者，如果采用单纯正畸手段矫治，常常拔除下颌第一前磨牙和上颌第二前磨牙，以利于增加牙代偿改正前牙反𬌗及调整磨牙关系。对畸形严重需做正颌外科手术的Ⅲ类错𬌗患者，多选择拔除上颌第一前磨牙，同时还要打种植钉防止后牙前移，以利于去除上前牙代偿及排齐牙列，增大前牙反覆盖为后退下颌骨或前徙上颌骨提供空间。如果下牙弓排齐牙列需要间隙，则多考虑拔除下颌第二前磨牙而非第一前磨牙，以避免下切牙过度内收影响手术中颌骨的移动和准确就位。

磨牙关系正常的上颌前突患者，常需要采用上颌前部的根尖上骨切开术后退前牙槽骨段，一般拔除双侧上颌第一前磨牙为后退前部牙骨块提供间隙。对这类畸形，术前正畸治疗时可暂不拔除减数牙，而留到术中拔除（图 6-5ABCD）。此类患者矫治 3~6 个月即可实施手术。

另外，错位牙、畸形牙，严重牙周病和残根冠也是术前正畸治疗应优先考虑拔除的对象。阻生第三磨牙常在术前正畸治疗开始前拔除，阻生牙不仅影响正畸牙的移动，而且可能对施行某些类型的正颌外科手术造成妨碍。一般要求手术前 3 个月拔除（图 6-6AB）。

三、匹配上下颌牙弓宽度

骨性错𬌗患者常存在上下牙弓形态和大小的问题，术前正畸治疗必须要保证术后建立咬合时上下颌牙弓宽度协调，避免咬合干扰影响术中骨段的移动和术后稳定。单纯下颌发

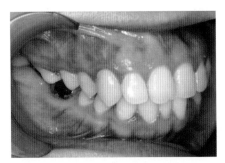
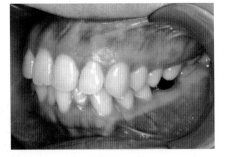

A 手术病例治疗前牙列　　　　　　B 另外一侧

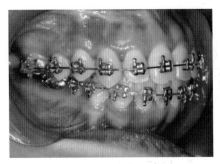
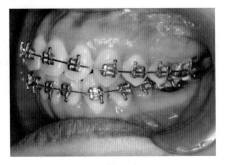

C 保留第一前磨牙在手术中拔除　　　　D 另外一侧

图 6-5 双突的患者双侧第一前磨牙暂不拔除留置手术中实施

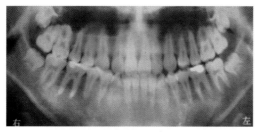
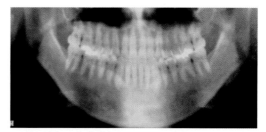

A 智齿拔除前　　　　　　　　　　　　　　　　B 智齿拔除后

图 6-6　上下颌阻生的第三磨牙应在手术前 3 个月拔除

育过度所致的骨性Ⅲ类错𬌗，当后退下颌后，上颌前部牙弓（尖牙间宽度）常显得过窄而后部牙弓有时显得过宽，这时需要在术前唇颊向拓展上颌尖牙间距离，并竖直上颌后牙，协调上颌后份牙弓宽度。而上颌发育不足或同时合并下颌发育过度的骨性Ⅲ类错𬌗患者，经常表现为上颌牙弓狭窄，有时也有患者表现为下牙弓宽度过大，这时需要扩大上颌牙弓，有时也应针对性缩窄下牙弓宽度使手术前徙上颌骨和（或）后退下颌骨后，上下颌牙弓宽度协调。骨性Ⅱ类错𬌗患者的下牙弓处于上牙弓的后方，当前徙下颌建立磨牙Ⅰ类关系时，可能出现后牙区反𬌗。故在手术前应常规性适度扩大上颌牙弓，使手术后上下颌牙弓形态及大小相协调。在术前正畸治疗过程中，应随时分析研究咬合模型，了解手术后上下牙弓宽度是否协调。上下牙弓宽度不调主要表现为后牙反𬌗或锁𬌗。对于反𬌗患者，正畸治疗前应鉴别是骨性反𬌗，还是牙性反𬌗（图 6-7AB）。骨性后牙反𬌗患者，下颌后牙常有代偿性舌向倾斜，而上颌后牙则代偿性颊向倾斜。术前正畸治疗时应去除后牙的这种代偿性倾斜，使之直立于基骨弓上，上颌牙弓缩窄可以采用快速扩大的方法进行矫治（图 6-8ABCD 至图 6-10）。先通过行类似 Le Fort Ⅰ型手术的颊侧骨或骨皮质切开，然后用扩弓器扩上颌牙弓。必要时将腭中缝也切开，运用牵张成骨的原理将上颌以每天 0.5~1.0mm 的速度扩宽，使上下颌牙弓宽度协调。采用牵张成骨的方法扩大上颌牙弓，效果更加稳定。临床经验提示，在术前正畸过程中，扩弓患者每 3~4 个月取模，检查牙弓宽度，在模型上模拟手术方式来显示牙弓是否宽度协调。下颌骨的扩弓是有限的，这是由于后方受到髁突与关节窝的限制，前方受到周围软组织的影响。同时还可以通过颌间牵引和上下颌牙齿的交互牵引，使牙弓宽度更协调，咬合关系更佳（图 6-11，图 6-12）

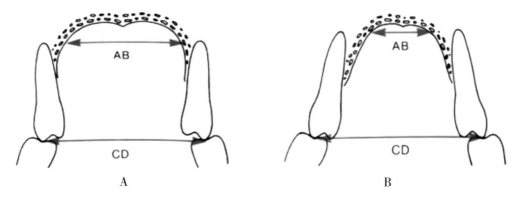

A　　　　　　　　　　　　　　　　B

图 6-7　区分后牙牙性反𬌗或骨性反𬌗

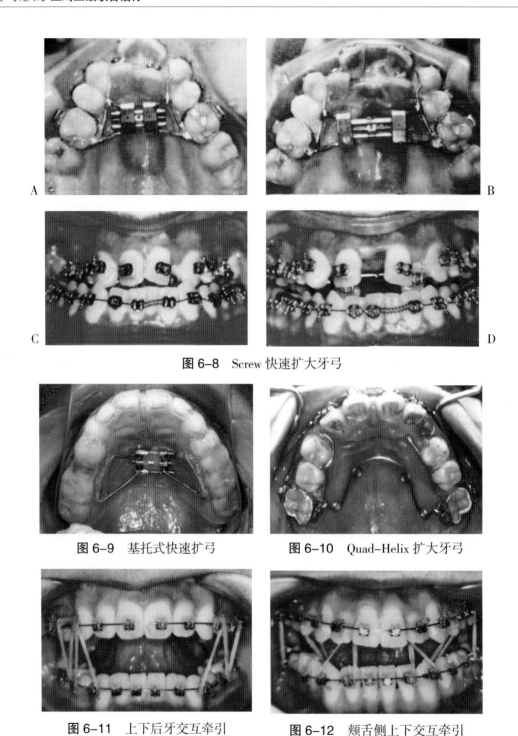

图 6-8 Screw 快速扩大牙弓

图 6-9 基托式快速扩弓　　　　图 6-10 Quad-Helix 扩大牙弓

图 6-11 上下后牙交互牵引　　　　图 6-12 颊舌侧上下交互牵引

四、整平殆曲线

整平殆曲线是应用各种矫治方法，改善牙弓上异常殆曲线，使牙弓纵殆曲线恢复正常，为顺利进行颌骨的重新移动定位和咬合关系的改善创造条件。整平殆曲线主要是改变牙齿的垂直向位置关系。异常的殆曲线会妨碍正常覆殆覆盖关系的建立，形成咬合干扰，妨碍手术中颌骨的移动和咬合关系的建立。

1. 伸长后牙整平殆曲线

对短面综合征或骨性深覆殆、下颌骨发育不足的患者，应通过伸长后牙的方法整平殆

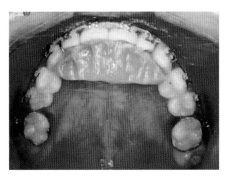

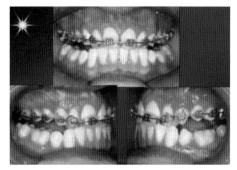

A 𬌗面观　　　　　　　　　　B 戴入口内情况

图 6-13　前牙导板伸长后牙

曲线。有学者主张术前只调整下切牙的前后位置而保持其垂直位置及𬌗曲线不变，通过手术使下切牙随着下颌骨向下向前移动并与上切牙建立正常的覆𬌗覆盖关系，颏部也随之向前向下移位，面高不足的问题也得以解决。术后再通过伸长后牙的方法整平𬌗曲线，由于前磨牙区术后常无咬合接触，很容易通过弓丝及局部垂直牵引，整平𬌗曲线并建立正常的𬌗关系（图 6-13AB）。也有学者主张在手术前就整平𬌗曲线，然后通过手术恢复面部高度。

2. 压低前牙整平𬌗曲线

垂直生长型的深覆𬌗患者应尽可能压低前牙整平𬌗曲线，避免升高后牙，加重畸形。在术前正畸过程中，可用口外弓、腭杆、舌弓等增加磨牙支抗，控制磨牙的伸长、远中倾斜及腭向倾斜，同时使用轻力压低前牙。

3. 唇倾前牙改善𬌗曲线

对伴有代偿性舌向倾斜的牙颌面畸形患者，在去代偿治疗唇向移动前牙时，可在一定程度上降低 Spee 曲线曲度，从而整平牙列。

五、消除咬合干扰

因颌骨手术后，上下颌牙齿𬌗面接触区域和磨耗情况与手术前是完全不同的，这样常常导致术后咬合存在早接触，妨碍手术中颌骨的移动、就位和术后颌骨的稳定性。因此在术前正畸过程中应随时进行调𬌗，尤其是术前正畸治疗接近结束时，应定期取研究模型进行拼对，检查和分析，了解上下颌牙齿在新的颌骨位置时，咬合早接触的情况，并进行适当调磨。

在术前正畸治疗过程中，应多次取石膏研究模型，并将模型置于术后颌骨预期位置上观察上下颌牙弓长宽高关系是否协调，牙齿位置与接触关系，覆𬌗覆盖情况以及有无𬌗干扰等，以便指导和提示下一步的术前正畸矫治工作。

第二节　正畸专用托槽、特殊弓丝与定位𬌗板

一、正颌手术专用正畸托槽

有些齿科材料公司生产两类托槽，一类是方丝弓系列手术专用正畸托槽，另一类是直丝弓系列手术专用正畸托槽。两者有一共同点就是每个托槽在龈端远中翼上附有拉钩。这

样便于术中，术后颌内和颌间的牵引，也为后期咬合调整带来便利条件（图6-14AB）。

上、下颌前部骨切开术及Le Fort I型分段骨切开术，要求在术中重新拼对各骨段才能取得良好的矫治效果。对这类患者应制作术前固定弓丝和术后固定弓丝。术前固定弓丝用于保持术前正畸治疗后的牙位和𬌗位。在模型上行模拟外科，分段切开拼对后，再在拼对好的模型上制作术后固定唇弓。外科医生行分段骨切开术及牙－骨段拼对后，将术后固定弓丝放入托槽及带环中，仔细调整后结扎固定唇弓，才能起到固定牙－骨段和颌间固定的作用。

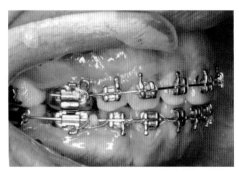

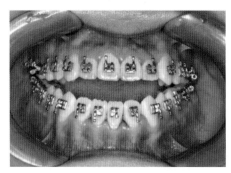

A 侧方观　　　　　　　　　　　　　　B 前方观

图6-14　手术专用托槽

二、特殊弓丝

当术前正畸治疗接近完成时，应仔细研究模型，观察上下牙弓的形态、牙弓大小是否匹配，咬合是否稳定、有无𬌗干扰。收齐包括全颌曲面体层片、头侧位X线片、关节CT骨切开区的牙片及模型等资料，并与正颌外科医生一起进行术前预测及模型外科分析，确定最后的手术方案。

正颌外科手术移动牙－骨段至新的位置后的固定分为骨内和骨外两种方法。前者是通过钛夹板、螺钉进行骨段之间的固位，由外科医生在术中完成；而外固定装置则是通过弓丝及定位𬌗板进行单颌或颌间结扎固定，需要正畸医生在手术前做好，正颌外科医生临床应用。对于许多外地患者，口腔已装配固定矫治器，我们面临的挑战是如何利用原术前正畸治疗中的托槽带环以及弓丝等装置来完成后期的手术。

所谓特殊弓丝是在术前正畸治疗结束后牙齿不再移动的情况下制作的便于开展正颌手术的弓丝。在两牙之间通过弓丝上的附着拉钩进行颌间橡皮圈牵引或钢丝结扎固定，以维持上下牙齿的咬合，同时保持骨块在正确的咬合位进行愈合。特殊弓丝的主要作用是稳定术前正畸治疗后的牙齿位置，便于术中和术后颌间结扎固定（图6-15）。

另外一种方法是固定唇弓应顺着模型外科拼对后的牙弓形状弯制成弧形。成形后的固定弓丝应该是被动地放入槽沟内，不再对牙列产生作用力。为了方便上下颌间结扎和牵引，应在唇弓上相当于各槽之间中央处，弯制形成长度为4~5mm、钩端向龈方的牵引钩。也可在弓丝上焊接牵引钩（图6-16），或夹入成品牵引钩，每个牙齿之间均要有一个牵引钩。牵引钩末端应光滑圆钝，以免刺激口腔黏膜，造成创伤性溃疡，也可以用方丝弯出多个朝上的曲，此也可以作为拉钩使用（图6-17）。

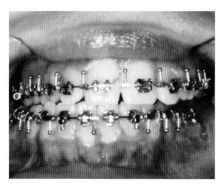

图 6-15　原弓丝上放置滑动拉钩

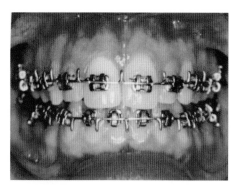

图 6-16　在原弓丝上焊拉钩

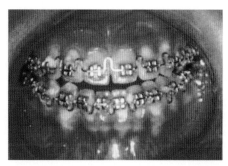

图 6-17　在方形弓丝弯成多个曲作为牵引拉钩

三、定位𬌗板

正颌外科手术前需要制作定位𬌗板，供外科医生手术时使用。𬌗板可以引导移动后的整体或分段骨块精确地定位于术前设计的咬合位置，最终决定手术后上下颌骨的位置及咬合关系。定位𬌗板的作用一方面是为了引导"定位"颌骨于新的位置，另一方面是稳定术后咬合关系。因此，在术前准确制作定位𬌗板对保证手术成功十分重要。定位𬌗板分为中间𬌗板和终末𬌗板，单颌手术仅用一个定位𬌗板（终末𬌗板）；双颌手术则需要制作中间𬌗板和终末𬌗板。

将模型外科后的上下颌模型按矫治后的咬合关系对在一起，然后在上下颌牙列模型上涂分离剂，用自凝塑料制作终末𬌗板（图 6-18）。𬌗板的咬合印迹应清楚，其咬合面应包裹牙冠深度约 1~2mm，唇颊侧宽约 2~3mm，便于钻孔。在不影响𬌗关系及𬌗板强度的前提下，𬌗板应尽可能薄，一般小于 2mm。𬌗板边缘应打磨光滑，减少对口腔黏膜的刺激，并有利于口腔卫生的保持（图 6-19），3D 打印的定位𬌗板更加精确（图 6-20）。

双颌手术患者在做模型外科手术时，根据手术预测，决定上颌骨移动的位置，完成上颌模型的切割、移动和拼对，此时根据上下颌牙齿的咬合关系制作咬合板，即中间𬌗板，它决定将来手术时上颌骨的移动位置。然后根据上颌骨拼对后的模型完成下颌模型的切割、移动和拼对，从而建立上下颌骨正常关系，此时再作另一个咬合导板即终末𬌗板。终末𬌗板用于精确调整下颌骨的位置及固定手术后上下颌牙齿的咬合关系。中间𬌗板与终末𬌗板制作完成后，应做标记以便于术中区分。外科医生在做手术时先将中间𬌗板固定于下牙弓，行上颌骨的手术，固定上颌骨块。然后去除中间𬌗板，以终末𬌗板为标准行下颌骨手术，并将终末𬌗板与上下颌固定弓丝用橡皮圈结扎在一起，稳定上下颌的咬合关系。

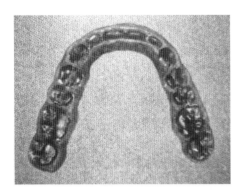

图 6-18　用自凝塑料制作的定位殆板

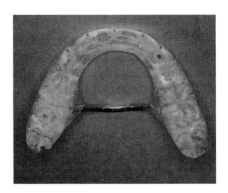

图 6-19　定位殆板戴入口内

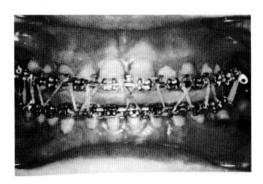

图 6-20　经 3D 打印的定位殆板

第三节　术后正畸治疗

术后正畸治疗的目的是进一步排齐牙列和整平牙弓，关闭牙列间隙；并进行牙位及殆位的精细调整，最终建立起稳定良好的咬合关系，避免术后复发。术后正畸治疗时间从骨组织基本愈合、颌骨关系处于相对稳定的时期开始。目前，正颌外科手术多采用坚固内固定技术，术后约 4~5 周即可开始正畸治疗。有些病例如双颌前突实施前颌截骨后退，这类患者应在术后 1 周，出院后就开始正畸的咬合管理。但如果采用钢丝或颌间固定，则应在术后第 6~8 周解除颌间固定后再行术后正畸治疗。按照目前手术优先的理论，术后正畸宜早期进行，这样可缩短疗程，加快牙齿移动。上颌前颌切除第一前磨牙牙骨块引起牙弓变化（图 6-21AB）。

术后正畸治疗时先拆除定位殆板和特殊弓丝，检查上下颌牙接触以及覆盖覆殆关系，并仔细观察有无剩余牙列间隙，有无殆曲线异常与殆干扰等。如有殆干扰，应立即进行调磨，尽可能快地达到咬合平衡，否则很容易引导下颌骨的偏斜移位，导致复发。去除殆板后，要用较细的弓丝替代粗的固定弓丝，弓丝的类型根据牙移动量决定。下颌弓丝可选用细的圆丝，上颌弓丝多选用富有弹性的方丝，以保持前牙的转矩，同时应用轻的后牙区的垂直牵引或 Ⅱ、Ⅲ 类颌间牵引，以调整上下牙列的咬合，使上下颌牙齿建立最大的尖窝交错接触关系（图 6-22 至图 6-25）。一般而言，开始 4 周患者需要 24h 戴橡皮圈牵引，以后的 4 周仅夜间戴橡皮圈，当咬合稳定后便可终止牵引。对于通过手术扩大上颌牙弓的患者，应注意维持牙弓宽度，必要时用辅弓装置维持。术后正畸治疗一般在 6 个月内完成，采用手术优先的患者，术后矫治的时间会适当延长。正畸治疗完成后还应仔细观察 4~6 周，若无复发倾向，再拆除固定矫正器，并制作保持器佩戴 1 年左右稳定治疗效果。

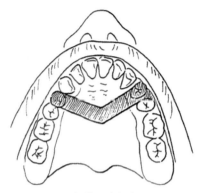 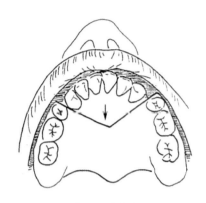

A 术前上颌牙弓　　　　　　　　　　B 术后上颌牙弓

图 6-21　上颌前颌截骨切除第一前磨牙牙骨块引起牙弓变化

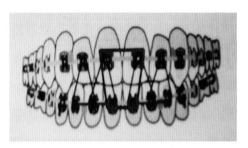 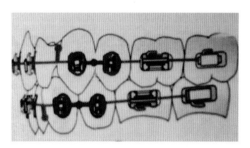

图 6-22　前牙垂直牵引　　　　　　　图 6-23　前颌截骨后退咬合调整

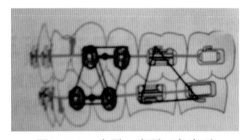 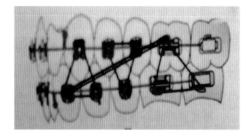

图 6-24　尖牙、磨牙三角牵引　　　　图 6-25　骨性反𬌗加Ⅲ类牵引

第四节　正颌外科正畸治疗的重要性

正颌外科不仅要求恢复颌骨正常位置和显著改善面形侧貌，而且需要重建患者的咬合关系及口颌系统功能。牙颌面畸形患者除有颌骨大小位置的异常外，还常常伴有牙齿排列错乱和咬合关系异常，如牙列拥挤、牙代偿性唇舌向倾斜、𬌗曲线异常以及上下牙弓宽度不匹配等。成人严重骨性错𬌗畸形，因其生长发育已基本停止，不能通过矫形治疗的方法引导颌骨的生长，恢复牙颌面的形态和功能。单纯采用正畸治疗难以获得满意的矫治效果，尤其是不能有效地改善面形。然而，单纯外科手术只能改变颌骨或局部牙槽骨段的位置，

难以建立起良好的牙尖交错关系。事实上，对于绝大多数骨性牙颌面畸形的成人患者，单纯的外科手术或单纯的正畸治疗均不能很好地解决功能和形态两方面的问题。往往需要采用外科 – 正畸联合治疗，应用现代正畸技术恢复牙 – 基骨正常关系，通过外科手术改变颌骨位置，再运用正畸手段建立协调、稳定的咬合关系，最终获取形态和功能俱佳的治疗效果。

手术前进行正畸治疗的重要性如下。

（1）排齐牙列，解决牙列拥挤或牙间隙的问题。

（2）去除牙代偿性倾斜与咬合干扰，消除限制颌骨移动的各种因素。

（3）拓展牙间间隙，分开牙根，便于外科医生骨切开术顺利进行。

（4）矫正异常咬合曲线，便于骨块顺利移位和上下牙齿建立咬合关系。

（5）协调上下牙弓宽度，为建立术后良好的尖窝交错关系打下基础。

（6）正常咬合关系的建立对维持牙骨块的稳定、防止术后畸形复发有着非常重要的作用。

如不进行术前正畸治疗，应选择好适应证。否则术中颌骨的移动阻力较大，移动空间受到限制，最重要的是术后遗留的牙𬌗畸形仍不美观，即使术后再行补救性正畸治疗，其治疗难度和时间相应增加，而且治疗效果常不满意。因此，对颌骨发育异常导致的牙颌面畸形，采用单纯的外科手术不可能获取功能和形态都满意的治疗效果。只有通过颌面外科医生和口腔正畸科医生的密切协作，对各种骨性牙颌面畸形做出正确的诊断，制定出合理的治疗计划，采取有效的矫治手段，才能保证治疗效果的稳定和可靠，才会获得医生和患者都满意的手术效果，才能达到"变脸"的功效。

第五节 正颌外科正畸治疗与普通正畸治疗的区别

正颌外科患者的𬌗关系错乱与颌骨大小位置异常有着密切关系。此类患者的正畸治疗目的主要是为颌骨手术计划的顺利实施服务，其正畸治疗方案和措施与单纯的牙性错𬌗畸形的矫治有很大不同，实际上是术前正畸准备和术后牙𬌗关系的小幅度调整过程。

一、正畸治疗原则和目的不同

由于骨性牙颌面畸形患者的正畸治疗主要是为成功施行正颌外科手术做准备的，因此其矫治原则与一般的正畸治疗并不一样。正颌外科患者术前正畸治疗的目的不是用正畸手段来矫正牙颌畸形，而是通过正畸排齐牙列、去除牙代偿性倾斜和整平𬌗曲线，为外科手术顺利地切开颌骨和移动牙 – 骨块至预期位置固定，同时为最大限度地建立术后美观、稳定和健康的牙𬌗关系创造条件。

正颌外科患者大多数为成人，其正畸治疗原则和方法不同于青少年儿童。正颌外科的正畸治疗也不完全等同于成人正畸治疗，它是成人正畸治疗中的一类特殊问题。对牙颌面畸形患者进行术前术后正畸治疗时，不仅要掌握成人正畸治疗的方法、特点和规律，而且还应了解颌骨畸形伴有的牙𬌗畸形特点以及正颌外科手术的设计方案。

二、治疗的思路和定位不同

正畸医生应深入了解各类骨性错𬌗畸形患者外科手术治疗的适应证、手术方式以及单纯外科手术或单纯正畸治疗的局限性，全面分析牙𬌗面畸形的发生机制，从而制定出合理的矫治方案。对于轻度骨性牙颌畸形患者，可通过牙齿代偿性正畸治疗（掩饰性矫治）来掩盖其骨性畸形。但对于中度或重度骨性牙颌面畸形，单纯的外科手术或掩饰性正畸治疗均不能有效地矫正畸形，只有通过正畸正颌联合治疗才能取得满意的效果。

三、矫治的方向与矫治计划不同

为获得咬合接触，大多数骨性错𬌗畸形患者的牙齿存在一定程度的代偿性倾斜，对这类患者的术前正畸治疗主要是去除代偿性牙倾斜，将倾斜的牙轴竖直于上下颌骨内，建立牙与颌骨之间正常的关系。因而在完成术前正畸治疗后，患者的错𬌗畸形会比正畸前更加明显而严重。在治疗前和治疗中应向患者做出详尽解释，得到患者的理解，并尽快行正颌外科手术，通过手术将颌骨位置恢复正常，重建良好的𬌗关系。正颌外科患者的正畸治疗计划应与口腔颌面外科医生共同制定。在将颌骨移至正常位置时应考虑正畸的限度，在正畸排齐牙列时也应为颌骨移动创造条件。

四、治疗阶段过程不同

正颌外科患者牙颌面畸形的治疗过程和步骤一般分为：检查诊断→制定手术和正畸治疗方案→术前正畸→外科手术→术后正畸。术前正畸，外科手术和术后正畸三者在时间上应紧密衔接，相互之间不能拖延。现代正颌外科技术要求术前通过正畸技术矫治去除牙代偿，建立合适的牙–骨对应关系，同时，现代固定矫治器也为正颌手术中颌骨位置的固定提供有利条件。正畸去除牙代偿后，其咬合关系可能更差，甚至无𬌗接触，如不及时行外科手术建立正常的咬合关系，将有害于患者口颌系统的功能和健康。外科手术后4~6周应及时开始术后正畸治疗，对𬌗关系进行精细调整，通过建立稳定的咬合关系，增加颌骨移位后的稳定性，减少和防止畸形复发。单纯正畸的方法步骤与之截然不同。

五、治疗对象不同

普通正畸患者绝大多数是儿童和青少年。即使对于骨性错𬌗畸形，也都利用生长发育的潜力实施生长改良进行治疗。大多数患者通过拔牙或非拔牙手段，正畸医生单独就可以完成矫治，且治疗的结果都是比较满意的。一旦该患者确定为具有正颌手术适应证的病例，多为成人患者或严重颅颌面畸形患者，单独正畸治疗或单独手术治疗都达不到预期效果，只有正畸正颌联合矫治才能取得良好的美学效果和咀嚼功能。

第六节　正颌正畸联合治疗的优势

决定正颌外科治疗结果稳定性的因素除了单纯正畸治疗的稳定性因素外，还有外科手术重新定位颌骨后的稳定性因素。

一、手术类型的影响

有报道认为向上移动上颌骨和颏成形术是最稳定的正颌外科手术,其次是下颌前徙手术。但前徙下颌骨的稳定性要受到下颌骨旋转方向的影响,下颌骨术后容易沿顺时针方向旋转移动,这可能与术后软组织及降下颌肌肉的牵拉有关。因此,当需要降低前面高和减小下颌平面角时,为了减少下颌骨术后的顺时针旋转量,增加骨块稳定,可以配合向上移动上颌骨,同时使用坚固内固定技术增加术后下颌位置的稳定性。

上颌骨前徙手术也是比较稳定的手术,仅仅约 20% 有轻度复发。而下颌骨后退术和上颌骨下降术被认为稳定性较差。因此,在后退下颌骨时,应考虑轻度过矫正;向下移动上颌骨时应在骨段间植骨以增加术后稳定性。

在各种正颌外科手术术式中,扩大上颌骨手术的稳定性最差。这是由于扩大上颌骨后,被扩张腭部黏膜的回位牵拉是骨块复位的主要原因。控制这种复发的关键在于术中的过度矫治和术后较长时间的保持。近年来,由于骨牵张技术应用于上颌骨的扩宽,将腭中缝切开,运用牵张成骨的原理将上颌以每天 0.5~1.0mm 的速率扩宽,可以获得更加稳定的矫治效果。

二、颌骨移动距离的影响

正颌外科牙-骨段移动量与术后的稳定性呈负相关,即移动距离越大,术后的稳定性越差。Van Sickel 等的研究结果显示随着颌骨移动量的增加,其术后复发概率也增加,尤其是移动距离大于 8mm 的病例。

三、神经肌肉适应性的影响

神经肌肉的适应性是正颌手术稳定性的必要条件。正颌外科手术在改变骨骼结构的同时,也改变了患者长期稳定的口颌系统神经肌肉功能模式。手术向上移动上颌骨后,下颌骨的位置与之相适应发生改变,导致其咬合力增加,从而可控制上颌骨向下复发的趋势。但当采用手术前徙下颌骨后,舌骨上肌群持续的向下向后的牵引作用可能导致畸形复发。目前,坚固内固定技术已广泛应用于正颌外科,手术后可以不进行颌间结扎固定。由于双颌外科等手术大范围调整了面部骨骼位置关系,术后辅以一段时间(4 周左右)的颌间牵引固定有利于神经肌肉系统更快地适应新的颌骨位置,增加术后咬合关系的稳定。

四、颞下颌关节的变化

正颌外科术后颞下颌关节位置与功能的变化一直是临床医生关注的问题,下颌支的正颌手术容易导致髁状突移位。近年来,由于坚固内固定技术的应用,带髁状突的近心骨段通过术后自身神经肌肉调节复位的可能性变得非常小,文献中也有不少关于正颌外科术后髁状突吸收的病例报道。正颌外科术后关节的移位和功能障碍是导致畸形复发的因素之一。因此,在手术中维持髁状突与关节窝的正确位置十分重要。

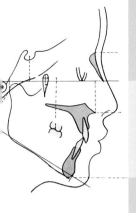

第七章
正畸正颌联合矫治颅颌面畸形的适应证

第一节 正畸正颌联合治疗前景广阔

颌骨可以维持面部的外形，同时又可形成千姿百态的表情，但人的颌骨发育如果出现缺陷，造成脸部畸形，可能首先就输在"起跑线"上。患者可能由此而感到自卑、无助，严重时会产生心理障碍，颌骨畸形在人群中的发生率为1%，多见于中学生和大学生，调查表明，这类畸形的患者，70%存在着心理障碍。

这些畸形可治吗？回答是肯定的，颌面外科联合正畸科特有的技术——正颌外科——就可以解决这种疾病，正颌外科就是通过颌骨的截骨，将截开的骨头和牙齿，按照预定的设计进行移动，重新精确地调整其空间位置，以达到改善面部形态和咬合关系的外科技术。

颌骨是怎样被截开与移动的呢？我们可以在上颌骨做水平截骨，将截开的骨头三维移动，然后再重新固定起来；也可以在下颌骨做截骨线，将下颌骨根据需求进行移动，以此来治疗颌骨的各类畸形，当然也可以作位置更高的截骨线，来治疗更严重的颌骨畸形。

正颌外科的治疗程序是精确而严密的，每一步都是团队协作的典范，需要前期牙齿矫正医生与后期正颌外科医生的密切合作。正颌外科的工作非常精细，术前医生要对影像学做精准测量，综合分析，找出问题；然后确定诊断，制定手术方案；最后通过模拟手术来预测手术结果。

正颌外科最大特点是手术必须在口内完成，面部不能留有瘢痕。因此，要在口内狭小的空间内进行截骨、移动和固定是很困难的，这要求医生具备丰富的经验和精巧的技术，手术后再通过正畸医生的矫正，达到好看又能很好行使咀嚼功能的效果。

第二节 颌骨矢状向发育异常

（1）上颌发育过度，又称上颌前突，包括上颌前部牙槽骨与全上颌发育过度（图7-1ABC）。

（2）上颌发育不足，也称上颌后缩，上颌发育不良（图7-2ABC）。

（3）下颌发育过度，即下颌前突，也包括下颌前部牙槽骨发育过度（图7-3ABC）。

（4）下颌发育不足，又名下颌后缩（图7-4ABC）。

（5）伴有下颌支与颏部发育不足者又称为小颏畸形（图7-5ABC）。

（6）上下颌双颌前突（图7-6ABC）。

（7）上颌发育不足合并下颌发育过度（7-7ABC）。

（8）上颌前突与下颌后缩同时存在（图7-8ABC）。

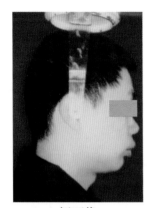
A 侧面像

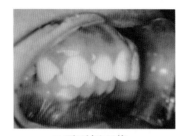
B 牙列侧面像

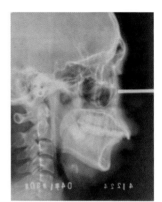
C X线头颅侧位片

图 7-1 上颌发育过度致前突

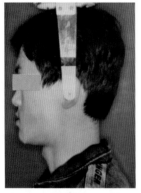
A 侧面像

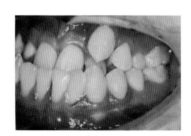
B 牙列侧面像

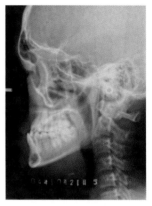
C X线头颅侧位片

图 7-2 上颌发育不良

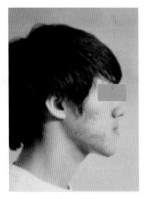
A 侧面像

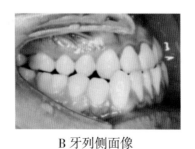
B 牙列侧面像

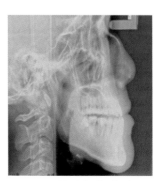
C X线头颅侧位片

图 7-3 下颌发育过度致前突

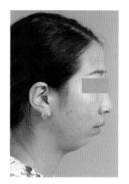
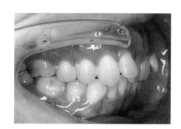
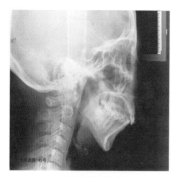

A 侧面像　　　　　　　B 牙列侧面像　　　　　　　C 头颅侧位片

图 7-4　下颌后缩

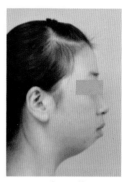
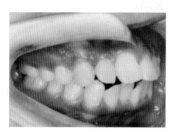
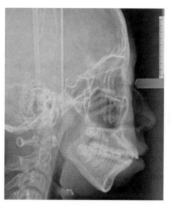

A 侧面像　　　　　　　B 牙列侧面像　　　　　　　C 头颅侧位片

图 7-5　小颏畸形

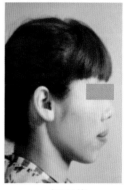
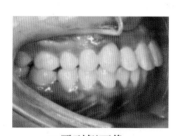
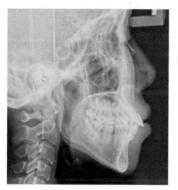

A 侧面像　　　　　　　B 牙列侧面像　　　　　　　C 头颅侧位片

图 7-6　上下颌双颌前突

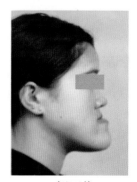
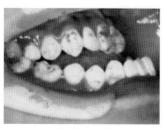
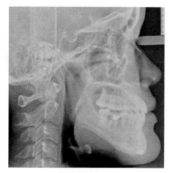

A 侧面像　　　　　　　B 牙列侧面像　　　　　　　C 头颅侧位片

图 7-7　上颌发育不足合并下颌发育过度

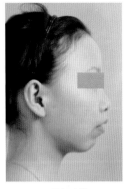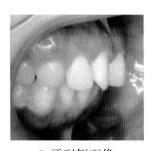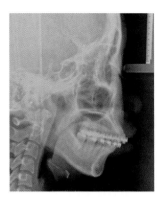

A 侧面像　　　　　　　B 牙列侧面像　　　　　　C 头颅侧位片

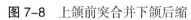

图 7-8　上颌前突合并下颌后缩

第三节　颌骨垂直向发育异常

（1）垂直向发育过度：骨性开𬌗或长面综合征，多由上颌骨垂直向发育过度引起（图7-9ABC）。

（2）垂直向发育不足：骨性深覆𬌗或短面综合征，主要因上下颌垂直高度不足所致（图7-10ABC）。

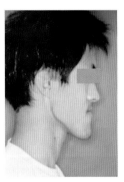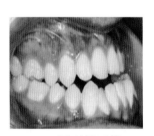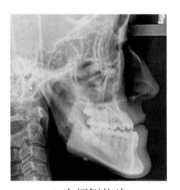

A 侧面像　　　　　　　B 牙列侧面像　　　　　　C 头颅侧位片

图 7-9　长面综合征

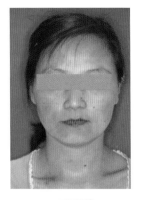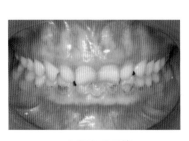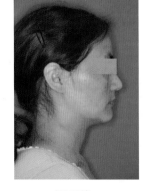

A 正面像　　　　　　　B 牙列正面像　　　　　　C 侧面像

图 7-10　深覆𬌗致面下部过短

第四节　颌骨横向发育异常

（1）宽面畸形，主要指由于双侧咬肌肥大伴下颌角发育过度引起的方颌畸形，往往合并颏部发育不足，呈方形面容，国外有学者称之为宽面综合征（图7-11ABCD）。

（2）上颌横向发育不足，临床上主要表现为上颌牙弓狭窄（图7-12ABC）。

（3）下颌偏斜畸形（合并反颌）（图7-13ABC）。

（4）上下牙弓过度宽大（图7 14ABC）

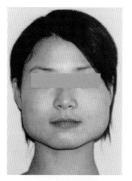

A 术前面像

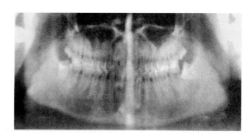

B 术前全景片显示下颌角肥大

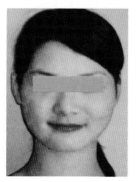

C 术后面像

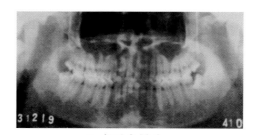

D 术后全景片

图 7-11　宽面畸形术前术后对比

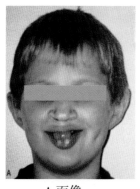

A 面像

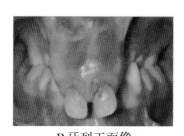

B 牙列正面像

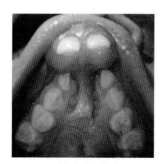

C 狭窄的牙弓

图 7-12　上颌牙弓狭窄

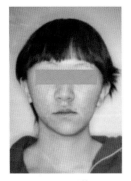
A 正面像

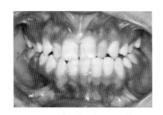
B 口内牙列正面像

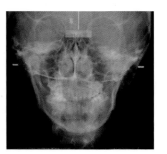
C X 线正位片

图 7-13 下颌偏斜畸形

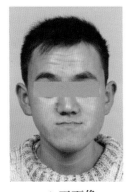
A 正面像

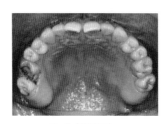
B 上颌牙弓

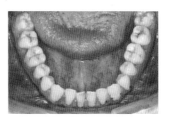
C 下颌牙弓

图 7-14 上下牙弓过度宽大

第五节 获得性颅颌面畸形

（1）唇腭裂术后引起重度颌骨发育不良（图 7-15ABC）。

（2）关节强直引起小颌畸形（图 7-16ABCDEF）。

（3）髁突骨瘤引起下颌偏斜畸形（图 7-17ABC）。

（4）外伤引起颌骨明显变形（图 7-18ABCDE）。

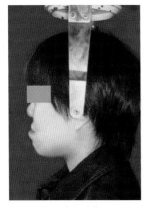
A 侧面像

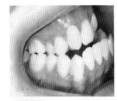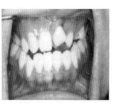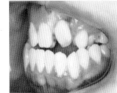
B 口内牙列像

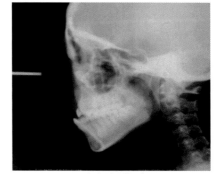
C 头颅侧位片

图 7-15 唇腭裂致上颌发育不良

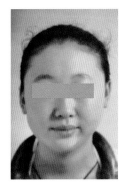
A 正面像

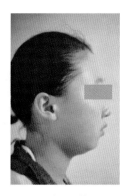
B 侧面像

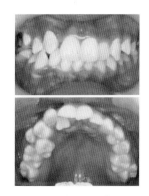
C 口内牙列像

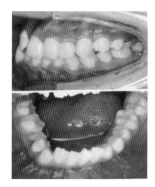
D 口内牙列像

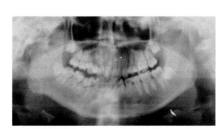
E 全景片

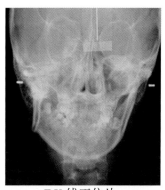
F X线正位片

图 7-16　关节强直引起小颏畸形

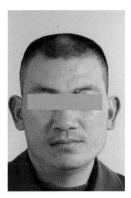
A 正面像

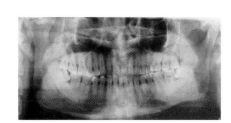
B 全景片

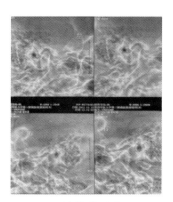
C 关节薛氏位

图 7-17　髁突骨瘤引起下颌偏斜畸形

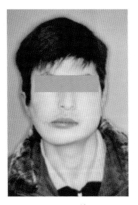
A 正面像

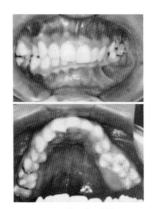
B 口内牙列像

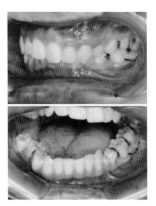
C 口内牙列像

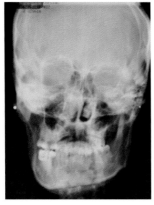
D 正位片

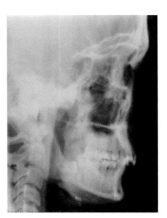
E 头颅侧位片

图 7-18 外伤引起颌骨明显变形

第六节 牵张成骨技术临床适应证

（1）牵张成骨（DO）技术用于唇腭裂致上颌严重发育不良（图 7-19ABCD）。

（2）DO 技术用于骨性反𬌗引起上颌重度发育不良（图 7-20ABCD）。

（3）DO 技术用于下颌严重发育不良（图 7-21AB）。

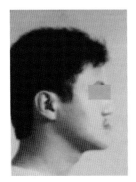
A 侧面像

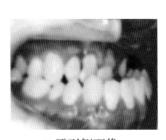
B 牙列侧面像

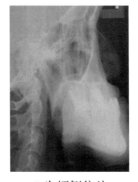
C 头颅侧位片

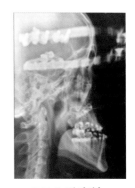
D DO 后疗效

图 7-19 唇腭裂致上颌严重发育不良

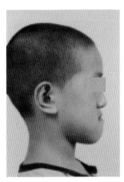 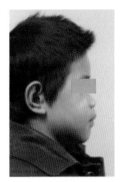 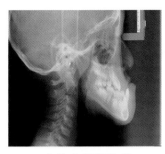 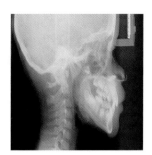

A 术前侧面像　　　　B 术后侧面像　　　　C 术前头颅侧位片　　　　D 术后疗效

图 7-20 骨性反𬌗引起上颌重度发育不良

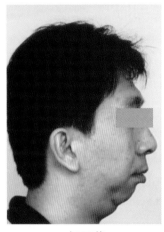 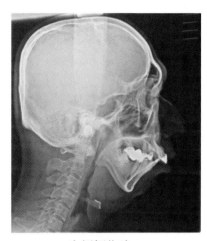

A 侧面像　　　　　　　　B 头颅侧位片

图 7-21 下颌严重发育不良

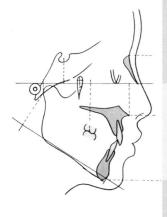

第八章
牵张成骨的原理与临床应用

第一节 牵张成骨的原理与临床意义

20世纪50年代，苏联矫形外科专家Ilizarov总结前人经验与教训，对肢体骨的延长包括骨缺损的整复进行了一系列动物实验和临床研究，创造性地提出张压电效应及张应力法：当活体骨组织受到缓慢而稳定的持续牵引作用时，骨切开处的细胞发生裂变向胚胎型分化，细胞的增殖和生物合成功能增强而牵开处新生或再生骨组织。Ilizarov还首次证实了张力而不是压力在骨延长中的关键作用。在10余年间，他运用该原理和方法治疗了15 000例因创伤、炎症、肿瘤切除以及先天畸形导致的各种短小下肢畸形的患者，并展示了大量成功的病例。为此，这种治疗原则和方法被全世界广泛接受。

在颅面骨，1972年Snyder首次用外固定牵开固定装置延长了一只狗的下颌骨。他先将狗的一侧下颌骨切除1.5cm的骨质，造成下颌严重偏斜。10周后行骨切开术配合外固定器缓慢延伸这侧下颌骨直至恢复正常咬合关系。1992年美国著名整形外科医生McCarthy最早报道用逐渐牵开技术成功延长颅面综合征患儿的短小下颌骨。这是一个重大的突破，首次证明由Ilizarov通过四肢长骨研究创立的"牵引加张力"法则可以应用于人类颅面骨骼的延长，而且没有明显的感染和其他严重并发症。从此，这项新技术开始应用于各种颅颌面先天性或后天性骨骼发育不足和骨缺损畸形的外科矫治。

为了明确张力在新骨生成中的重要作用，使用"牵张成骨"这一中文术语来表达"distraction osteogenesis"，不仅反映了"牵开"这一临床操作过程，而且指出了"张应力"诱导新骨生长的生物学原理。

牵张成骨（DO）是指通过牵开或扩张装置，使被切开的两骨段间在受到特定大小的牵引和张力刺激下再生新骨组织，从而矫治骨骼发育不足和整复骨缺损畸形的一种新的外科技术。

第二节 DO组织细胞反应与血管生成

一、牵张力作用下的组织和细胞反应

骨组织的这种生物学特性是人为地施加机械应力而达到某种治疗目的理论基础，正畸

牙移动与矫形治疗即是这种医学实践的典范。一般而言，DO 产生的主要是张应力。当骨组织受到这种牵张力刺激时，与骨生成密切相关的细胞分化与增殖功能显著增强，从而在逐渐牵开的骨断端间形成新骨。有研究认为 DO 的新骨生成速率可以达到儿童期骨自然生长率的 4~6 倍。DO 不仅可以通过施加牵张力诱导骨组织发挥自身生长潜能增加骨量，而且可以根据需要设计不同的牵张器来获取临床期望的有特定形状和大小的骨组织块。牵张成骨与骨折愈合不同，主要表现在以下 3 个方面：① DO 要受到外部牵张力刺激，而骨折愈合是一个自然过程；② DO 的新骨生成方式主要是膜内成骨，而骨折愈合过程以软骨化骨为主；③ DO 的细胞活性高，成骨速率快，新骨沿牵张方向向心性生长，具有规律性。而骨折愈合时的骨痂排列紊乱，骨矿化及改建过程缓慢。可以这样认为，DO 与骨折初期的组织反应是一样的。随着加力牵张期的开始，DO 的生物学反应就与骨折区别开来了。光镜下观察长骨牵张区域的骨组织大致可分为 4 个区带（图 8-1AB）：①纤维组织区，位于牵张间隙中心，由平行于牵张方向的胶原纤维、成纤维细胞和未分化间充质细胞组成；②骨形成区，由未分化间充质细胞转化来的成骨样细胞大量增殖，平行排列于胶原束或幼稚骨小梁的表面；③骨改建区，除成骨活动外，可见破骨细胞活跃，两者共同作用使新形成的骨小梁不断改建；④成熟骨区，包含早期密质骨和粗细不一的骨小梁，逐渐失去沿牵张力方向排列的特性。下颌骨牵张的骨再生延长过程也与长骨类似。

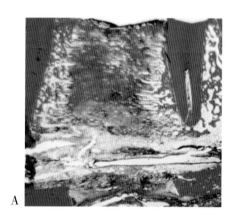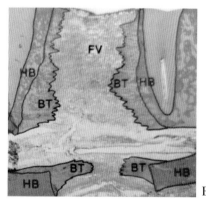

图 8-1　长骨牵张区骨再生显著

X 线影像学检查牵张间隙早期表现为透射区，2~4 周可见到典型的三层结构，即中央 X 线透射区和近远中两端的较高密度区。牵张成骨的骨段再生是一个动态过程，表现为胶原模板形成、牵张区矿化、骨断端连接和延长的骨段改建等阶段。

骨的生长与修复必须经历一系列复杂生物学过程。当骨组织受到一定大小的缓慢机械牵张力作用后，激发了包括骨生长因子在内的一系列生物活性物质的合成与分泌，诱导牵张区域间充质干细胞向成骨方向分化，刺激成骨细胞大量增殖并促进骨基质的合成，从而形成一定体积的新生骨组织。

二、DO 的血管生成

任何组织的再生与修复都离不开血管生成，而且血管生成要较早于骨生成。血管生成开始于小血管内皮细胞的出芽、增殖、迁徙和小血管的再生浸润。DO 与骨折愈合不同，伴随牵张成骨的是在牵张区有一个持续的细胞增殖区，这种快速的组织再生和重建需要更活跃的血管生成和浸润。目前的研究已证实机械牵张可以刺激血管内皮细胞增殖和微血管形成，从而为新骨生长和改建提供充足的血液供应和营养支持（图8-2）。

在 DO 过程中为获得成功的新骨形成，必须保留骨髓血供。因充足的血供是成骨的基本条件，骨皮质切开术可以保护骨髓内血供，Ilizarov 特别强调骨皮质切开术的重要性。然而其他学者的研究发现，在骨生成过程中，骨膜有充足的成骨能力。骨切开或骨折后，骨膜内层细胞分化增殖为成骨细胞，导致两骨断端间骨生成及愈合。因而认为保留骨髓血供固然重要，但保存骨膜才是最重要的。

由于颌骨比长骨血供丰富，在临床操作上既要保留骨髓血供的完整性，更要保护好骨切开处的外骨膜。如果要施行下颌骨皮质切开术，必须注意把颊舌侧皮质骨连续切开，否则可能导致牵开失败。

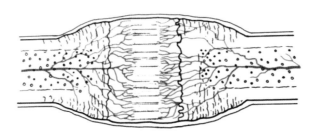

图 8-2　DO 新骨生成部位血管化现象明显

Kelly 发现狗胫骨延长过程中血流量有增加，证明 DO 可增加血流量。Aronson 应用 99mTC 核素闪烁法定量研究不同牵张速率及延长牵张时间的血流变化。结果发现：以 1mm/d 牵张组，牵张区平均血流量比对照组增加 8.5 倍，1 周时血流量增加达高峰。2 周后血流量逐渐减低，但保持在对照组 2 倍的水平。在快速牵张组（2mm/d），牵张区血流量达正常对照的 9.5 倍，第 2 周时达高峰，以后逐渐下降。从而验证了 Ilizarov 关于牵张成骨可增加被延长骨的血流量的观点。

第三节　DO 的生物力学原则

牵张器的牵张方向一般就是新骨生成的方向，而再生骨段的形状则取决于骨切开断面的形态。由于颌骨形态的不规则性，经常需要采用二维或三维牵张器，通过两或三个牵张方向的精确调整，使之生成的新骨的形态结构尽量符合正常颌骨解剖生理要求。"动中求静"是牵张成骨获得成功的关键所在，在颌骨牵张时，周围肌肉的牵引方向常常与新骨生成方向不一致。肌肉的牵拉与咬合力作用可能导致牵张器移位和变形。因此可以采用颌间牵引，颅颌牵引等措施来对抗肌肉的牵引，从而增加牵张装置的固位，确保新骨按预期的牵张方向生长和改建。

在下颌骨 DO 过程中，牵张器放置是至关重要的。下颌骨解剖形状近似 V 形，两侧下颌体长轴在前部相交成锐角，特别是在双侧下颌骨延伸时。一般而言，如果新骨预期生成方向与原有颌骨纵轴一致可将牵张器与颌骨长轴平行安置；如果新骨预期生成方向与原有颌骨长轴不一致，可将牵张器不与颌骨长轴平行安放，或者选用二维或三维牵张器进行多向调节。Samchukov 等利用计算机模拟下颌骨牵张延长，分别将牵张器平行于下颌骨体或平行于延长轴安置，结果发现牵张器平行于下颌骨体安放后，随着下颌向前的逐渐延长会导致牵张器后段向外侧移位，下颌骨每延长 1mm，牵张器外移 0.24mm（图 8-3AB）。

Samchukov 总结牵张成骨的生物力学原则包括牵张装置的正确安放，切开骨段的牢靠固定（允许轴向微动），以及延长骨段的早期功能负重等。

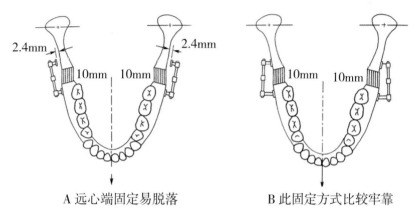

| A 远心端固定易脱落 | B 此固定方式比较牢靠 |

图 8-3 下颌 DO 固定方式影响螺钉固位

颌骨牵张后形成新骨的生物力学性能取决于恰当的牵张刺激，包括适宜的牵张速率和频率，同时需要牵张器具有良好的稳定性，避免牵张过程中软骨形成。此外尚需要适度的功能负荷刺激，促进新骨的改建并形成适合于颌骨生理功能的骨小梁结构及骨质密度，从而使 DO 产生的新骨具有良好的生物力学强度，能够行使正常生理功能。颌骨形态结构的特殊性和受力环境的复杂性，使得临床医生非常关注其被牵张后形成的新骨组织的生物力学特性，即新骨段是否有足够的强度来承受咀嚼力，行使正常生理功能，并在保证矫治效果的同时尽量缩短牵张器在体内的留置时间。研究结果显示，下颌骨牵张结束后 2 周，新生骨段的各项生物力学指标均显著低于正常，如果此时拆除牵张装置很可能发生骨折。经 4 周的原位固定，新骨段的抗压强度已与正常对照无显著差异。

可控的缓慢施加牵张力不仅可以刺激骨形成，还可使周围软组织包括皮肤、肌腱、肌肉和神经等产生变化来适应骨组织的逐渐延长或扩大。根据牵张成骨的生物学基础理论和组织应力 - 应变规律，可以总结出该技术临床应用的生物学原则：

（1）切骨操作，最大限度地保护骨膜和骨内血供；

（2）适宜的牵张速度和频率；

（3）充足的骨改建及塑形时间；

（4）良好的稳定性。

第四节 DO 的适应证与优缺点

（一）年龄因素考量

（1）2 岁以下一般不要施行牵张成骨术。其主要原因在于可能会损伤牙胚；骨组织钙化不完全，螺钉固定困难，牵张器易松脱；患儿不合作及耐受性差等。

（2）对2~6岁的颌骨发育不足畸形患者可考虑实施牵张成骨，并配合正畸矫正牙颌畸形。但由于以后和生长发育情况难以估计，需告知患者及其家属，在将来可能要行第二次正颌外科矫治。

（3）6岁至青春期的患儿处于混合牙列期，手术及安置牵张器容易损伤恒牙胚，应主要采用牙面矫形或正畸手段刺激颌骨生长及助萌。对正处于青春发育期患者施行颌骨牵张应慎重，最好推迟到骨骼完全发育成熟后进行。

（4）成年期 各种颌骨发育不足畸形或缺损均可在此期进行。

（二）主要适应证

（1）上下颌骨骨骼发育不足，包括唇腭裂术后上颌发育不足。

（2）半侧颜面短小畸形。

（3）颌骨及牙弓扩宽。

（4）颌面创伤后继发颌面畸形和骨质缺损。

（5）肿瘤切除术后颌骨缺损。

（6）颞下颌关节重建。

（7）牙槽嵴增高。

（8）移植骨牵张。

（三）颌骨牵张技术的优缺点

1. 优点

（1）手术创伤小，时间短，避免手术中输血。

（2）新骨大小、形态与结构接近原骨组织。

（3）无需骨移植。

（4）可同期牵张邻近软组织，如肌肉、皮肤、神经、血管。颌骨畸形或缺损并伴有软组织量不足者更适合于行牵张成骨。

（5）可同期达到三维空间的骨骼和软组织扩张。

（6）由于软组织得到同期延长或扩张，减少了畸形术后复发率。

2. 缺点

（1）疗程较长，费用高。牵张器的安置和拆除需要两次手术完成。

（2）经口外途径安置牵张器，要遗留面部瘢痕，影响美观。

（3）感染机会多。患者要经历安置牵张器后的延迟期、牵张期及固定期方可拆除牵张器，长时间口内或口外携带牵张器给患者生活和工作带来不便并增加了感染机会。

（4）牵张过程中咬合关系不易控制，牵张期易出现错𬌗，后期需要正畸治疗。

（5）牵张器折断脱落以及牵开间隙中新骨生成不良、纤维愈合甚至骨断端不连接等。

任何一种新技术的应用都有其适应证，牵张成骨虽然在矫治颌骨发育不足和整复骨骼缺损畸形中有其独特的优点，但相对昂贵的治疗费用和较长的疗程以及骨牵张的一些并发症仍然严重制约这一技术的开展。对通过常规正颌外科手术就能取得良好治疗效果的颌骨畸形，没有必要选择骨牵张术。

第五节　上颌骨横向 DO

　　上颌横向发育不足导致的上牙弓狭窄和牙列拥挤是临床常见的一种牙颌畸形。上颌快速扩弓技术在口腔正畸的应用已有很长的历史。上颌螺旋扩大器快速扩弓 RME 是通过特别扩弓器分离腭中缝，被认为是矫治处于生长发育期儿童上颌横向发育不足的有效方法。上颌牙弓扩大后矫治器仍要保持 3~6 个月，以利于腭中缝和相关骨缝组织的改建。对于骨缝已闭合的成年患者，采用这种方法也可以扩弓，如果在颊侧根尖上行骨切开或骨皮质切开来协助扩弓则疗效更佳。近年来，随着人们对牵张成骨原理的认识和运用，利用骨牵张术矫治成人上颌横向发育不足取得了稳定的治疗效果。基本方法是行 Le Fort Ⅰ型骨切开术（凿断翼上颌连接但不进行下降折断，图 8-4）后，将已融合的腭中缝也切开，再利用牙支持式上颌牵张器（扩弓矫治器）按一定的牵张速率向两侧扩宽上颌基骨（图 8-5）。这种方法主要是通过牵张间隙（腭中缝）中新骨形成而不是靠移动牙齿来达到扩弓效果，其效果稳定，复发率低（图 8-6AB）

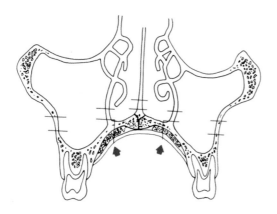

图 8-4　手术协助断骨的部位

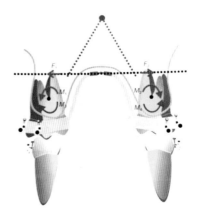

图 8-5　快速扩大牙弓生物力学

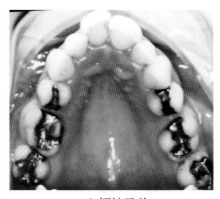

A 上颌扩弓前

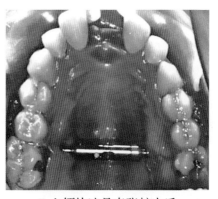

B 上颌快速骨牵张扩大后

图 8-6　上颌中缝骨牵张扩宽术前术后比较

病例1

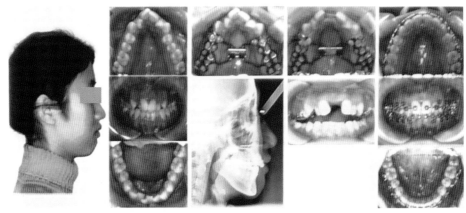

手术协助上颌腭中缝牵张术前术后疗效比较

病例2

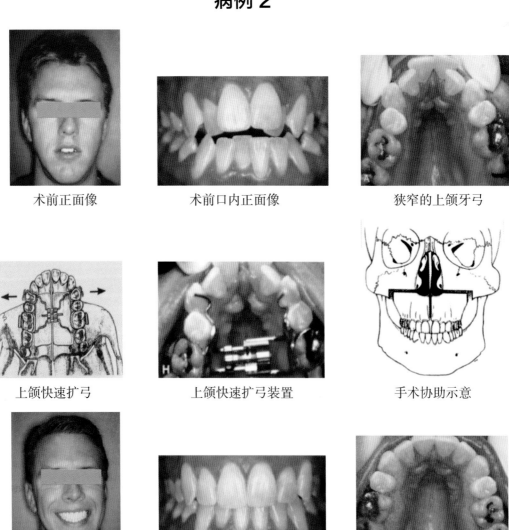

| 术前正面像 | 术前口内正面像 | 狭窄的上颌牙弓 |

| 上颌快速扩弓 | 上颌快速扩弓装置 | 手术协助示意 |

| 术后正面像 | 术后口内正面像 | 上颌 DO 扩弓效果 |

第六节 DO 矫治严重上颌发育不足

绝大部分唇腭裂术后患者均存在继发性颌骨畸形，尤其是上颌骨在三维空间的发育不足形成全牙列反𬌗。这类畸形的外科矫治一直是一个难题。唇腭裂患者上颌骨发育不足畸形的发生除裂隙本身因素外，更重要的是腭裂修补术瘢痕形成的阻碍。对这类患者，采用传统正颌外科手术前徙上颌骨的幅度有限，一般仅能前移上颌骨 8mm 左右。在手术后，由于腭部甚至咽部（咽瓣术后）瘢痕的牵拉使得颌骨稳定性不好，畸形容易复发。腭裂术后继发上颌后缩一般都比较严重，需要大幅度前徙上颌骨，即使采用坚固内固定加植骨的方法也难以获得理想的矫治效果，有文献报道腭裂术后继发上颌发育不足正颌外科治疗的术后复发率为 25%~40%。许多时候只有选择双颌外科（前徙上颌同时后退下颌）来降低复发率。牵张成骨技术的引入和运用，为唇腭裂术后继发严重上颌发育不足的矫治增加了一个新的手段和选择方法。

采用 DO 矫治腭裂上颌骨发育不足有以下优点：

（1）可同期渐进性延长软组织，因而不受腭部瘢痕和腭裂术后软组织血供差的限制，可较大距离地前徙或扩宽上颌骨；

（2）由于 DO 技术可应用于儿童，故对腭裂患者可早期施行 DO 矫治上颌骨发育不足，有利于儿童的身心健康，减少了患儿成长过程中的社会心理疾患；

（3）DO 技术可一次性矫正上颌骨三维空间发育不足以及关闭腭部裂隙而无需植骨。

一、颅骨支持式上颌骨牵张

上颌骨解剖形态与结构特殊，骨质薄和上颌窦腔的存在均不利于在口腔内安置骨支持式牵张装置。因此利用颅骨作为支抗设计牵引器前徙上颌骨在临床应用最为常见，这种方法类似于牙面矫形治疗的上颌骨前牵引技术，上颌骨前牵张与面具前牵的主要区别在于前者必须行上颌骨切开术。腭裂患者左右上颌骨不连续，腭部骨质缺损，双侧完全性腭裂患者的上颌骨还呈三段，因此在 DO 术前必须将各段上颌骨连成一整体。方法为在磨牙上安

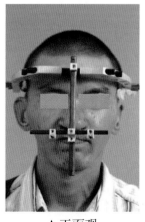 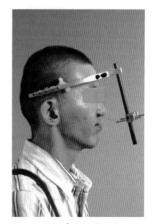

A 正面观   B 侧面观

图 8-7 颅骨支抗口外牵张器前徙上颌

置带环和粘贴锁槽，利用唇弓或夹板将各段上颌骨连成一个整体，同时还用腭杆加固。然后作 Le Fort Ⅰ型骨切开术，将口外牵张器一端固定于唇弓或夹板上，通过头帽式支撑装置逐渐前徙各段上颌骨（8-7AB）。对存在上颌牙弓左右不对称者，可设计专门牵引装置行左右不对称牵张，逐步调节各骨段前后向、垂直向及横向移动，最终达到上颌与下颌牙弓的协调。

二、口内骨支持式上颌前牵张

由于上颌骨形态和结构特殊，加之腭裂患者的骨质发育不全，用这种方法不易获得足够的骨量来固定或支持牵张器前徙上颌骨。为了解决这个问题可考虑行阶梯状改良 Le Fort Ⅰ型骨切开术，在垂直骨切开线两侧安置牵张器前徙上颌骨（图 8-8）。但必须注意在行骨切开或者螺钉固定时不要损伤牙胚或牙根。

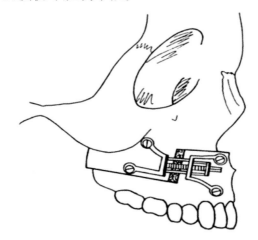

图 8-8 上颌骨内牵张器牵引其向前

病例 1

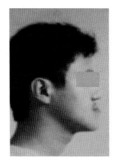
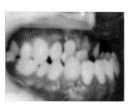
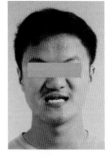
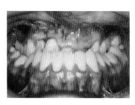

腭裂致反𬌗侧面像和正面像

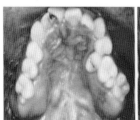
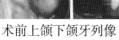
术前上颌下颌牙列像

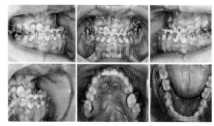
牵张手术前正畸治疗中

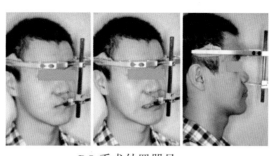

DO 手术外置器具

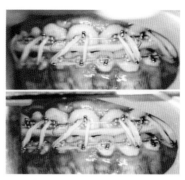

手术后殆板固定 + 颌间牵引

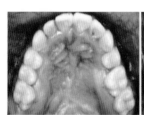

术后上下牙列像

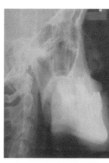

头颅侧位片术前术后比较

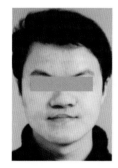
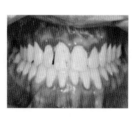
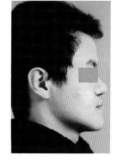
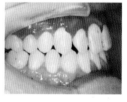

术后正面、侧面牙列像与面像

病例 2

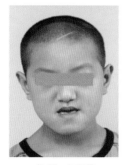
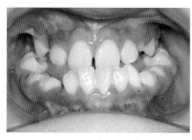
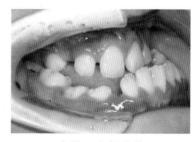

术前正面像　　　　　　　术前口内正面像　　　　　　术前口内侧位像

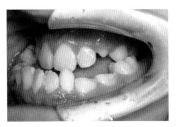
术前口内侧位像

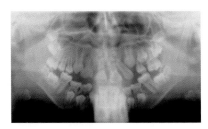
术前全景片

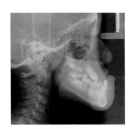
术前头颅侧位片

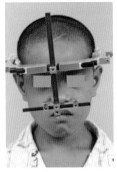
放置口外 DO 装置

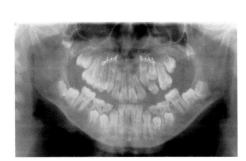
钛板固定在前颌部

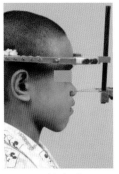
DO 前牵中

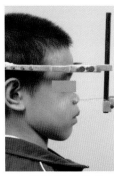
上颌骨明显前移

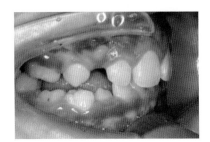
术后口内右侧牙列像

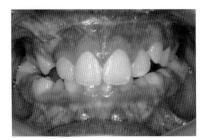
术后口内正面像

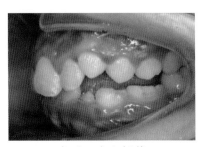
术后口内左侧像

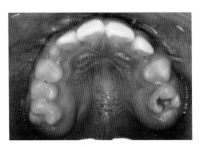
术后上颌𬌗面像

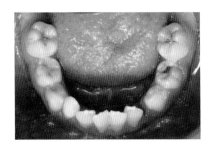
术后下颌𬌗面像

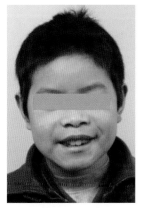

术后正面像

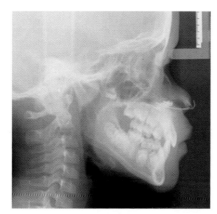

术后头颅侧位片

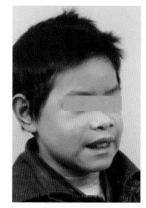

术后面部半侧位像

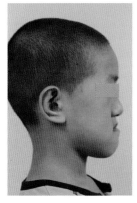

术前侧面像

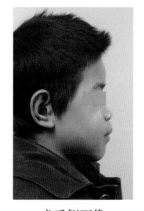

术后侧面像

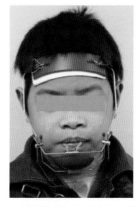

术后保持用正畸前牵面架

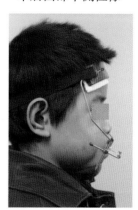

侧面观

病例 3

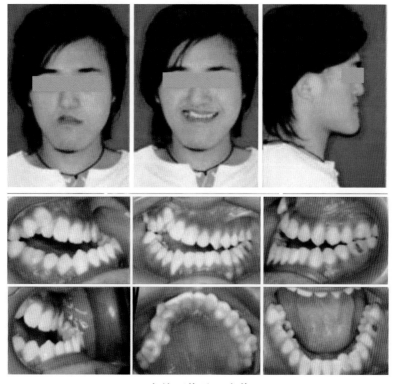

术前面像及口内像

131

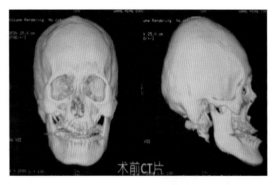
术前 CT 正位及侧位片

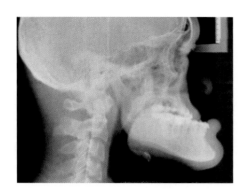
术前头颅 X 线侧位片

正
面
观
变
化

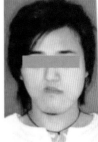 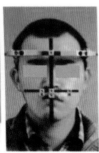 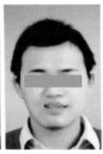 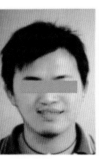 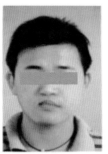

初始　　　　上颌前牵 1 个月　　正颌术后 2 个月　　正颌术后 5 个月　　　完成

侧
面
观
变
化

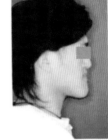 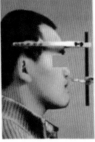 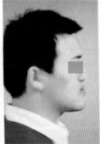 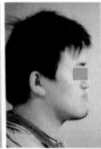 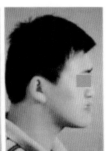

初始　　　　上颌前牵 1 个月　　正颌术后 2 个月　　正颌术后 5 个月　　　完成

临床治疗阶段展示

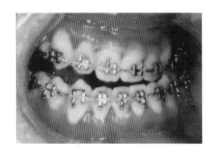 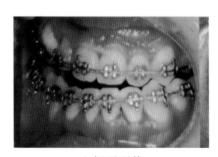

矫治中口内牙列像　　　　　　　　左侧牙列像

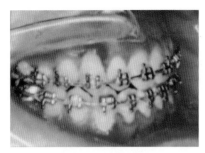

治疗中右侧牙列像

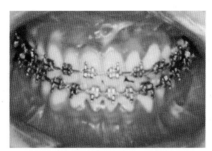

口内正面牙列像

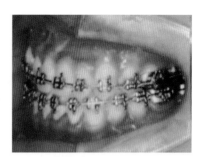

口内左侧牙列像

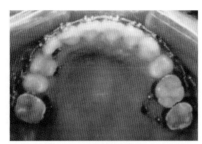

上颌𬌗面观

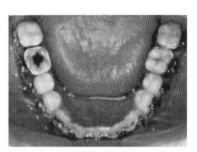

下颌𬌗面观

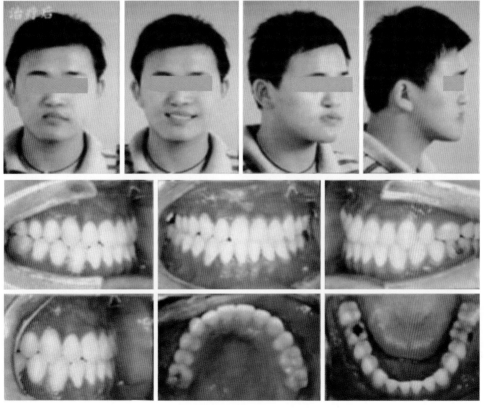

术后面像及口内牙列像

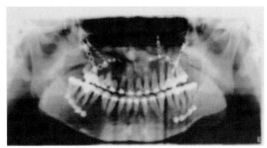

术后全景片

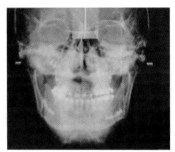

术后正位片

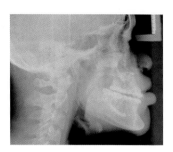

术后头颅侧位片

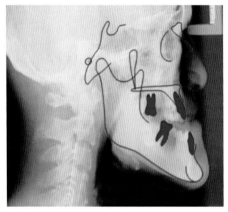

术前头颅侧位片

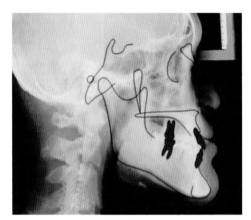

术后头颅侧位片

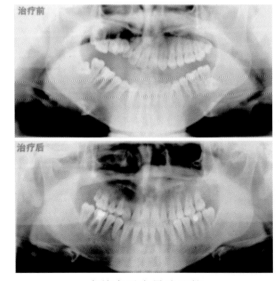

术前术后全景片比较

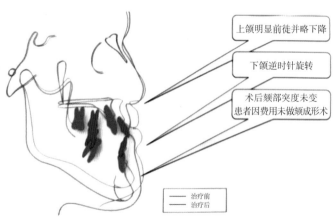

术前术后头颅重叠片

治疗前后头影测量变化

测量项目	治疗前	治疗后	正常参考值
SNA（°）	82	90	82.8 ± 4.0
SNB（°）	91	90	80.1 ± 3.9
ANB（°）	–9	0	2.7 ± 2.0
SND（°）	90	91	77.3 ± 3.8
U1–NA（°）	25	23	22.8 ± 5.7
U1–NA（mm）	4	5	5.1 ± 2.4
L1–NB（°）	–2	21	30.3 ± 5.8
L1–NB（mm）	1	5	6.7 ± 2.1
U1–L1（°）	165	132	124.2 ± 8.2
SN–OP（°）	16	18	16.1 ± 5.0
SN–GoGn（°）	26	24	32.5 ± 5.2
FMA（°）	19	23	30.19 ± 4.01
FMIA（°）	101	71	54.22 ± 4.44
IMPA（°）	60	86	95.59 ± 5.04

第七节　下颌骨 DO 的临床应用

　　牵张成骨技术在颅面骨的临床应用是从下颌骨开始的。经过 10 多年的快速发展，特别是各种口内牵张装置的开发和研制，这一新技术在矫治下颌三维方向的骨量不足或缺损畸形方面显示出令人鼓舞的应用前景。下颌骨牵张主要包括下颌骨（体或支）的延长及节段性骨缺损的整复等。

　　下颌骨牵张应根据畸形部位和矫治目的选择牵开和固定装置，确定牵张器安放部位与方向。为了不损伤牙胚或牙根以及维持牙列的完整性，骨切开术及牵张器的安放一般选择在下颌体磨牙后区或下颌支；如果要行下颌骨扩宽，则多在颏中线行骨切开术。口外或口内牵张器都能用于下颌骨牵张，目前多选择口内牵张器。如果用口外牵张器，面部软组织切口应尽可能与牵张方向一致，以减少瘢痕的形成。Grayson 根据牵张方向将下颌牵张分为垂直牵张、水平牵张和斜行骨牵张（图 8–9ABC）。

一、下颌垂直骨牵张

　　牵张器长轴方向与下颌体长轴或下颌𬌗平面的前交角为 90 度左右，下颌垂直骨牵张主要用于升高下颌支。一般在下颌孔与乙状切迹之间做骨切开后经口内途径安置牵张器。随着下颌支的逐渐延长，前牙会出现开𬌗。

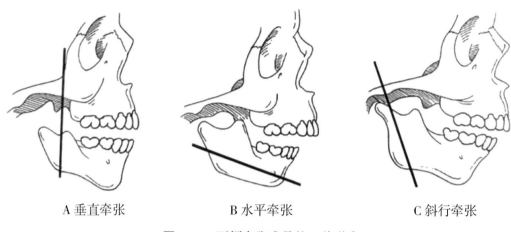

A 垂直牵张　　　　　　　B 水平牵张　　　　　　　C 斜行牵张

图 8-9　下颌牵张成骨的 3 种形式

二、下颌水平骨牵张

下颌水平骨牵张主要用于延长下颌体。骨切开部位在磨牙后区的下颌体，牵张器长轴应平行于下颌𬌗平面安置，如果牵张器平行于下颌骨下缘安放，可能会出现前牙开𬌗。

三、下颌斜行骨牵张

如果牵张目的是同时延长升支和下颌骨体，则应将牵张器的牵张方向与咬合平面呈一定的倾斜角度安放，下颌斜行骨牵张可同时增加升支高度和延长下颌体长度。一般选择在下颌角处做斜行骨切开术，由于牵张方向与下颌咬合平面有一定夹角，因而下颌斜行骨牵张后可致前牙开𬌗。

如果患者为对称性下颌发育不足，行双侧骨牵张时，应将牵张器对称性安置，否则牵张后会导致下颌中线偏斜与面部不对称。在涉及下颌向前的牵张过程中，降颌肌群向下向后的牵拉力量可增加前牙出现开𬌗的概率，注意使用颌间弹性牵引力量加以抵抗。

病例 1

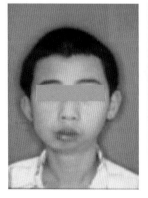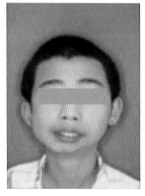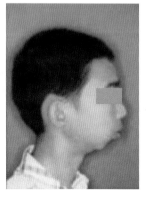

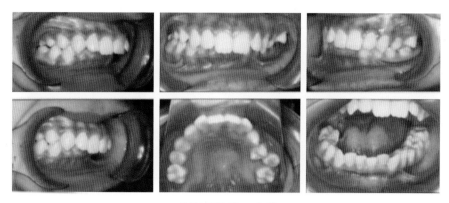

术前面像及口内像

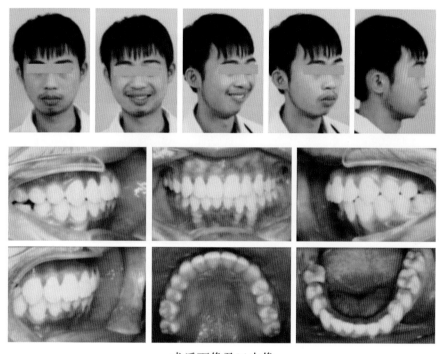

术后面像及口内像

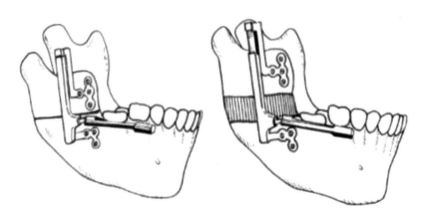

内置牵张器下颌垂直DO

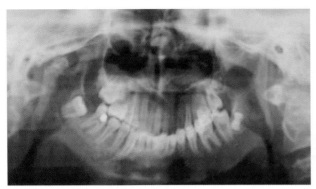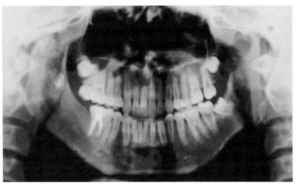

术前术后全景片比较

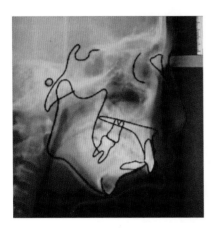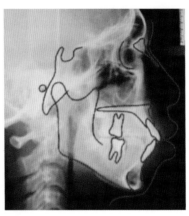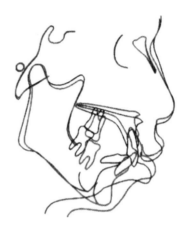

术前术后头颅侧位片比较 　　　　　　　　术前术后头颅侧位片重叠

病例 2

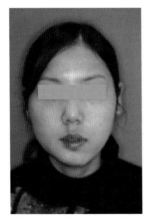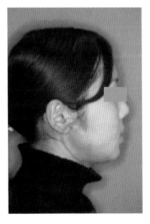

术前正面像 　　　　　　　　　　　术后侧面像

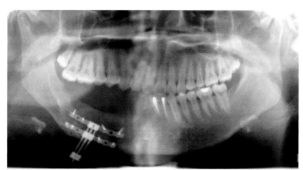
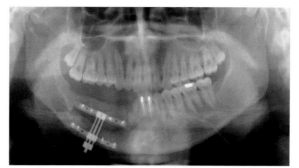

因肿瘤切除部分牙槽骨，DO 增高牙槽骨便于手术　　　　　DO 使颌骨明显增高

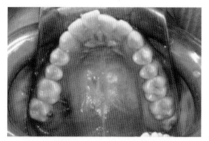
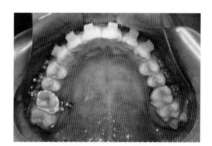

局部打种植钉压低对颌磨牙　　　　　装配矫治器排齐牙列

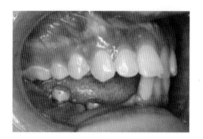
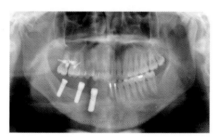
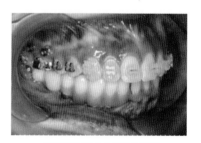

种植 3 枚植体　　　　　全景片显示种植体成功　　　　　颊侧种植钉压低磨牙

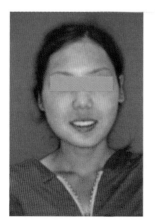
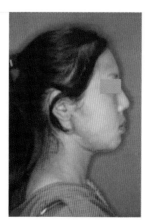

术后正面像　　　　　术后侧面像

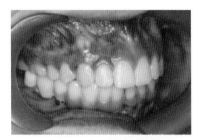
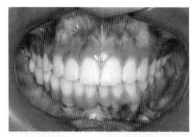
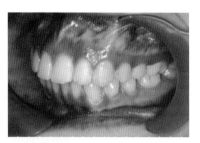

术后口内右侧牙列像　　　　　术后口内正面牙列像　　　　　术后口内左侧牙列像

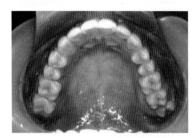
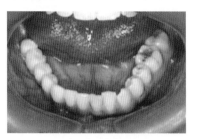

术后上颌𬌗面观　　　　　　　术后下颌𬌗面观

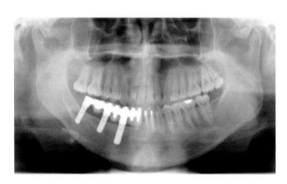
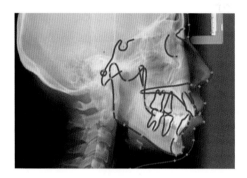

完成治疗时全景片　　　　　　完成治疗时侧位片

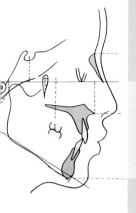

第九章
矢状向颌骨畸形手术治疗

矢状向不调可以分为以下情况：双颌前突畸形（在Ⅱ类骨面型里，既有上颌前突，还有下颌后缩）；上颌前突合并下颌后缩；颏部发育不足，即小颏畸形。在Ⅲ类骨面型里，有上颌发育不良，下颌发育过度；绝大多数的患者既有上颌后缩，也有下颌前突。下面结合病例分别进行阐述。

第一节 双颌前突畸形

双颌前突是上下颌前部牙槽骨向前发育过度而引起的一种牙颌面畸形，其中黑种人，黄种人群发病率较高。患者的牙列通常比较整齐，即使出现拥挤也比较轻微。所以，此类畸形比较符合手术优先的矫治原则。患者求治的主要目的是改善容貌外形突度。双突的患者对美观影响比较大，因此求治的愿望也很强烈。手术后患者对美观效果容易满足。

一、表现与诊断

患者临床双唇及上下前牙向前突出，开唇露齿，大都有"露龈笑"的特征。上下唇不能闭合，勉强闭口时可见唇颏肌紧张而隆起，类似"桔子皮"状。绝大多数伴有颏后缩畸形，侧面观俗称"鸟嘴畸形"。患者符合大家公认的"两突一缩"的临床特征，即口唇突、牙槽突、颏部后缩。上下前牙排列基本整齐，前牙的牙轴表现为唇倾，前牙覆𬌗覆盖大体正常或有小开𬌗。磨牙一般为安氏Ⅰ类咬合关系。相当多的患者，其实并非真正的双颌前突，确切而言，应该是上颌前突伴颏部后缩畸形。

临床检查一目了然，其特有的外形特征令人印象深刻。X线头影测量分析可协助准确诊断。这类患者的SNA角以及A点突距大于正常，颏前点和D点后移。如果SNB及B点突距也明显大于正常，可明确诊断为双颌前突。比较有意思的是，凡是双颌前突的病例均伴有颏部后缩，只是程度不同而已。

二、手术治疗方法

临床上一般采用正畸正颌联合矫治，可根据患者的畸形特征和主诉进行合理的手术设计。一般情况下可设计下列两种手术方案：一是上下前颌截骨后退术（图 9-1AB），加颏成形术；二是上颌 Le Fort Ⅰ型截骨术，下颌升支矢状劈开截骨术（SSRO）前徙，根据需要加颏成形术。

（一）上下前颌截骨后退术 + 颏成形术

上述术式是矫治双颌前突的基本术式。通过拔除上下颌第一前磨牙，为后退上下颌前部牙–骨段提供必要的间隙。为确保间隙不减小，建议拔牙宜术中实施。联合颏成形术，才能获得非常满意的治疗效果（图 9-2AB）。

术前正畸结束后，可通过模型或计算机模拟和预测来确定手术时机成熟与否。上下颌前部骨切开术目前可以采用微型钛板和螺钉进行骨断端坚固内固定。

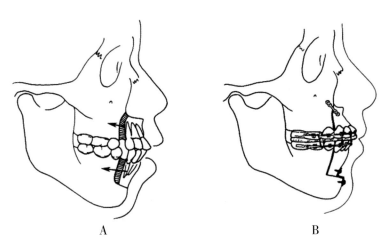

A   B

图 9-1　上下前颌截骨后退术

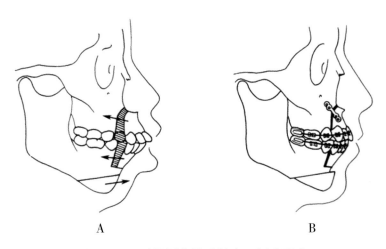

A   B

图 9-2　上下前颌截骨后退术 + 颏成形术

病例 1

1 检查、诊断

1.1 患者信息

海 × ，女，34 岁。

主诉：面型凸求矫。

现病史：随发育上下颌渐前突，因影响面容，前来就诊。

既往史：患者否认正畸治疗史，否认任何系统性疾病及药物过敏史。

1.2 面像照

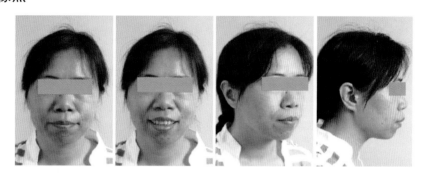

1.3 口内照

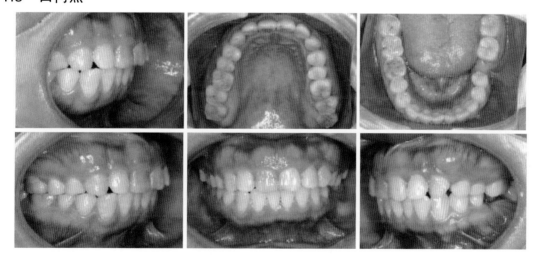

1.4 X 线片

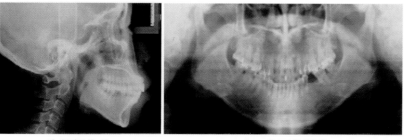

头颅侧位片   全口曲面体层片

1.5 牙列分析

- 牙列式：A8~B8，C8~D8（D6 缺失）。
- 磨牙关系：右侧安氏Ⅰ类，左侧安氏Ⅱ类。
- 尖牙关系：右侧安氏Ⅰ类，左侧安氏Ⅱ类。
- 中线：下颌中线左偏 1mm。
- 覆𬌗覆盖：Ⅰ度。
- Bolton 比值：前牙比 75.5%。

1.6 其他检查

- 关节无弹响和摩擦音。
- 曲面体层片显示双侧关节基本对称。
- 关节片显示关节无吸收且基本位于关节窝正中。
- 面型：凸面型。
- C8~C5 𬌗面磨耗严重。
- 前牙区牙龈增生。

1.7 头影测量分析

1.8 诊断

- 安氏Ⅱ类亚类错𬌗畸形
- 骨性双颌前突
- D6 缺失

2 治疗计划

- 正畸正颌联合矫治（术式采用上下颌前部截骨后退，上颌前颌部上抬，辅助颏成形术）（图 9-2）。
- 术前正畸（排齐整平上下牙列，调整上下颌牙弓形态，使上下牙弓匹配）。
- 术中拔除 A5、B4、C4。
- 术后调整咬合。

3 治疗过程

- 排齐整平上下牙列至 0.019 英寸 × 0.025 英寸 NI-TI 方丝（5 个月）。
- 取模观察上下牙弓是否匹配，做术前准备（去除 A5、B4、C4 托槽）。
- 术中拔除 A5、B4、C4，手术术式采用上下前颌部截骨后退术 + 颏成形术。
- 术后 2 周拆除稳定颌板，A3、C5、C3，A1、C2、C1，B1、D1、D2、B3、D3、D4 三角形牵引（1/8" 皮圈）。
- 术后 4 周由患者自行挂牵引并配合张口练习。
- 术后 2 个月行正畸治疗，关闭剩余间隙。

· 术后 3 个月停止牵引，继续关闭剩余间隙。

· 术后 6 个月精细调整基本到位，A7~B7，C7~D7 连扎，圆丝保持 2 个月。

· 拆除全口矫治器，抛光牙面，取模制作保持器，拍面像照片 +X 线片。

· 定期复查。

4　治疗结果

4.1　面像照

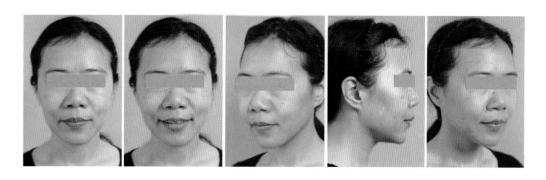

4.2　口内照

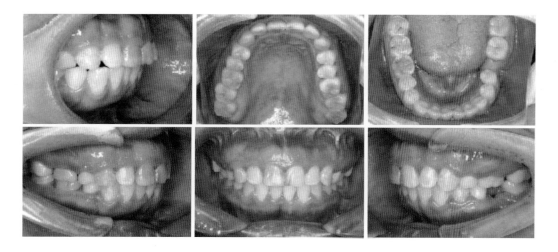

4.3　X 线片

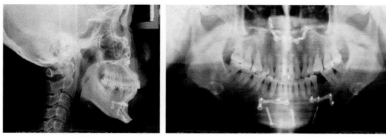

头颅侧位片　　　　　　　　全口曲面体层片

4.4 头影测量分析

测量指标	参考值	治疗前	治疗后
SNA(°)	82.8 ± 4	88.1	81.4
SNB(°)	80.1 ± 3.9	77.6	78.1
ANB(°)	2.7 ± 2	10.5	3.3
SND(°)	77.3 ± 3.8	73.64	74
U1-NA(°)	22.8 ± 2.7	8	10.8
U1-NA(mm)	5.1 ± 2.4	2.21	7.0
L1-NB(°)	30.3 ± 5.8	40.9	37.6
L1-NB(mm)	6.7 ± 2.1	14.8	11.4
U1-L1(°)	124.2 ± 8.2	120.5	126.3
OP-SN(°)	16.1 ± 5.0	21.7	21.5
GoGn-SN(°)	32.5 ± 5.2	40.6	43.1
FMA(°)	30.19 ± 4.0	38.1	35.8
IMPA(°)	95.59 ± 5.04	96.9	98.2
FMIA(°)	54.22 ± 4.44	45	46

（二）上颌 Le Fort I 型截骨后退术 + 下颌 SSRO 前徙 + 颏成形术（必要时）（图 9-3AB）

为确保手术效果，术前下颌需要拔除两个前磨牙，正畸设计强支抗，排齐内收直立下前牙。加大前牙覆盖，利于前徙下颌改善下颌发育不良。如有必要，在前徙下颌的基础上，再实施颏成形术，效果更佳。

如果是上颌前突，开唇露齿程度非常严重，单纯采用上颌前部骨切开术难以达到理想的矫治效果。可考虑实施 Le Fort I 型截骨术后退上颌骨。许多临床诊断为双颌前突的病例，主要的问题是上颌前突，同时伴有颏部后缩，下颌前牙及牙槽骨前突并不严重。这时拔除下颌第一前磨牙，利用拔牙间隙，通过正畸矫治排齐内收下前牙，去除下前牙代偿性唇倾，这种方案尤其适用于颏部高度不足，没有足够的骨量同时行下颌前部截骨术加颏成形术的患者。

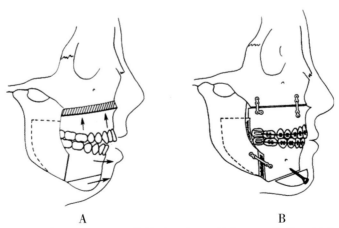

A   B

图 9-3　上颌 Le Fort I 型截骨后退术 + 下颌 SSRO 前徙 + 颏成形术

病例 2

1　检查、诊断

1.1　患者信息

贺 ××，女，18 岁。

主诉：牙齿前突求矫。

现病史：自觉前牙前突，现来我院求矫，其父母有相似面型。

既往史：患者否认任何系统性疾病及药物过敏史。

1.2　面像照

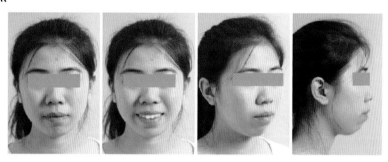

1.3　口内照

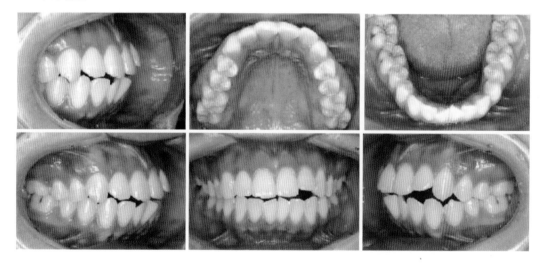

1.4　X 线片

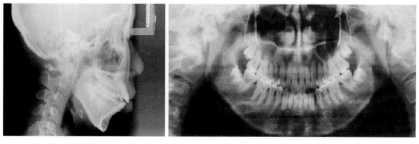

头颅侧位片　　　　　　　　　全口曲面体层片

1.5　牙列分析

· 牙列式：A7~B7、C7~D7（A8、B8、C8、D8 未萌）。

· 磨牙关系：右侧安氏Ⅰ类，左侧安氏Ⅰ类。

· 尖牙关系：右侧安氏Ⅰ类，左侧安氏Ⅰ类。

· 拥挤度：上牙弓 2mm，下牙弓 3mm。

· 中线：中线齐。

· 覆𬌗覆盖：前牙开𬌗 1mm。

· Bolton 比值：前牙比 78.5%。

1.6　其他检查

· 关节无弹响和摩擦音。

· 曲面体层片显示双侧升支基本对称。

· 开口型、开口度正常。

· 面型：凸面型。

· C1、D1 扭转，A8、B8、C8、D8 未萌。

1.7　头影测量分析

1.8　诊断

· 安氏Ⅰ类错𬌗畸形

· 下颌后缩

· 前牙开𬌗

2　治疗计划

· 正畸正颌联合矫治。

· 排齐整平上下牙列，使上下牙弓匹配术前准备。

· 手术方案：上颌 Le Fort Ⅰ型截骨后退 3mm；切端上抬 1mm；后牙下降 2mm（术前拔 A8、B8、C8、D8）。

· 下颌 SSRO 前徙 4mm，逆时针旋转；前部根尖下截骨，切端上抬 2mm；辅助颏成形术（术中拔除 C4、D4）。

· 术后调整咬合关系。

· 最终咬合：尖牙Ⅰ类关系，磨牙完全Ⅲ类关系。

3　治疗过程

· 初期排齐整平上下牙列至 0.018 英寸 × 0.025 英寸 SS 方丝（4 个月）。

· 取模观察上下牙弓是否匹配，上𬌗架，做术前准备。

· 术中拔除 C4、D4，术式采用上颌 Le Fort Ⅰ型截骨；下颌 SSRO 前徙 4mm+ 前部根尖下截骨 + 颏成形术。

· 术后 2 周拆除稳定𬌗板，A1、C1、B1、D1 垂直牵引，A3、C3、C5、B3、D3、D5 三角形牵引。

· 术后 4 周由患者自行挂牵引并配合张口练习。

· 术后 2 个月行术后正畸治疗，C6、D6 近中焊牵引钩，向后结扎，关闭下颌间隙。

· 术后做下颌固定舌刺。

· 术后 7 个月舌刺效果明显，故拆除舌刺，继续精细调整。

· 术后 11 个月全口牙列排列整齐，尖牙、磨牙咬合关系良好，前牙部覆𬌗、覆盖基本正常，上下牙列中线居中，患者对治疗效果十分满意，故拆除全口矫治器，抛光牙面，取模制作保持器，拍面像照片 +X 线片。

· 定期复查。

4 治疗结果

4.1 面像照

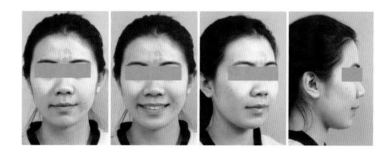

4.2 口内照

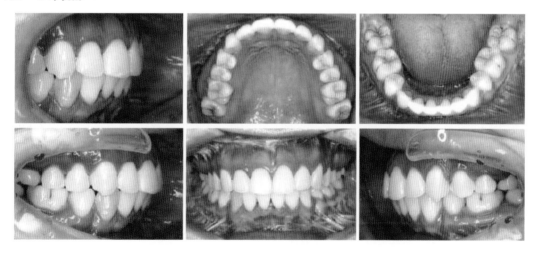

4.3 X 线片

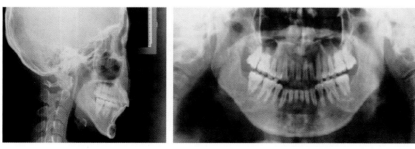

头颅侧位片　　　　　　　　　　全口曲面体层片

4.4 头影测量分析

测量指标	参考值	治疗前	治疗后
SNA(°)	82.8 ± 4	77.8	74.8
SNB(°)	80.1 ± 3.9	70.1	72.6
ANB(°)	2.7 ± 2	7.6	2.2
SND(°)	77.3 ± 3.8	66.4	70
U1−NA(°)	22.8 ± 2.7	26.3	23.8
U1−NA(mm)	5.1 ± 2.4	7	7.3
L1−NB(°)	30.3 ± 5.8	47.0	36
L1−NB(mm)	6.7 ± 2.1	15.5	11.3
U1−L1(°)	124.2 ± 8.2	98.9	116.5
OP−SN(°)	16.1 ± 5.0	25.1	21
GoGn−SN(°)	32.5 ± 5.2	52.5	54
FMA(°)	30.19 ± 4.0	43	44
IMPA(°)	95.59 ± 5.04	104.2	91.2
FMIA(°)	54.22 ± 4.44	32.8	44.8

病例 3

1 检查、诊断

1.1 患者信息

张 × ×，女，23 岁。

主诉：嘴巴前突求矫。

现病史：患者 16 岁左右在外院行 A2~B2 烤瓷桥修复，现来我院求矫。

既往史：患者否认家族遗传史，药物过敏史。

1.2 面像照

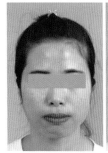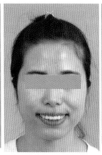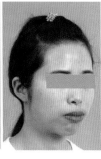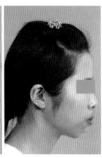

1.3 口内照

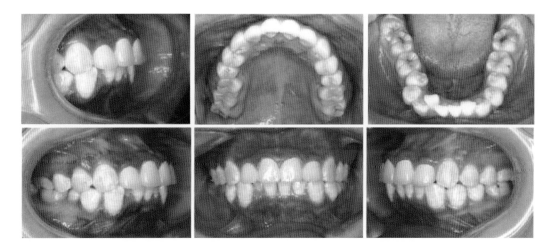

1.4 X线片

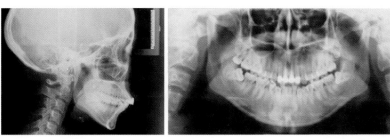

头颅侧位片 　　　　　　　 全口曲面体层片

1.5 牙列分析

· 牙列式：A8~B7、C8~D8。

· 磨牙关系：右侧安氏Ⅰ类，左侧安氏Ⅰ类。

· 尖牙关系：右侧安氏Ⅰ类，左侧安氏Ⅰ类。

· 拥挤度：上牙弓 1mm，下牙弓 4mm。

· 中线：上颌中线居中，下颌中线右偏 2mm。

· 覆𬌗覆盖：覆𬌗Ⅰ度，覆盖Ⅰ度。

· Bolton 比值：前牙比 78%。

1.6 其他检查

· 关节无弹响及摩擦音。

· 曲面体层片显示双侧升支基本对称。

· 面型：凸面型。

· C8、D8 横向中位阻生 B8 畸形未萌。

· A2~B2 修复体。

1.7 头影测量分析

1.8 诊断

· 安氏Ⅰ类错𬌗畸形

- 上颌前突
- 下颌后缩
- 牙列拥挤

2 治疗计划

- 正畸正颌联合矫治。
- 手术术式：上颌 Le Fort Ⅰ型截骨整体后退 3~4mm，并逆时针旋转，切端上抬 2~3mm；下颌 SSRO 前徙，辅助颏成形术（术式参见图 9-3）。
- 术前正畸，择期拔除 A8、B8、C8、D8。
- 排齐整平上牙列。
- 术前拔除 C4、D4，强支抗内收下前牙关闭拔牙间隙，加大覆盖。
- 术后调整咬合关系。
- 最终咬合：尖牙Ⅰ类关系，磨牙完全Ⅲ类关系。

3 治疗过程

- 初期先拔除 C4、D4。
- 排齐整平上下牙列（5 个月）。
- 远移 C3、D3，两步法关闭拔牙间隙（6 个月）。
- 取阶段研究模，精细调整（3 个月）。
- 再次取术前研究模，达到手术标准。
- 术后 2 周拆除稳定𬌗板，A3~C6，B3~D6（3/16″ 皮圈）行Ⅱ类牵引，B3、D3、D4 三角形牵引（1/8″ 皮圈）。
- 术后 4 周由患者自行挂牵引并配合张口练习。
- 术后 2 个月行术后正畸治疗，上下颌更换 0.019 英寸 × 0.025 英寸 SS 方丝，调𬌗。
- 术后 3 个月尖磨牙关系稳定，前牙覆𬌗、覆盖尚可，咬合稳定。
- 术后拆除带环，A5~B5、C5~D5 连扎，圆丝保持 2 个月。
- 拆除全口矫治器，抛光牙面，取模制作保持器，拍面像照片 +X 线片。
- 定期复查。

4 治疗结果

4.1 面像照

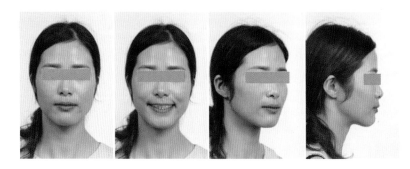

4.2 口内照

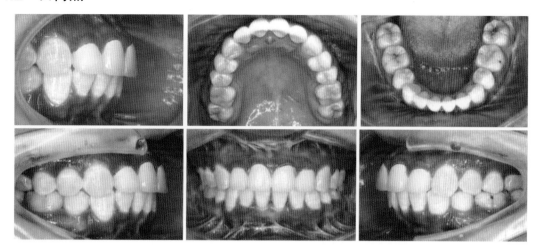

4.3 X线片

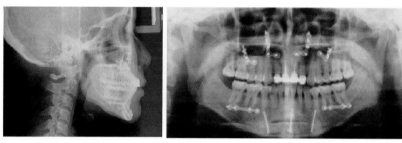

头颅侧位片 　　　　　　　　　　全口曲面体层片

4.4 头影测量分析

测量指标	参考值	治疗前	治疗后
SNA(°)	82.8 ± 4	84.3	80.8
SNB(°)	80.1 ± 3.9	76.3	79.6
ANB(°)	2.7 ± 2	7.9	1.1
SND(°)	77.3 ± 3.8	73.1	77.8
U1−NA(°)	22.8 ± 2.7	30.5	36.1
U1−NA(mm)	5.1 ± 2.4	6	8.8
L1−NB(°)	30.3 ± 5.8	30.8	30.9
L1−NB(mm)	6.7 ± 2.1	9	6.9
U1−L1(°)	124.2 ± 8.2	110.6	111.8
OP−SN(°)	16.1 ± 5.0	15.5	11.5
GoGn−SN(°)	32.5 ± 5.2	39	36.1
FMA(°)	30.19 ± 4.0	29.9	27.5
IMPA(°)	95.59 ± 5.04	95.4	95.1
FMIA(°)	54.22 ± 4.44	54.6	57.4

第二节　Ⅱ类骨面型手术治疗

　　Ⅱ类骨面型的面型特征就是上颌因发育过度引起上颌前突，而下颌则是由于发育不良导致下颌后缩畸形。另外还有少数人，仅表现上颌前突，而下颌大体正常；也有患者上颌情况基本正常，而主要表现为下颌后缩。

一、颅颌面结构特征

　　Ⅰ类骨面型的特征是开唇露齿，双唇不能自然闭拢，微笑时牙龈外露过多。下唇常位于上前牙的后方，颏部明显后缩，在下唇与颏之间有软组织隆起，颏颈距离短小。第一磨牙为安氏Ⅱ类错𬌗，前牙深覆𬌗和深覆盖，上下前牙唇倾明显，𬌗曲线异常，Spee 曲线过陡，下前牙过高位，有时会咬伤上腭黏膜。此类患者常伴口呼吸、牙龈炎，程度不等的牙周病，关节疾病也常常困扰着他们。患者求治的主要目的是改善不满意的外形侧貌。

二、诊断

　　诊断比较明确，也不困难。头影测量分析：SNA 角比正常值大，而 SNB 角则明显小于正常。唇齿关系较差，上下颌前牙的牙轴明显唇倾。VTO 分析上颌常需要拔除第一前磨牙，上颌前部牙骨段后退，并直立前牙。伴有露龈过多者，该段牙骨段还需要上移。下颌的情况可根据不同情况选择适合的术式。仅仅表现为颏后缩者，可单纯做颏成形术即可；如有下颌后退同时伴颏部发育欠佳，可以设计前徙下颌，同时加颏成形术；如果出现下前牙过高位，并有明显唇倾，下颌前颌截骨后退也可以考虑。并借此机会降低前牙骨段。

三、手术术式设计

　　根据临床表现和畸形特征，可以划分为下列 3 种情况。

（一）上颌前突为主，下颌大体正常，或下颌仅仅存在牙齿方面的问题

　　下颌可通过拔牙或非拔牙，排齐整平下牙列。上颌实施前颌截骨后退术，术中去除第一前磨牙的牙骨块（图 9-4）。最终尖牙Ⅰ类关系，磨牙为完全Ⅱ类咬合关系；有时也选择上颌 Le Fort Ⅰ型截骨整体后退术。

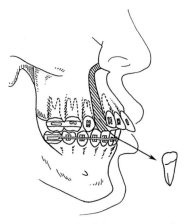

图 9-4　上颌前颌截骨后退术

病例 1

1 检查、诊断

1.1 患者信息

郭 ×，男，18 岁。

主诉："龅牙"求矫。

现病史：患者自换牙以来出现前牙前突，面型较差，现来我院求矫。

既往史：患者否认正畸治疗史，否认系统性疾病及药物过敏史。

1.2 面像照

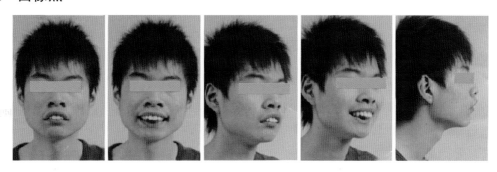

1.3 口内照

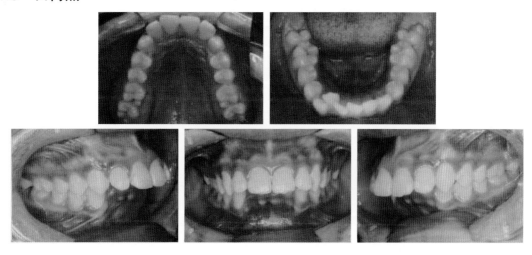

1.4 X 线片

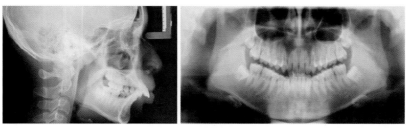

头颅侧位片　　　　　　　　全口曲面体层片

1.5 牙列分析

- 牙列式：A7~B7，C7~D7。
- 磨牙关系：右侧安氏Ⅱ类，左侧安氏Ⅱ类。
- 尖牙关系：右侧安氏Ⅱ类，左侧安氏Ⅱ类。
- 拥挤度：上牙弓Ⅰ度，下牙弓Ⅰ度。
- 中线：上牙列中线左偏 2mm，下牙列中线右偏 1mm。
- 覆𬌗覆盖：覆𬌗Ⅲ度，覆盖Ⅲ度。
- Bolton 比值：前牙比 81%。

1.6 其他检查

- 关节无弹响和摩擦音。
- 下颌牙列深 Spee 曲线。
- 面型：凸面型。
- 颏部右偏。
- A8、B8、C8、D8 阻生。
- C2 舌侧位。

1.7 头影测量分析

1.8 诊断

- 安氏Ⅱ类错𬌗畸形
- 上颌前突
- 牙列拥挤
- 深覆𬌗、深覆盖
- 中线不齐

2 治疗计划

- 正畸正颌联合矫治（上颌根尖下截骨后退 + 颏成形术，建议拔除 A8、B8、C8、D8）（术式参见图 9-4）。
- 全口方丝弓拔牙矫治技术（拔除 A4、B4、C1），加强唇肌训练。
- 正畸排齐牙列去除代偿。
- 下颌拔除 C1，压低下前牙，打开咬合，以利 A3~B3 根尖下截骨后退。
- 术中拔除 A4、B4，A3~B3 根尖下截骨后退。
- 术后调整咬合关系。
- 最终咬合：尖牙Ⅰ类关系，磨牙Ⅱ类关系。

3 治疗过程

- 拔除 C1，粘结 C7~D7 托槽、带环，排齐压低 C2~D2。
- 上颌平导打开咬合，下颌换至 0.45mm 不锈钢圆丝（唇肌训练）。
- 粘结 A7~B7 托槽、带环排齐上颌，上下颌换至 0.018 英寸 × 0.025 英寸不锈钢方丝。

- 取模观察上下牙弓是否匹配，做术前准备。
- 术中拔除 A4、B4，术式采用 A3~B3 根尖下截骨后退 + 颏成形术。
- 术后 2 周拆除稳定殆板，A3、C3、C4、B3、D3、D4 三角形牵引（1/8" 皮圈）+ 调殆。
- 术后 4 周由患者自行挂牵引并配合张口练习。
- 术后 2 个月行术后正畸治疗，上下颌更换 0.4mm SS 圆丝，上颌皮链关闭散隙。
- 术后 3 个月尖牙、磨牙关系稳定，前牙覆殆、覆盖正常。
- 拆除带环，A5~B5，C5~D5 连扎，圆丝保持 2 个月。
- 拆除全口矫治器，抛光牙面，取模制作保持器，拍面像照片 +X 线片。
- 定期复查。

4 治疗结果

4.1 面像照

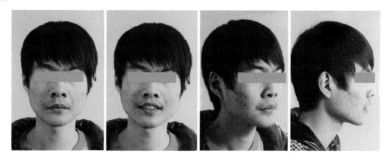

4.2 口内照

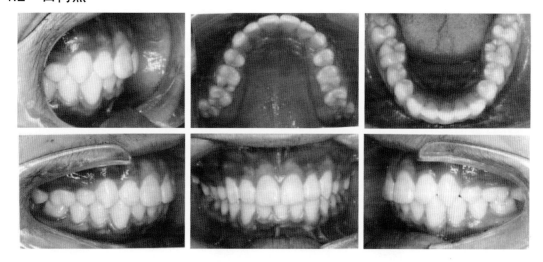

4.3 X 线片

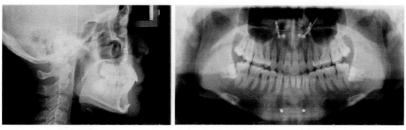

术后头颅侧位片　　　　　　术后全口曲面体层片

4.4 头影测量分析

测量指标	参数值	治疗前	治疗后
SNA(°)	82.8 ± 4	83.78	83.7
SNB(°)	80.1 ± 3.9	78.81	79.88
ANB(°)	2.7 ± 2	4.97	3.19
SND(°)	77.3 ± 3.8	76.15	77.57
U1-NA(°)	22.8 ± 2.7	23.98	16.47
U1-NA(mm)	5.1 ± 2.4	6.62	2.91
L1-NB(°)	30.3 ± 5.8	29.69	23.88
L1-NB(mm)	6.7 ± 2.1	8.68	4.1
U1-L1(°)	124.2 ± 8.2	121.35	136.47
OP-SN(°)	16.1 ± 5.0	16.29	16.51
GoGn-SN(°)	32.5 ± 5.2	41.83	38.89
FMA(°)	30.19 ± 4.0	34.92	27.91
IMPA(°)	95.59 ± 5.04	89.06	85.11
FMIA(°)	54.22 ± 4.44	56.02	66.99

病例 2

1 检查、诊断

1.1 患者信息

董×，女，24岁。

主诉：自觉面形突求矫。

现病史：患者自觉面部前突，现来我院求矫。

既往史：患者否认外伤史、正畸治疗史，否认任何系统性疾病及药物过敏史，否认家族遗传史。

1.2 面像照

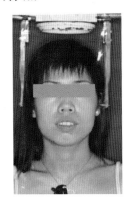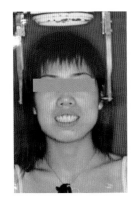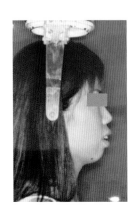

1.3　口内照

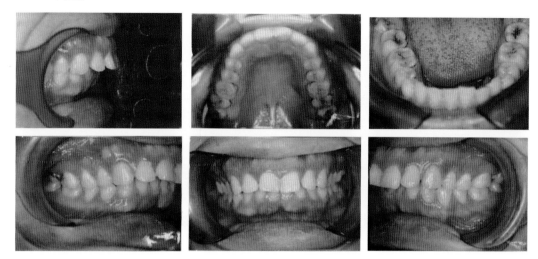

1.4　X线片

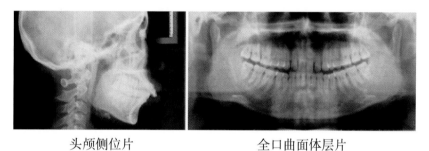

头颅侧位片　　　　　　　　全口曲面体层片

1.5　牙列分析

· 牙列式：A8~B8，C8~D8。

· 磨牙关系：右侧安氏Ⅱ类，左侧安氏Ⅱ类。

· 尖牙关系：右侧安氏Ⅱ类，左侧安氏Ⅱ类。

· 拥挤度：上牙弓 0mm，下牙弓 1mm。

· 中线：中线齐。

· 覆𬌗覆盖：覆𬌗Ⅱ度，覆盖Ⅲ度。

· Bolton 比值：前牙比 81.3%。

1.6　其他检查

· 关节弹响和摩擦音。

· 关节无压痛。

· 面型：凸面型。

· 下颌略后缩。

· C7、D8 龋坏。

1.7　头影测量分析

1.8　诊断

· 安氏Ⅱ类1分类错𬌗畸形

· 上颌前突

· 深覆盖

· 深覆𬌗

2　治疗计划

· 正畸正颌联合矫治。

· 术式：上颌根尖下截骨后退 + 颏成形术，正畸拔牙矫治（拔除 A4、B4、C4、D4），术前拔除 A8、B8、C8、D8。

· 正畸去除牙列代偿，术后关闭剩余间隙。

· 最终调整为尖牙、磨牙Ⅰ类咬合关系。

3. 治疗过程

· 初期排齐整平上下牙列至 0.018 英寸 ×0.025 英寸 SS 方丝（6 个月）。

· 术前拔除 C4、D4、A8、B8、C8、D8，利用拔牙间隙调整磨牙关系为中性，内收下前牙，加大前牙覆盖，术中拔除 A4、B4，A3~B3 行根尖下截骨后退，下颌辅助颏成形术。

· 术后 2 周去除稳定𬌗板，A3、C3、C5，B3、D3、D5 三角形牵引（1/8" 皮圈）。

· 术后 4 周由患者自行挂牵引橡皮圈、练习张口。

· 术后 2 个月行正畸治疗，下颌更换 0.017 英寸 ×0.025 英寸不锈钢方丝。

· 手术后 5 个月咬合良好，全口连扎保持 2 周。

· 拆除矫治器戴用保持器，收集完成资料，定期复查。

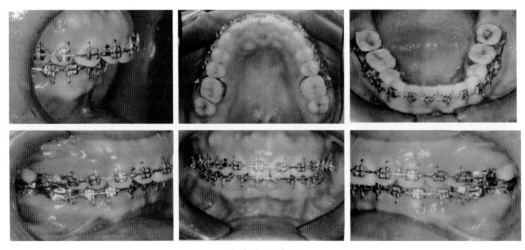

治疗中口内照

4　治疗结果

4.1　面像照

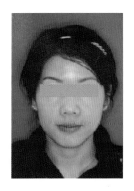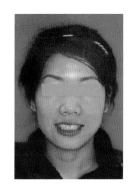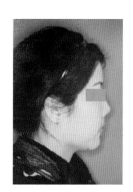

4.2　口内照

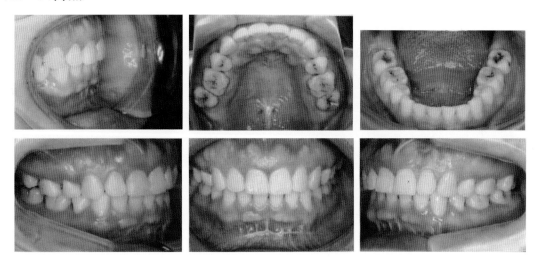

4.3　X 线片

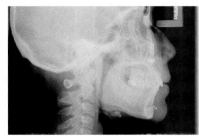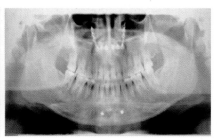

头颅侧位片　　　　　　　　　　　全口曲面体层片

4.4 头影测量分析

测量指标	参考值	治疗前	治疗后
SNA(°)	82.8 ± 4	86.5	79.5
SNB(°)	80.1 ± 3.9	76.0	76.5
ANB(°)	2.7 ± 2	10.5	3.0
SND(°)	77.3 ± 3.8	73	74.0
U1–NA(°)	22.8 ± 2.7	26	24.5
U1–NA(mm)	5.1 ± 2.4	7.0	7.0
L1–NB(°)	30.3 ± 5.8	30.5	29.0
L1–NB(mm)	6.7 ± 2.1	13	7.5
U1–L1(°)	124.2 ± 8.2	113	124.0
OP–SN(°)	16.1 ± 5.0	17.5	25.5
GoGn–SN(°)	32.5 ± 5.2	31.5	31.5
FMA(°)	30.19 ± 4.0	29.5	30.0
IMPA(°)	95.59 ± 5.04	102.5	98.5
FMIA(°)	54.22 ± 4.44	48	51.5

（二）下颌严重后缩，上颌大体正常

这时上颌仅需要正畸矫治，下颌则实施手术治疗。有 3 种术式可供选择：如果颏部发育良好，只是下颌位置靠后，单独下颌前徙手术即可；如果下颌位置靠后，且颏部发育不良，手术设计是先前徙下颌，在此基础上，再实施颏成形术；如果下颌后缩十分严重，可以在手术前拔除下颌第一前磨牙，内收下前牙，关闭拔牙间隙，增加前牙覆盖，这样下颌可以大量前徙，并在此基础上，实施颏成形术。

病例 3

1 检查、诊断

1.1 患者信息

赵 ×，女，24 岁。

主诉：右侧颞下颌关节外伤半年，要求调整咬合。

现病史：患者半年前因下颌外伤，现来我院就医。

既往史：患者否认正畸治疗史，否认任何系统性疾病及药物过敏史。

1.2 面像照

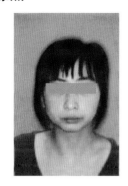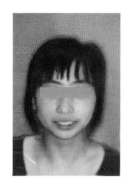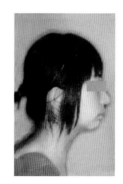

1.3 口内照

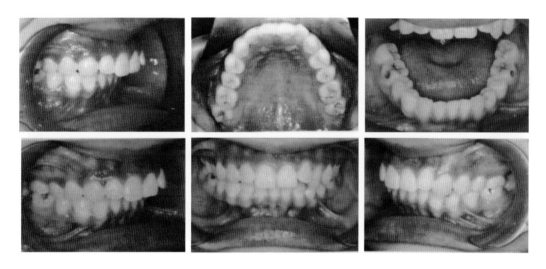

1.4 X 线片

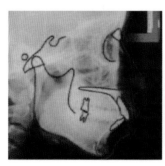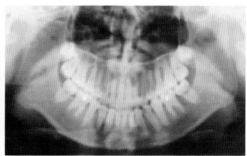

头颅侧位片　　　　　　　　全口曲面体层片

1.5 牙列分析

· 牙列式：A7~B7，C1~C7，D2~D7。

· 磨牙关系：右侧安氏Ⅰ类，左侧安氏Ⅰ类。

· 尖牙关系：右侧安氏Ⅰ类，左侧安氏Ⅰ类。

· 拥挤度：上牙弓 0mm，下牙弓 3mm。

- 中线：下颌中线左偏 2mm。
- 覆𬌗覆盖：覆𬌗Ⅰ度，覆盖Ⅱ度。
- Bolton 比值：前牙比 79.8%。

1.6 其他检查

- 左侧关节弹响、压痛。
- 开口颏点左偏。
- 面型：凸面型。
- 下颌后缩。
- C6、D6 银汞充填。

1.7 头影测量分析

1.8 诊断

- 安氏Ⅰ类错𬌗畸形
- 骨性Ⅱ类错𬌗畸形
- 牙列拥挤
- 颞下颌关节功能紊乱综合征

2 治疗计划

- 正畸正颌联合矫治（双侧下颌骨矢状劈开截骨前徙 + 颏成形术，图 9-5AB）。

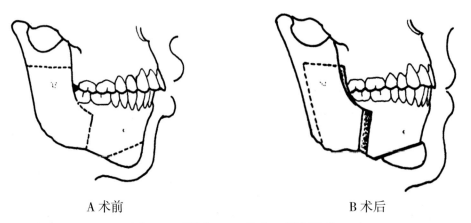

A 术前   B 术后

图 9-5 下颌 SSRO 前徙 + 颏成形术

- 全口直丝弓非拔牙矫治技术。
- 正畸排齐牙列去除代偿，上颌扩弓，下颌缩弓。
- 术后调整咬合关系。
- 最终咬合：磨牙Ⅰ类关系。

3　治疗过程

- ·粘结磨牙带环及全口直丝弓托槽。
- ·上颌腭杠扩弓，下颌舌弓缩弓，上下牙列排齐整平（7 个月）。
- ·上下颌换 0.018 英寸 ×0.025 英寸 SS 理想弓调整上下牙弓（准备手术）。
- ·术后 2 周拆除稳定𬌗板，A3、C3、C4、B3、D3、D4 三角形牵引（1/8 " 皮圈）+ 短 Ⅱ 类牵引。
- ·术后 4 周由患者自行挂牵引并配合张口练习。
- ·术后 2 个月行术后正畸治疗。
- ·术后 5 个月尖牙、磨牙关系稳定，前牙覆𬌗、覆盖正常。
- ·术后拆除带环，A5~B5，C5~D5 连扎，圆丝保持 2 个月。
- ·拆除全口矫治器，抛光牙面，取模制作保持器，拍面像照片 +X 线片。
- ·定期复查。

4　治疗结果

4.1　面像照

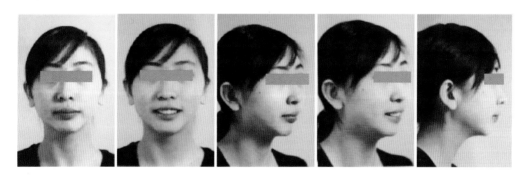

4.2　口内照

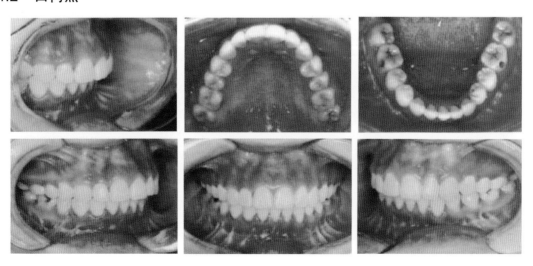

4.3　X 线片

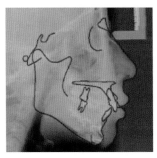

术后头颅侧位片

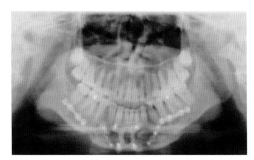

术后全口曲面体层片

4.4　头影测量分析

测量指标	参考值	治疗前	治疗后
SNA(°)	82.8 ± 4	83.7	83.7
SNB(°)	80.1 ± 3.9	71.0	79.88
ANB(°)	2.7 ± 2	12.7	3.19
SND(°)	77.3 ± 3.8	69.0	77.57
U1-NA(°)	22.8 ± 2.7	22	16.47
U1-NA(mm)	5.1 ± 2.4	6	2.91
L1-NB(°)	30.3 ± 5.8	43.0	23.88
L1-NB(mm)	6.7 ± 2.1	8.0	4.1
U1-L1(°)	124.2 ± 8.2	106.0	136.47
OP-SN(°)	16.1 ± 5.0	20	16.51
GoGn-SN(°)	32.5 ± 5.2	31.5	38.89
FMA(°)	30.19 ± 4.0	19	27.91
IMPA(°)	95.59 ± 5.04	117	85.11
FMIA(°)	54.22 ± 4.44	44	66.99

　　还有些病例前期已经经过了正畸生长改良方面的矫治，但受遗传方面的影响，颏部发育远没达到治疗的期望值。在这种情况下，补充一个颏成形术，疗效会大幅提升。

病例 4

1　检查、诊断

1.1　患者信息

杨 ×，男，24 岁。

主诉："下颌后缩"求矫治。

现病史：患者随生长发育出现下颌后缩，现来我院求矫。

既往史：患者否认正畸治疗史，否认任何系统性疾病史及药物过敏史。

1.2　面像照

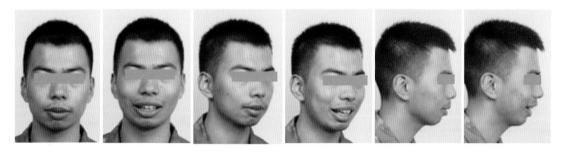

1.3　口内照

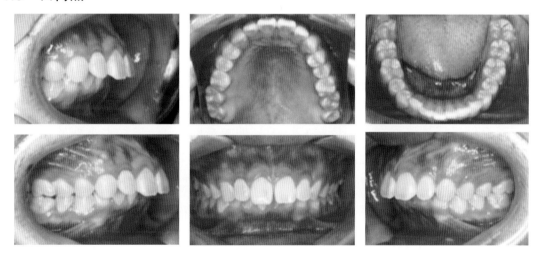

1.4　X 线片

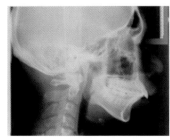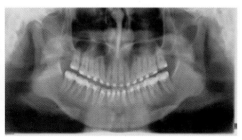

头颅侧位片　　　　　　　　　全口曲面体层片

1.5 牙列分析

- 牙列式：A8~B8，C8~D8。
- 磨牙关系：右侧安氏Ⅱ类，左侧安氏Ⅰ类。
- 尖牙关系：右侧安氏Ⅱ类，左侧安氏Ⅱ类。
- 拥挤度：上牙弓 –1mm，下牙弓 3mm。
- 中线：下颌中线右偏 1.0mm。
- 覆𬌗覆盖：覆𬌗 7mm，覆盖 9mm。
- 关节弹响。
- 全口曲面体层片显示双侧关节基本对称。
- 面型：凸面型。

1.6 头影测量分析

1.7 诊断

- 安氏Ⅱ类亚类错𬌗畸形
- 骨性Ⅱ类错𬌗畸形
- 牙列拥挤
- 深覆𬌗，深覆盖
- 中线不齐
- 下颌后缩

2 治疗计划

- 正畸正颌联合矫治。
- 正畸直丝弓拔牙矫治，下颌拔除 C4、D4，加大术前覆盖，去除上下前牙代偿。
- 术式：上颌 Le Fort Ⅰ型截骨后退，下颌 SSRO 劈开前徙。
- 正畸结束后行颏成形术。

  最终关系：磨牙Ⅲ类关系，尖牙Ⅰ类关系，Ⅰ度覆𬌗，Ⅰ度覆盖。

3 治疗过程

- 先行下颌拔牙矫治，关闭拔牙间隙，加大覆盖，以利手术。
- 粘结上颌矫治器，调整上颌前牙唇倾度。
- 匹配上下牙弓宽度。
- 做术前准备（口扫，模型扫描）。
- 2 周拆除咬合板，双侧Ⅱ类牵引。
- 8 周行术后正畸，4 个月后正畸治疗结束。

4　治疗结果

4.1　面像照

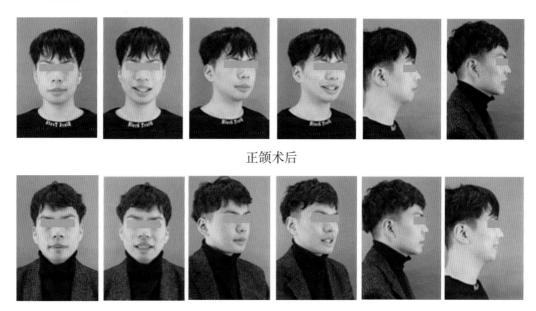

正颌术后

补充颏成形后

4.2　口内照

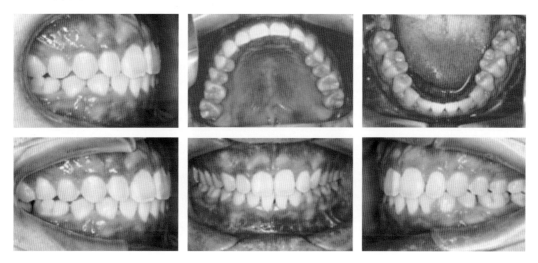

4.3　X 线片

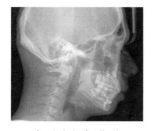

术后头颅侧位片

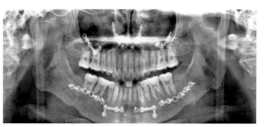

术后全口曲面体层片

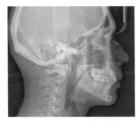

颏成形后侧位片

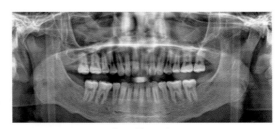
曲面体层片

4.4 头影测量分析

测量指标	参考值	治疗前	治疗后
SNA(°)	82.8 ± 4	85.63	87.52
SNB(°)	80.1 ± 3.9	75.33	75.49
ANB(°)	2.7 ± 2	10.30	12.03
SND(°)	77.3 ± 3.8	68.62	70.62
U1–NA(°)	22.8 ± 2.7	11.32	14.67
U1–NA(mm)	5.1 ± 2.4	0.59	1.74
L1–NB(°)	30.3 ± 5.8	40.15	35.77
L1–NB(mm)	6.7 ± 2.1	15.08	14.78
U1–L1(°)	124.2 ± 8.2	118.23	117.53
OP–SN(°)	16.1 ± 5.0	32.74	29.47
GoGn–SN(°)	32.5 ± 5.2	68.06	67.46
FMA(°)	30.19 ± 4.0	56.90	57.3
IMPA(°)	95.59 ± 5.04	76.76	78.72
FMIA(°)	54.22 ± 4.44	46.33	49.88

（三）上颌前突同时伴下颌后缩

在临床上，60%~70% 的 Ⅱ 类骨面型患者都是此种类型。临床上对此类患者的治疗为：上颌 Le Fort Ⅰ 型截骨后退术，或前颌截骨后退术，或者两种手术结合；下颌 SSRO 前徙加颏成形术。各种术式参见图 9-6AB 至图 9-13AB。

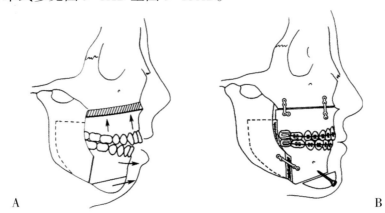

A　　　　　　　　　　　　　　B

图 9-6 骨性 Ⅱ 类上颌 Le Fort Ⅰ 型截骨后退 + 下颌 SSRO 前徙 + 颏成形术

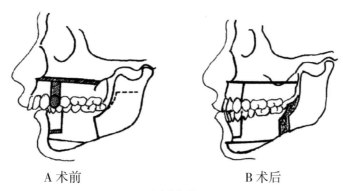

A 术前　　　　　　　　　　　　　B 术后

图 9-7　严重 Ⅱ 类骨面型可采用上颌前颌截骨 + Le Fort Ⅰ 型截骨 + 下颌 SSRO 前徙 +
前部牙槽下降手术 + 颏成形术

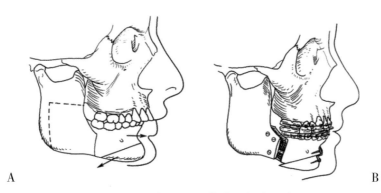

A　　　　　　　　　　　　　　　　　　　　B

图 9-8　下颌 SSRO 前徙 + 颏成形术

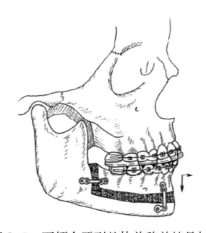

图 9-9　下颌全牙列整体前移并植骨加高

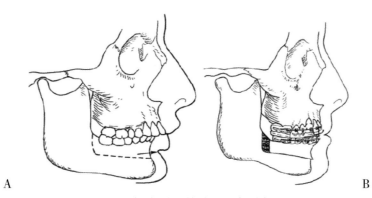

A　　　　　　　　　　　　　　　　　　　　B

图 9-10　下颌全牙列前移 + 后部缺损处植骨

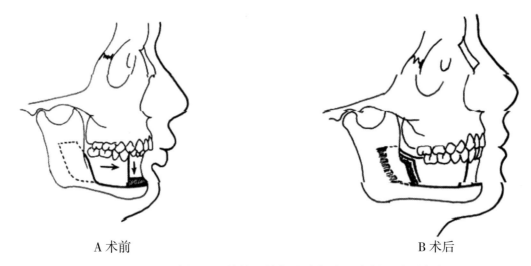

A 术前   B 术后

图 9-11 下颌 SSRO 前徙 + 前部去除部分骨降低下前牙高度

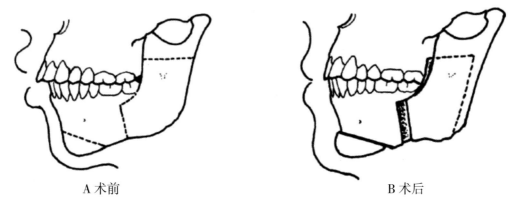

A 术前   B 术后

图 9-12 下颌 SSRO 前徙 + 颏成形术

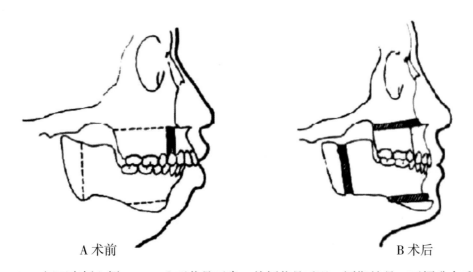

A 术前   B 术后

图 9-13 短面病例上颌 Le Fort Ⅰ型截骨下降 + 前颌截骨后退 + 同期植骨；下颌升支垂直
切口前徙 + 颏成形术 + 同期植骨

病例 5

1 检查、诊断

1.1 患者信息

于 ×，女，23 岁。

主诉：嘴突，没下巴要求治疗。

现病史：随生长发育逐渐出现嘴突症状，未曾治疗。

既往史：患者否认任何系统性疾病及药物过敏史，否认传染病史，否认家族史，否认正畸治疗史、否认外伤史。

1.2 面像照

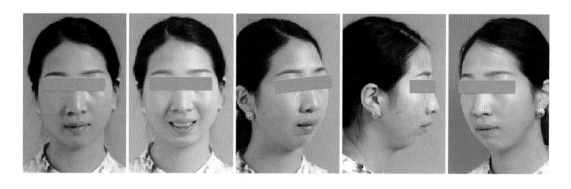

1.3 口内照

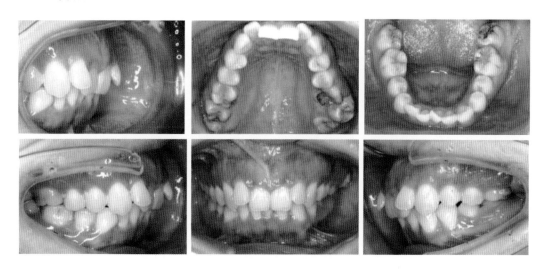

1.4　X 线片

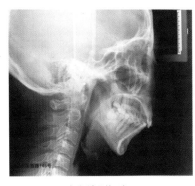
头颅侧位片

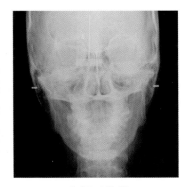
头颅正位片

1.5　牙列分析

- 牙列式：A8~B8，C7~D7（C3 缺失）。
- 磨牙关系：右侧安氏Ⅰ类，左侧安氏Ⅱ类。
- 拥挤度：上牙弓 4mm，下牙弓 2mm。
- 中线：上颌中线正，下颌中线右偏 3mm。
- 前牙覆𬌗覆盖：覆𬌗Ⅱ度。
- Bolton 比：前牙比 70.85%。

1.6　其他检查

- B7、D7 正锁𬌗，B6 残冠，A2、B2 唇倾，A1、B1 舌倾，C8、D8 埋伏阻生。
- 正面观：露龈笑明显。
- 侧面观：下颌后缩，小颏畸形。

1.7　头影测量分析

1.8　诊断

- 安氏Ⅱ类亚类错𬌗畸形
- 露龈笑
- 下颌后缩，小颏畸形
- B7、D7 正锁𬌗

2　治疗计划

- 正畸正颌联合矫治（上颌 Le Fort Ⅰ型截骨后退并上抬前颌部，下颌 SSRO 前徙术 + 颏成形术，图 9-6），术前拔除 A8、B8、C8、D8。
- 拔牙矫治，拔除 B6（残根）D4（C3 缺失）。
- 术前正畸：排齐整平上下牙列，关闭下牙列拔牙间隙，去除牙齿代偿，保留 B6 缺牙间隙，矫治结束后修复 B6。
- 术后正畸：调整咬合关系。

·最终咬合：双侧磨牙均为完全Ⅲ类咬合关系。

3　治疗过程

·排齐整平上下牙列至 0.019 英寸 ×0.025 英寸不锈钢方丝（9 个月）。

·闭隙曲关闭下牙列间隙（6 个月）。

·取模观察上下牙弓是否匹配，做术前准备。

·手术术式采用：上颌 Le Fort Ⅰ型截骨术，上颌骨后退 3mm+ 逆时针旋转，上颌切牙段上抬 4mm，下颌 SSRO 前徙 4mm 并逆时针旋转 + 颏成形术前徙 6mm。

·术后 2 周拆除稳定𬌗板，A3、C4、C5、B3、D3、D5 三角形牵引（1/8″ 皮圈）。

·术后 6 周由患者自行挂牵引并配合张口练习。

·术后 1.5 个月行术后正畸治疗，调整 B6 拔牙间隙宽度（2 个月）。

·精细调整（5 个月）。

·拆除带环，保持 2 个月。

·拆除全口矫治器，抛光牙面，取模制作保持器，拍面像照片 +X 线片。

·定期复查。

3.1　术中 X 线片

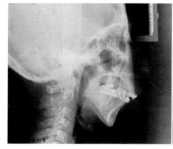 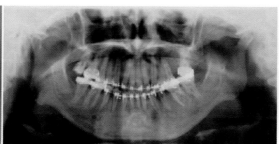 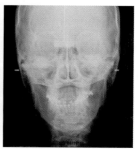

术中头颅侧位片　　　　　　　术中全口曲面体层片　　　　　　术中头颅正位片

4　治疗结果

4.1　面像照

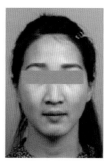 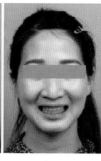 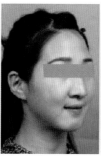 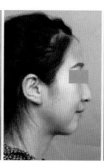 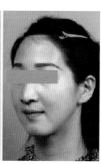

4.2 口内照

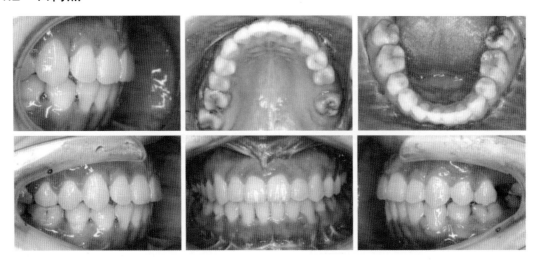

4.3 X 线片

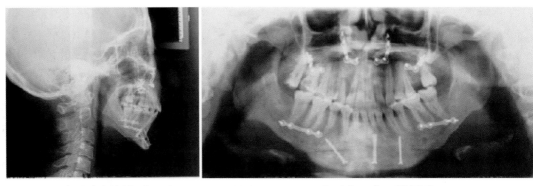

术后头颅侧位片   术后全口曲面体层片

4.4 头影测量分析

测量指标	参考值	治疗前	治疗后
SNA(°)	82.8 ± 4	81.46	79.22
SNB(°)	80.1 ± 3.9	68.3	75.49
ANB(°)	2.7 ± 2	13.15	3.73
SND(°)	77.3 ± 3.8	64.43	73.19
U1−NA(°)	22.8 ± 2.7	23.71	23.25
U1−NA(mm)	5.1 ± 2.4	3.33	3.12
L1−NB(°)	30.3 ± 5.8	38.19	37.58
L1−NB(mm)	6.7 ± 2.1	12.67	10.1
U1−L1(°)	124.2 ± 8.2	112.57	122.44
OP−SN(°)	16.1 ± 5.0	32.06	20.06
GoGn−SN(°)	32.5 ± 5.2	42.95	38.66
FMA(°)	30.19 ± 4.0	40.68	38.20
IMPA(°)	95.59 ± 5.04	102.94	92.43
FMIA(°)	54.22 ± 4.44	36.38	49.37

第三节　Ⅲ类骨面型手术治疗

上颌后缩伴下颌前突是临床上最常见的颅颌面畸形之一。根据空军军医大学颌面外科的临床资料，在骨性反𬌗的病例中，此类患者占 60% 左右。一般都需要实施双颌联合手术。在骨性反𬌗的病例中，分布着 3 种情况：部分病例仅表现上颌后缩畸形，下颌尚可接受；临床表现下颌发育过度，显示下颌前突畸形，上颌发育在正常范围之内；既有上颌发育不足，同时伴有下颌发育过度，两者兼而有之。最后一型占绝大多数。

一、临床表现

临床常见的骨性反𬌗畸形，大都具有上颌后缩、下颌前突的复合表现。面中份或鼻旁区凹陷，上唇后缩，下唇及颏部前突，面下 1/3 过长。前牙反𬌗，严重者，反覆盖超过 10mm，常伴有开𬌗，磨牙呈安氏Ⅲ类关系，严重咬合关系错乱，咀嚼功能下降，有些患者仅有个别后牙有咬合接触。不少患者还伴有 TMJ 的症状，如关节弹响、局部疼痛、开口受限等。

二、临床诊断

临床诊断可通过面部及口内检查，结合石膏模型，X 线头影测量等资料来综合考虑。头颅侧位片显示：SNA 值小于正常，A 点后移，上颌骨小常有明显拥挤或有埋伏牙的情况。SNB 大于正常值，B 点和 Pg 点靠前，下颌体积增大。ANB 角为负值，一般大于 –4°，Wits 值也多为负值。上颌前牙明显唇倾，下颌前牙明显舌倾，同时上颌后牙颊倾，下颌后牙舌倾。

三、手术设计

为了保证手术的准确性和科学性，除上述检查之外，还需要根据 VTO 和 模型外科分析，还可以通过计算机模拟手术方案与面型预测系统进一步确定上下颌骨移动的方向和距离，并能预测出软组织侧貌变化，使手术方案定量化。根据临床资料，骨性反𬌗病例也可分成 3 类。

（一）上颌发育不足，下颌形态结构基本正常

常规手术设计为上颌 Le Fort Ⅰ型截骨，前徙上颌向前。下颌正畸矫治即可。如果上颌有明显拥挤，可以前期拔除上颌两个第一前磨牙，这样做的目的是：①解除牙列拥挤；②直立上前牙；③增加反覆盖的距离，有利前徙上颌，美学效果显著。

病例 1

1　检查、诊断

1.1　患者信息

凌 ××，女，20 岁。

主诉："地包天" 求矫。

现病史：患者自替牙后出现牙列不齐，发展为反𬌗。

既往史：患者既往体健，否认正畸治疗史，否认任何系统性疾病及药物过敏史。

1.2 面像照

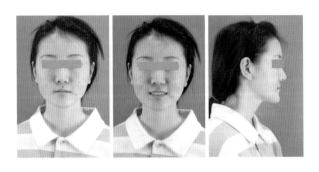

1.3 口内照

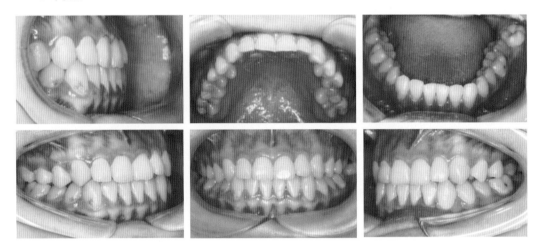

1.4 X线片

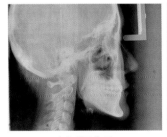
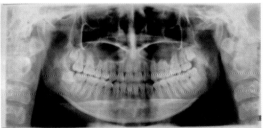

头颅侧位片　　　　　　　　　全口曲面体层片

1.5 牙列分析

· 牙列式：恒牙列，A8、B8、C8、D8牙胚存在。

· 磨牙关系：右侧安氏Ⅲ类，左侧安氏Ⅲ类。

· 尖牙关系：右侧安氏Ⅰ类，左侧安氏Ⅲ类。

· 拥挤度：上牙弓2mm，下牙弓3mm。

· 中线：上颌中线右偏1.0mm，下颌中线居中。

· 覆𬌗：浅覆𬌗。

· 颞下颌关节有弹响，开口末期弹响，无压痛。

· 全口曲面体层片显示双侧关节不对称。

· 面型：正面观卵圆形；侧面观凹面型。

1.6 头影测量分析

1.7 诊断

· 安氏Ⅲ类错𬌗畸形

· 骨性Ⅲ类错𬌗畸形

2 治疗计划

· 正畸正颌联合矫治。

· 术前正畸：上下牙列去代偿，加大前牙反𬌗。

· 正颌手术术式：上颌 Le Fort Ⅰ型截骨前徙（图 9-14）。

· 术后正畸：精细调整，建立尖牙、磨牙中性关系。

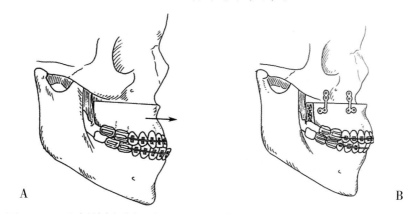

图 9-14 上颌单颌手术（Le Fort Ⅰ型截骨前徙+微型钢板坚固内固定）

3 治疗过程

· 序列 NI-TI 丝排齐整平上下牙列。

· 持续轻力Ⅲ类牵引。

· 匹配上下牙弓。

· 术后正畸精细调整，建立稳定咬合关系。

4 治疗结果

4.1 面像照

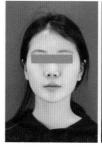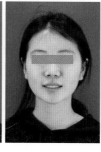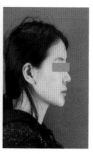

4.2 口内照

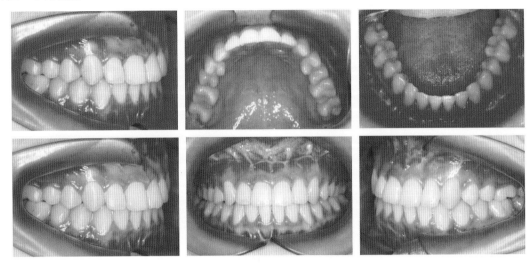

4.3 X 线片

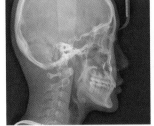
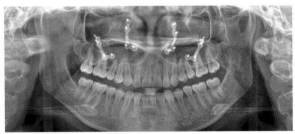

术后头颅侧位片 　　　　　术后全口曲面体层片

4.4 头影测量分析

测量指标	治疗前	治疗后	参考值
SNA(°)	77.45	81.55	82.8 ± 4.0
SNB(°)	78.29	79.72	80.1 ± 3.9
ANB(°)	−0.84	1.84	2.7 ± 2.0
SND(°)	76.78	79.07	77.3 ± 3.8
U1−NA(mm)	4.71	5.58	5.1 ± 2.4
U1−NA(°)	22.92	24.07	22.8 ± 5.7
L1−NB(mm)	1.18	5.49	6.7 ± 2.1
L1−NB(°)	16.07	27.46	30.3 ± 5.8
U1−L1(°)	141.85	126.63	124.2 ± 8.2
FMA(°)	19.95	28.70	31.3 ± 5.0
FMIA(°)	76.87	62.63	54.9 ± 6.1
IMPA(°)	83.18	88.68	93.9 ± 6.2

病例 2

1 检查、诊断

1.1 患者信息

刘××，女，18岁。

主诉："地包天"求矫。

现病史：患者自换牙以来出现前牙个别牙反殆，因影响美观现来我院求矫。

既往史：患者于17岁行上半口活动矫治，患者否认任何 系统性疾病及药物过敏史。

1.2 面像照

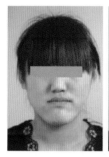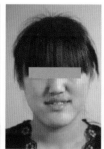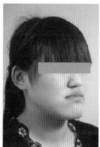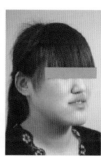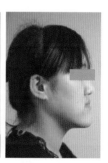

1.3 口内照

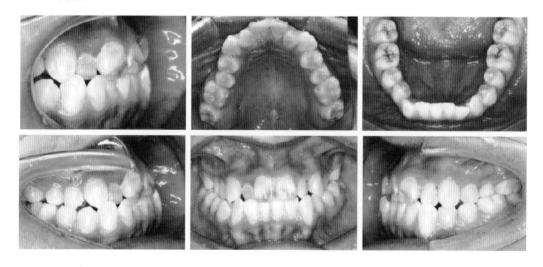

1.4 X线片

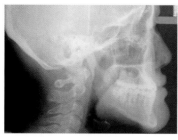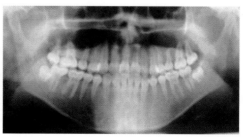

头颅侧位片　　　　　　　　　全口曲面体层片

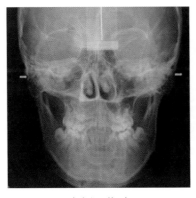 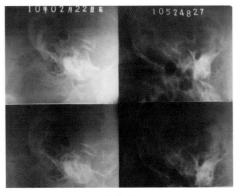

| 头颅正位片 | 关节片 |

1.5 牙列分析

· 牙列式：A7~B7，C7~D7。

· 磨牙关系：右侧安氏Ⅲ类，左侧安氏Ⅲ类。

· 尖牙关系：右侧安氏Ⅲ类，左侧安氏Ⅲ类。

· 拥挤度：上牙弓 4mm，下牙弓 1mm。

· 中线：上颌中线左偏 2mm。

· 覆𬌗覆盖：覆𬌗 1mm，覆盖 1mm。

· Bolton 比：前牙比 81.3%。

1.6 其他检查

· 氟斑牙。

· 曲面体层片显示右侧升支略高于左侧升支。

· 关节片显示关节无吸收且基本位于关节窝正中。

· 面型：凹面型。

· B2、D2 反𬌗。

· C8、D8 阻生。

1.7 头影测量分析

1.8 诊断

· 安氏Ⅲ类错𬌗畸形

· 骨性Ⅲ类错𬌗畸形

· 牙列拥挤

· 个别牙反𬌗

· 中线不齐

2 治疗计划

· 正畸正颌联合矫治（上颌 Le Fort Ⅰ型截骨前徙 + 颏成形术）。

· 全口直丝弓矫治技术（拔除 A4、B4）。

· 正畸排齐整平牙列去除代偿，加大前牙反𬌗。

· 上颌支抗设计：TPA+Nance 托。

· 术后调整咬合关系（Ⅲ类牵引）。

· 最终咬合：尖牙Ⅰ类关系，磨牙Ⅱ类关系。

3 治疗过程

3.1 治疗过程

· 初期圆丝排齐整平上下牙列至 0.018 英寸 × 0.025 英寸 SS 方丝（10 个月）。

· 术前拔除 A4、B4，强支抗关闭拔牙间隙。

· 取模观察上下牙弓是否匹配，做术前准备术式：上颌 Le Fort Ⅰ型截骨前徙 + 下颌颏成形术。

· 术后 2 周拆除稳定殆板，A3、C3、C4、B3、D3、D4 三角形牵引（1/8 " 皮圈）+ Ⅲ类牵引。

· 术后 4 周由患者自行挂牵引并配合张口练习。

· 术后 2 个月行术后正畸治疗，上下颌更换 0.5mmSS 圆丝。

· 术后 5 个月尖牙、磨牙关系稳定，前牙覆殆、覆盖正常。

· 拆除带环，A5~B5，C5~D5 连扎，圆丝保持 2 个月。

· 拆除全口矫治器，抛光牙面，取模制作保持器，拍面像照片 +X 线片。

· 定期复查。

3.2 术中面像照

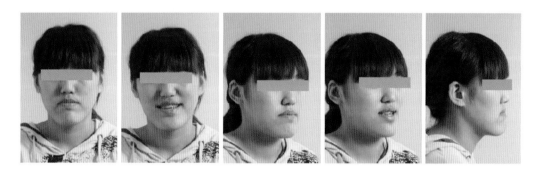

3.3 术中口内照

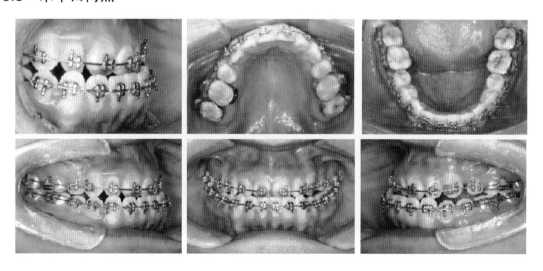

4 治疗结果

4.1 面像照

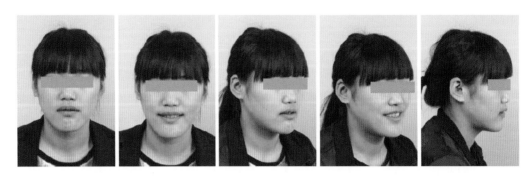

4.2 口内照

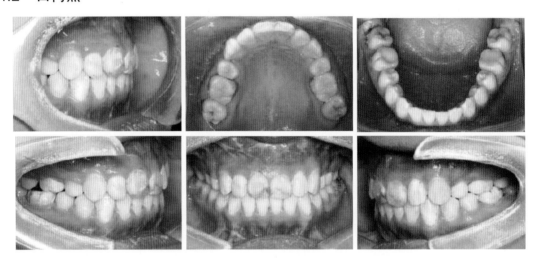

4.3 X 线片

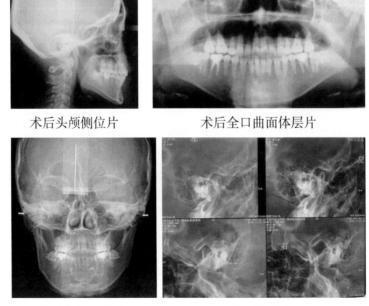

术后头颅侧位片   术后全口曲面体层片

术后头颅正位片   术后关节片

4.4　头影测量分析

测量指标	治疗前	治疗后	参考值
SNA(°)	82.8 ± 4	73.0	80.0
SNB(°)	80.1 ± 3.9	78.0	78.0
ANB(°)	2.7 ± 2	−5.0	2.0
SND(°)	77.3 ± 3.8	78.5	78.5
U1−NA(°)	22.8 ± 2.7	36.0	24.0
U1−NA(mm)	5.1 ± 2.4	11.0	7.0
L1−NB(°)	30.3 ± 5.8	12.5	24.0
L1−NB(mm)	6.7 ± 2.1	2.5	4.5
U1−L1(°)	124.2 ± 8.2	137.0	132.0
FMA(°)	30.19 ± 4.0	39.0	34.0
IMPA(°)	95.59 ± 5.04	69.0	88.0
FMIA(°)	54.22 ± 4.44	72.0	68.0

（二）下颌前突，下颌发育过度，上颌形态结构基本正常

　　这时可设计下颌升支矢状劈开后退术（图9-15），必要时可结合颏成形术（图9-16AB）。也有医生在上颌鼻旁区衬垫 Macpore，此生物材料在体内永不吸收，以改善局部形态外形，手术比较小，创伤也比较小，受到患者的青睐。

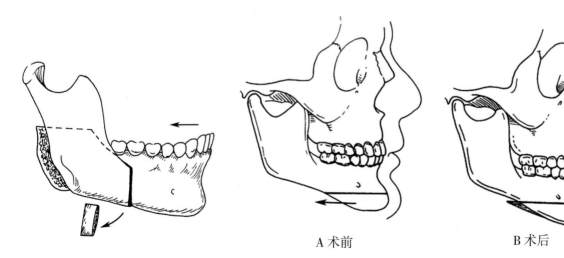

A 术前　　　　　　　　B 术后

图 9-15　下颌升支矢状劈开后退术　　　图 9-16　颏成形术

病例 3

1 检查、诊断

1.1 患者信息

梁 ×，男，24 岁。

主诉："地包天"及下颌偏斜求矫。

现病史：自觉前牙前突，现来我院求矫。

既往史：患者于 17 岁行上半口活动矫治，患者否认任何系统性疾病及药物过敏史。

1.2 面像照

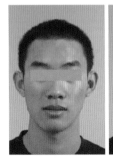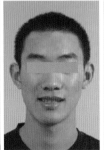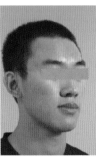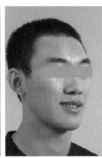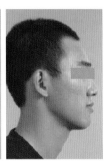

1.3 口内照

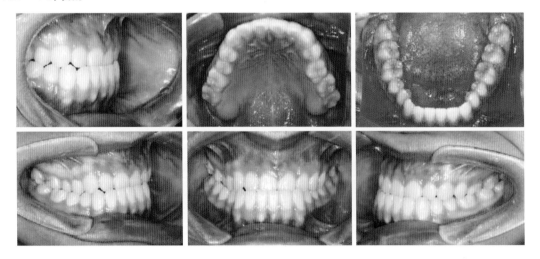

1.4 X 线片

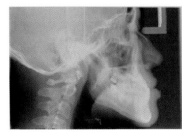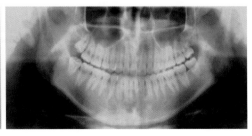

头颅侧位片 全口曲面体层片

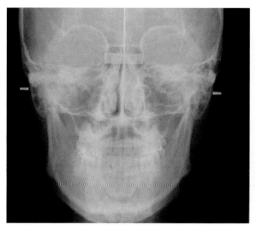 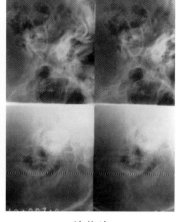

头颅正位片　　　　　　　　　关节片

1.5　牙列分析

· 牙列式：A7~B4，B6~B8，C8~D8。

· 磨牙关系：右侧安氏Ⅲ类关系，左侧安氏Ⅲ类关系。

· 尖牙关系：右侧安氏Ⅰ类关系，左侧安氏Ⅲ类关系。

· 拥挤度：上牙弓 1.5mm，下牙弓 1mm。

· 中线：下颌中线右偏 3.5mm。

· 覆𬌗覆盖：反覆𬌗Ⅰ度，反覆盖Ⅰ度。

· Bolton 比：前牙比 79.3%。

1.6　其他检查

· 颏部右偏。

· 面型：凹面型。

· 下颌发育过度。

· C2~D3 反𬌗。

1.7　头影测量分析

1.8　诊断

· 安氏Ⅲ类错𬌗畸形

· 下颌发育过度

· 骨性偏斜

· 前牙反𬌗

· 牙列缺损（B5 缺失）

2　治疗计划

· 正畸正颌联合矫治（下颌 SSRO 截骨旋转后退 + 颏成形术，术前拔除 C8、D8）。

· 全口直丝弓非拔牙矫治技术。

· 正畸排齐牙列去除代偿，加大前牙反𬌗。

·术后调整咬合关系。

·最终咬合：尖牙 I 类关系，右侧磨牙 I 类关系，左侧磨牙 II 类关系。

3 治疗过程

3.1 治疗过程

·初期圆丝排齐整平上下牙列至 0.018 英寸 × 0.025 英寸 SS 方丝（9 个月）。

·取模观察上下牙弓是否匹配，做术前准备。

·术式采用下颌 SSRO 截骨旋转后退 + 颏成形术。

·术后 2 周拆除稳定𬌗板，A3、C3、C4、B3、D3、D4 三角形牵引（1/8" 皮圈）+ 前牙斜行牵引。

·术后 4 周由患者自行挂牵引并配合张口练习。

·术后 2 个月行术后正畸治疗，上下颌更换 0.45mm SS 圆丝。

·术后 7 个月尖牙、磨牙关系稳定，前牙覆𬌗、覆盖正常。

·术后拆除带环，A5~B4，C5~D5 连扎，圆丝保持 2 个月。

·拆除全口矫治器，抛光牙面，取模制作保持器，拍面像照片 +X 线片。

·定期复查。

3.2 术中面像照

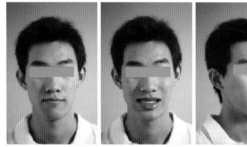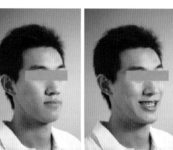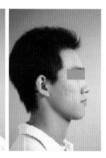

3.3 术中口内照

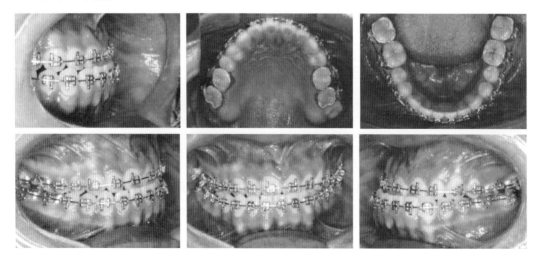

4　治疗结果

4.1　面像照

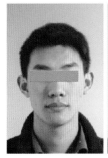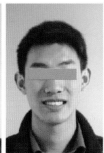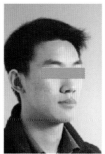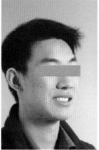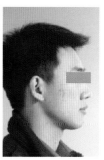

4.2　口内照

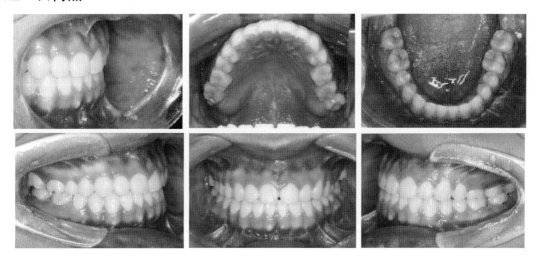

4.3　X 线片

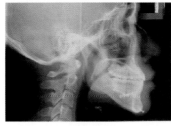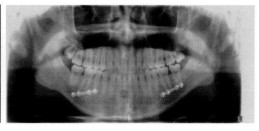

头颅侧位片　　　　　　　　　　全口曲面体层片

4.4　头影测量分析

测量指标	治疗前	治疗后	参考值
SNA(°)	82.8 ± 4	80.74	80.74
SNB(°)	80.1 ± 3.9	85.09	80.55
ANB(°)	2.7 ± 2	−4.35	0.19
SND(°)	77.3 ± 3.8	82.37	78.44

续表

测量指标	治疗前	治疗后	参考值
U1–NA(°)	22.8 ± 2.7	26.30	23.97
U1–NA(mm)	5.1 ± 2.4	8.13	7.2
L1–NB 角 (°)	30.3 ± 5.8	21.58	20.69
L1–NB 距 (mm)	6.7 ± 2.1	3.28	4.53
U1–L1(°)	124.2 ± 8.2	136./79	135.15
OP–SN(°)	16.1 ± 5.0	13.08	15.04
GoGn–SN(°)	32.5 ± 5.2	35.4	39.14
FMA(°)	30.19 ± 4.0	27.09	32.44
IMPA(°)	95.59 ± 5.04	81.09	81.01
FMIA(°)	54.22 ± 4.44	71.82	66.56

（三）上颌发育不足伴下颌发育过度

这时上颌实施 Le Fort Ⅰ 型截骨前徙术，则下颌常常设计 SSRO 手术，必要时再加颏成形术。有特殊术式如图 9-17AB、图 9-18AB 所示。在骨性反𬌗病例中，70% 的患者都属于上颌发育不足伴下颌发育过度。对此类患者实施单颌手术，是不切实际的，是以降低手术质量为代价的。

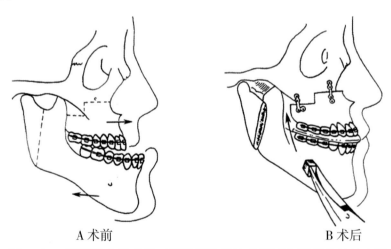

A 术前   B 术后

图 9-17 下颌升支垂直切口后退切除骨块充填至上颌截骨处的空隙

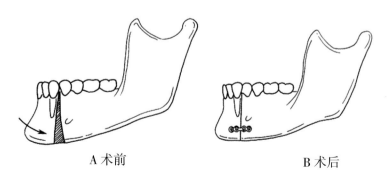

A 术前   B 术后

图 9-18 下颌骨前部楔形切口纠正颏突和下前牙舌倾

病例 4

1 检查、诊断

1.1 患者信息

张 ×，男，22 岁。

主诉："地包天"求矫。

现病史：幼儿期出现反𬌗，换牙后仍为反𬌗，逐年加重，未曾治疗。

既往史：患者既往体健，否认正畸治疗史，否认任何系统性疾病及药物过敏史。

1.2 面像照

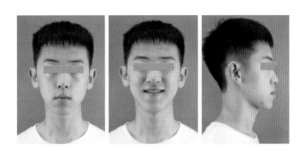

1.3 口内照

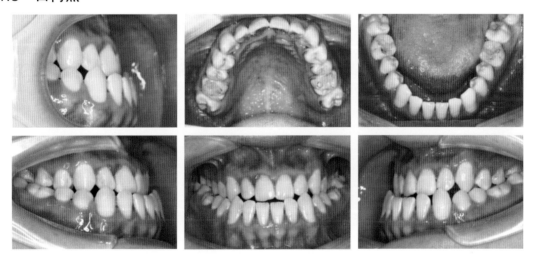

1.4 X 线片

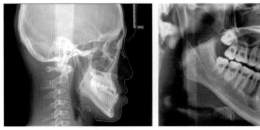
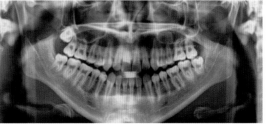

头颅侧位片　　　　　　　　　　全口曲面体层片

1.5 牙列分析

- 牙列式：恒牙列，A8~B7，C8~D8。
- 磨牙关系：右侧安氏Ⅲ类，左侧安氏Ⅲ类。
- 尖牙关系：右侧安氏Ⅲ类，左侧安氏Ⅲ类。
- 拥挤度：上牙弓 2mm。
- 中线：上颌中线左偏 1.5mm，下颌中线右偏 0.5mm。
- 覆𬌗覆盖：覆𬌗 0mm，覆盖 –3mm。
- 关节偶有弹响，无压痛。
- 全口曲面体层片显示双侧关节不对称。
- 面型：正面观，下颌右偏；侧面观，直面型。

1.6 头影测量分析

1.7 诊断

- 安氏Ⅲ类错𬌗畸形
- 骨性Ⅲ类错𬌗畸形
- 全牙列反𬌗

2 治疗计划

- 正畸正颌联合矫治。
- 术前正畸：排齐整平上下牙列，去代偿，上颌适当扩弓，调整轴倾角。
- 直立下颌前牙，去除代偿，直立牙轴。
- 匹配上下颌牙弓。
- 正颌手术术式：上颌 Le Fort Ⅰ型截骨前徙 + 摆正咬合平面，下颌 SSRO 后退左旋。
- 术后正畸：精细调整，建立尖牙、磨牙中性关系。

3 治疗过程

- 𬌗板去除咬合干扰。
- 序列 NI–TI 丝排齐整平上下牙列。
- 下颌摇椅弓调整下前牙转矩。
- 术后精细调整，建立尖牙、磨牙中性咬合关系。

4 治疗结果

4.1 面像照

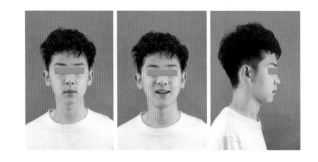

4.2 口内照

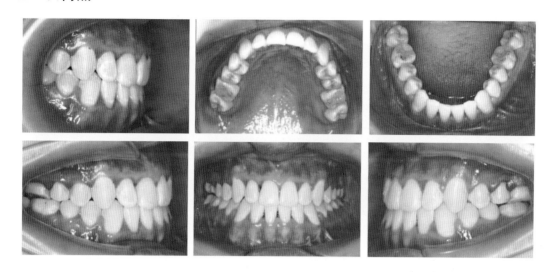

4.3 X线片

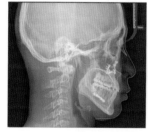
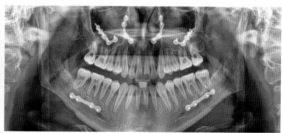

头颅侧位片　　　　　　　　　　　　　全口曲面体层片

4.7 头影测量分析

测量指标	治疗前	治疗后	参考值
SNA(°)	73.81	76.46	82.8 ± 4.0
SNB(°)	79.91	75.9	80.1 ± 3.9
ANB(°)	−6.1	0.55	2.7 ± 2.0
SND(°)	78.29	74.87	77.3 ± 3.8
U1−NA(mm)	8.51	5.19	5.1 ± 2.4
U1−NA(°)	33.36	22.71	22.8 ± 5.7
L1−NB(mm)	3.85	2.97	6.7 ± 2.1
L1−NB(°)	33.26	16.61	30.3 ± 5.8
U1−L1(°)	135.51	140.13	124.2 ± 8.2
FMA(°)	28.08	27.77	31.3 ± 5.0
FMIA(°)	75.31	72.68	54.9 ± 6.1
IMPA(°)	76.61	79.55	93.9 ± 6.2

病例 5

1 检查、诊断

1.1 患者信息

高 × ，女，23 岁。

主诉：牙齿不齐，"地包天"求矫。

现病史：患者 10 年前于外院行上颌前牵矫治，因矫治复发，现再次因反𬌗就诊。

既往史：患者否认任何系统性疾病及药物过敏史。

1.2 面像照

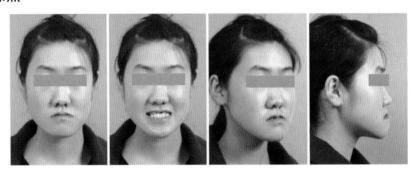

1.3 口内照

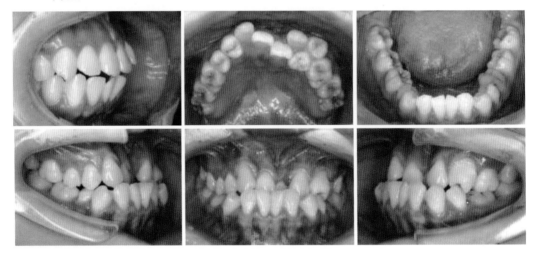

1.4 X 线片

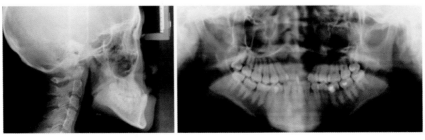

头颅侧位片　　　　　　　　全口曲面体层片

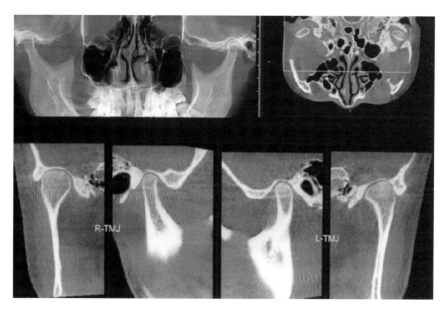

关节 CT

1.5　牙列分析

· 牙列式：A8~B8，C8~D8（A2、B2、C3、D3 先天缺失）。

· 磨牙关系：右侧安氏Ⅲ类，左侧安氏Ⅰ类。

· 拥挤度：上牙弓 12mm，下牙弓 2mm。

· 中线：上颌中线左偏 2mm。

· 覆𬌗覆盖：反覆𬌗，反覆盖。

1.6　其他检查

· 关节无弹响，无摩擦音。

· 曲面体层片显示双侧关节基本对称。

· 开口型与开口度正常。

· 面型：凹面型。

1.7　头影测量分析

1.8　诊断

· 安氏Ⅲ类亚类错𬌗畸形

· 骨性Ⅲ类错𬌗畸形

· 前牙反𬌗

· 牙列拥挤

· A2、B2、C3、D3 缺失

2　治疗计划

· 正畸正颌联合矫治。

· 正畸方案：拔除 A7、B8、B5、C8、D8，排齐整平上下牙列，使上下牙弓匹配。

· 手术方案：上颌 Le Fort Ⅰ型截骨前徙，下颌 SSRO 后退术＋颏成形术。

· 术后调整咬合关系。

· 最终咬合：左侧磨牙安氏Ⅱ类，右侧磨牙安氏Ⅰ类关系。

3 治疗过程

· 初期拔除 A7、B8、B5；排齐整平上下牙列至 0.019 英寸 × 0.022 英寸 SS 方丝（13 个月）。

· 取模观察上下牙弓是否匹配，上𬌗架，做术前准备。

· 术式采用上颌 Le Fort Ⅰ型截骨前徙；下颌 SSRO 后退术 + 颏成形术。

· 术后 2 周拆除稳定𬌗板，A6 与 C7，B6 与 D7 垂直牵引，A5、C4、C5 和 B4、D4、D5 三角形牵引。

· 术后 4 周由患者自行挂牵引并配合张口练习。

· 术后 2 个月行术后正畸治疗，咬合精细调整。

· 术后 6 个月全口牙列排列整齐，磨牙基本为中性关系，前牙覆𬌗覆盖基本正常，上下中线居中，患者对治疗效果十分满意，故拆除全口矫治器，抛光牙面，取模制作保持器，拍面像照片 +X 线片。

· 定期复查。

4 治疗结果

4.1 面像对比

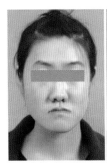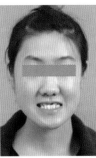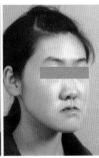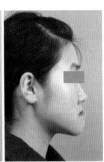

术前

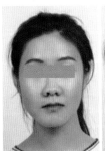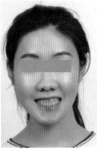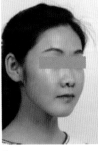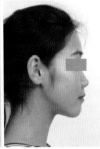

术后

4.2　口内对比

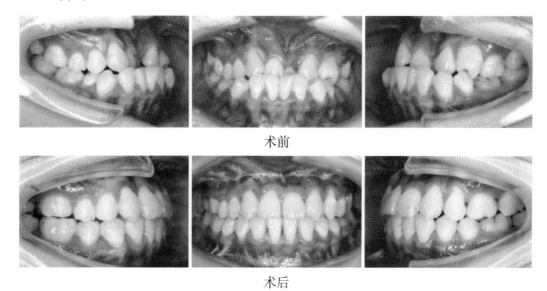

术前

术后

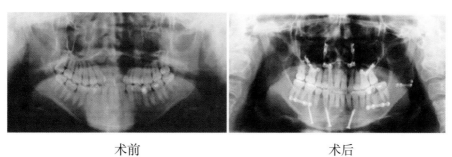

术前

术后

4.3　X 线片对比

术前　　　　　　　　　　　　术后

治疗前后全口曲面体层片对比

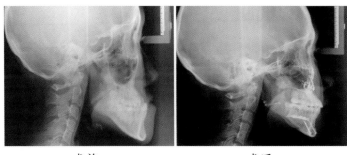

术前   术后

治疗前后头颅侧位片对比

4.4 头影测量分析

测量指标	参考值	治疗前	治疗后
SNA(°)	82.8 ± 4	81.3	86.2
SNB(°)	80.1 ± 3.9	87.0	83.1
ANB(°)	2.7 ± 2	−5.7	3.1
SND(°)	77.3 ± 3.8	85.4	80.9
U1−NA(°)	22.8 ± 2.7	25.7	29.9
U1−NA(mm)	5.1 ± 2.4	3.8	5
L1−NB(°)	30.3 ± 5.8	14.6	23.7
L1−NB(mm)	6.7 ± 2.1	4	5.9
U1−L1(°)	124.2 ± 8.2	145.3	123.1
OP−SN(°)	16.1 ± 5.0	1.2	16.1
GoGn−SN(°)	32.5 ± 5.2	40.6	46.4
FMA(°)	30.19 ± 4.0	31.3	39.3
IMPA(°)	95.59 ± 5.04	67.1	74.2
FMIA(°)	54.22 ± 4.44	81.4	66.5

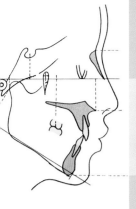

第十章
横向不调畸形手术治疗

在横向不调畸形里，大体有4种情况：由下颌角肥大所致的宽面综合征；牙弓狭窄而引起的窄面综合征；牙弓过于宽大而致宽面综合征；下颌偏斜的问题。

第一节　下颌角肥大手术治疗

下颌角肥大（图10-1）患者其下颌角向下方和侧方发育过度，使其面型长宽比例失调，导致面下部过宽，呈方形面容，又称宽面综合征。严重影响容貌美观。

下颌角肥大常伴咬肌肥大，大多表现为双侧，很少表现为单侧。患者求治的愿望主要是改善外形美观。东方人长期在审美习惯方面，比较愿意接受"瓜子脸"或"鹅蛋脸"的外形容貌。因此许多宽面的女性患者希望"面部改形"来实现她们追求的目标。

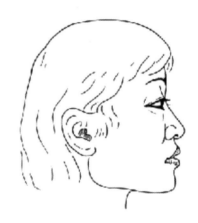

图 10-1　下颌角肥大

一、表现和诊断

宽面患者的外形特征非常明显，下颌角突出，肥大，面下 1/3 宽面且短小。手触诊咬肌肥大，肌肉发育过度。下颌角的开张度接近90°（正常120°）。全颌曲面体层片显示，下颌角增生显著。特别注意双侧第三磨牙的情况。术前常规拔除阻生第三磨牙。术中拔除增加了颌骨骨折的风险。

二、下颌角成形术

口内切口，暴露下颌角部，做标记显示骨切除的多少和截骨线的方向。完整取出截下的下颌角（图10-2）。如果患者需要实施颏成形术，切下的下颌角可供使用。另外，如果存在肌肉也发育过度，适量去除部分肌肉组织，以求获得最佳的美观效果。

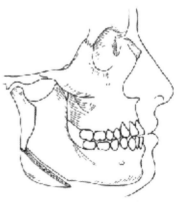

图 10-2　下颌角肥大成形术

病例 1

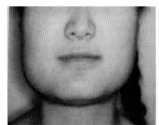 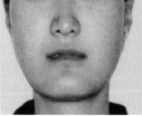 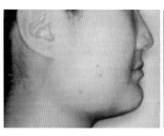 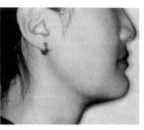

术前　　　　　术后　　　　　术前　　　　　术后

下颌角肥大成形术前后正面侧面观疗效比较

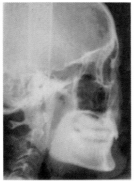 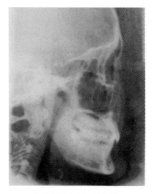

术前头颅侧位片　　　　　术后头颅侧位片

下颌角肥大成形术前后头颅侧位片比较

病例 2

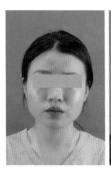 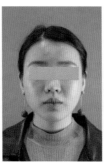 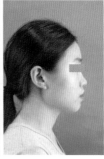 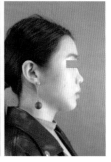

术前　　　　　术后　　　　　术前　　　　　术后

下颌角肥大成形术前后侧面观疗效比较

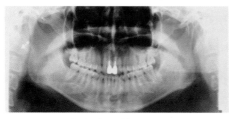 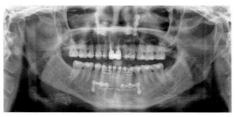

术前曲面体层片　　　　　术后曲面体层片

下颌角肥大成形术前后曲面体层片比较

第二节　上颌牙弓狭窄的临床治疗

上颌牙弓狭窄常常引起后牙的反𬌗，影响到咀嚼功能。上颌牙弓狭窄与患者的面型是一致的，此类患者一般是窄长形脸，上牙弓狭窄也常常引起舌头的不良习惯，导致前牙开𬌗，还有些患者呼吸道不通畅，会引起口呼吸影响面容，从而导致牙弓为更窄。

一、表现和诊断

长时间的吮指可以引起上颌牙弓狭窄。医源性因素常见唇腭裂手术后引起，由于腭中部瘢痕组织的关系，导致严重的上颌横向发育不足。临床表现为牙弓缩窄，腭盖高拱，前牙会出现反𬌗或开𬌗，后牙一般为反𬌗。面部测量和口腔检查可以明确诊断。测量牙弓宽度是最简单、有效的办法。

二、矫治方法

上颌快速扩弓

其基本原理是对两侧上颌骨施加矫形力，通过劈裂尚未闭合的腭中缝，使双侧牙列向颊侧移动。快速扩弓的效果取决于患者的年龄和腭中缝闭合情况。一般女性关闭腭中缝在14~15岁，男性在15~16岁。目前，学者公认牙弓横向关系不调小于5mm，快速扩大牙弓就可以完成矫治。

病例 1

1　检查、诊断

1.1　患者信息

蒋 ××，男，14 岁。

主诉：唇腭裂术后面型不好，要求矫治。

现病史：患者于 4 岁行腭裂修补术，现因面型缺陷前来就诊。

既往史：患者否认任何系统性疾病及药物过敏史。

1.2　面像照

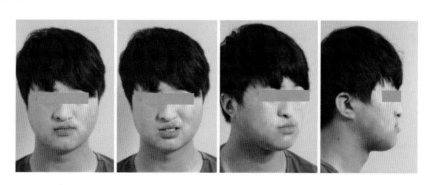

1.3 口内照

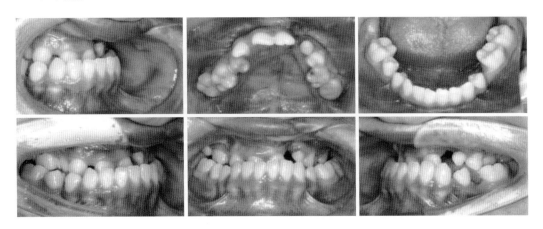

1.4 X线片

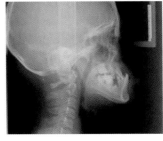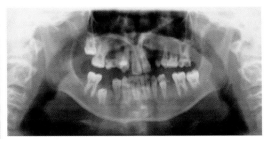

头颅侧位片　　　　　　　　　全口曲面体层片

1.5 牙列分析

·牙 列 式：A1、A3、A4、A6、A7、B1、B4、B7、C6~D4、D6、D7（A2、A5、B2、B3、B5、B6、C7、D5 先天缺史）。

·磨牙关系：右侧安氏Ⅱ类关系，左侧安氏Ⅲ类关系。

·中线：端正。

·覆𬌗覆盖：反覆𬌗，反覆盖。

1.6 其他检查

·上唇及腭部可见术后瘢痕，上颌后缩下颌前突面型，前牙反𬌗。

·曲面体层片显示双侧关节基本对称。

·面型：凹面型。

·A2、A5、B2、B3、B5、B6、C7、D5 先天缺失，63、65 滞留。

1.7 头影测量分析

1.8 诊断

·骨性反𬌗

·全牙列反𬌗

·牙列缺损

2 治疗计划

- ·正畸正颌联合矫治。
- ·手术术式：上颌 Le Fort I 型截骨前徙，下颌 SSRO 后退术（图 9-16）。
- ·排齐上下牙列，扩大上牙弓。
- ·65 保存。
- ·术后 B2、D5 义齿修复。

3 治疗过程

- ·初期圆丝排齐整平上下牙列至 0.019 英寸 ×0.025 英寸 SS 方丝（28 个月）。
- ·取模研究模型（左侧上颌扩弓，右侧下颌缩弓，匹配上下牙弓）做术前准备。
- ·术后 4 周由患者自行挂牵引并配合张口练习。
- ·术后 2 个月行正畸治疗，上下颌更换 0.018 英寸 ×0.025 英寸 SS 方丝，皮链收散隙并调𬌗。
- ·术后 10 个月尖牙，磨牙关系稳定，前牙覆𬌗、覆盖基本正常，咬合稳定。
- ·术后拆除带环，全口连扎，圆丝保持 2 个月。
- ·拆除全口矫治器，抛光牙面，取模制作保持器，拍照片 +X 线片。
- ·定期复查。

4 治疗结果

4.1 面像对比

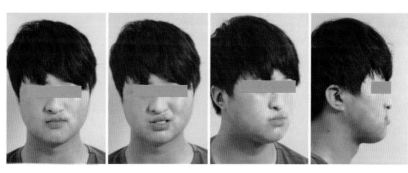

术前

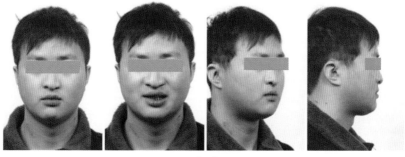

术后

4.2 口内对比

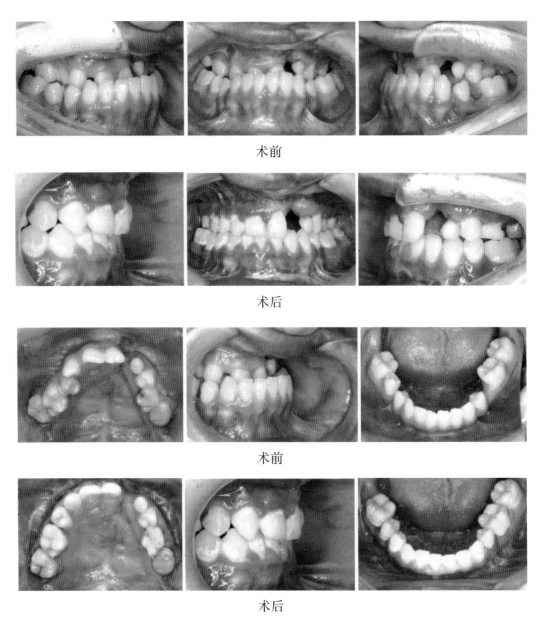

术前

术后

术前

术后

4.3 X线片对比

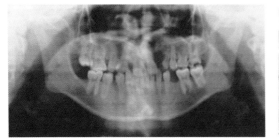

术前　　　　　　　　　　术后

全口曲面体层片对比

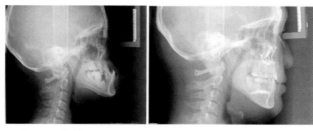

术前　　　　　　　　　术后

头颅侧位片对比

4.4　头影测量分析

测量指标	参考值	治疗前	治疗后
SNA(°)	82.8 ± 4	76.87	79.01
SNB(°)	80.1 ± 3.9	81.95	78.01
ANB(°)	2.7 ± 2	−5.08	1.00
SND(°)	77.3 ± 3.8	79.18	75.16
U1−NA(°)	22.8 ± 2.7	26.36	19.46
U1−NA(mm)	5.1 ± 2.4	1.94	0.30
L1−NB(°)	30.3 ± 5.8	12.14	10.8
L1−NB(mm)	6.7 ± 2.1	2.45	2.69
U1−L1(°)	124.2 ± 8.2	146.31	159.46
OP−SN(°)	16.1 ± 5.0	34.02	14.46
GoGn−SN(°)	32.5 ± 5.2	34.02	40.19
FMA(°)	30.19 ± 4.0	27.24	32.22
IMPA(°)	95.59 ± 5.04	76.44	61.88
FMIA(°)	54.22 ± 4.44	76.32	85.90

病例 2

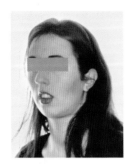

术前面像

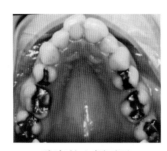

狭窄的上颌牙弓

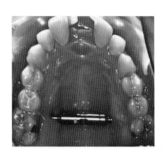

上颌 DO 扩弓效果

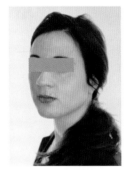

术后面像

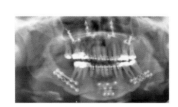

术后全景片

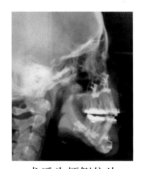

术后头颅侧位片

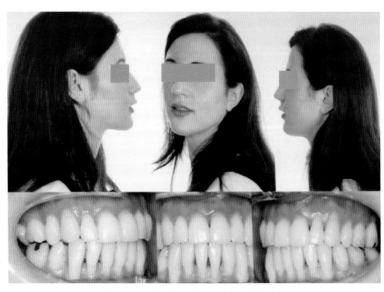

术后正、侧位面像和术后牙列像

第三节　牙弓过于宽大的临床治疗

上下颌牙弓过宽在临床上比较少见，用手术方法实现牙弓缩窄也是可行的。牙弓过宽的诊断比较容易，口内检查明确，直接测量上下牙弓的宽度可以得出明确诊断。非常重要的是伴牙弓过宽的同时，舌体普遍较大。因此盲目缩窄牙弓是不明智的。在设计缩窄牙弓的时候，必须考虑缩小舌体组织，缩弓效果才能维持。

在临床上大家普遍可以接受的是，对于牙弓过于宽大者，可通过正畸治疗适当的缩小牙弓，临床上缩小牙弓的方法如下。

一、用螺旋 Screw 扩弓器

反向旋转缩弓放置 Screw 时，先将其扩大至最大，加力时反向旋转。缩弓比扩弓难度更大，旋转每天 1/4 圈。

二、钩挂橡皮圈

使用 1/4″ 的橡皮圈钩挂在左右的同名牙上，可多挂几组，每天更换新的橡皮圈。此方法既能用于上颌，也能用于下颌牙弓。在临床上，有些患者并不介意自己宽大的牙弓，只要求将主要的畸形纠正就可以接受，如骨性反𬌗，或者骨性开𬌗，宽大的牙弓仅做适当的调整。

病例 1

1　检查、诊断

1.1　患者信息

王 ××，男，19 岁。

主诉："地包天"求治。

现病史：随生长发育出现"地包天"求治。

既往史：既往体健，患者否认任何系统性疾病及药物过敏史，否认矫治史。

1.2　面像照

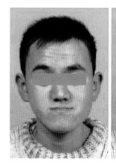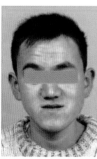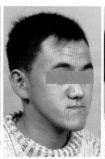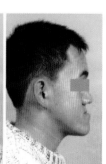

1.3 口内照

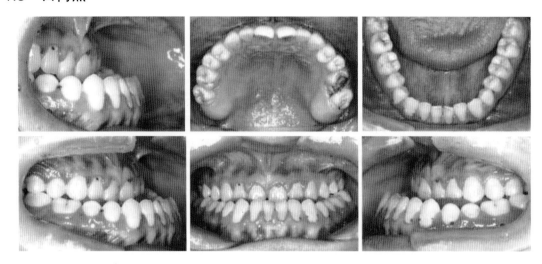

1.4 X线片

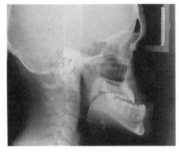 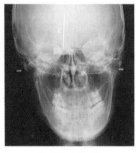 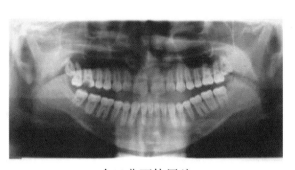

头颅侧位片　　　　　　　头颅正位片　　　　　　　全口曲面体层片

1.5 牙列分析

· 牙列式：A7~B7，C8~D8。
· 磨牙关系：右侧安氏Ⅲ类，左侧安氏Ⅲ类。
· 尖牙关系：右侧安氏Ⅲ类，左侧安氏Ⅲ类。
· 拥挤度：上牙弓 –2mm，下牙弓 0mm。
· 中线：上颌右偏 2mm。
· 覆𬌗覆盖：反𬌗。
· Bolton 比：全牙比 90.2%，前牙比 80.9%。

1.6 其他检查

· 关节无弹响和摩擦音。
· 曲面体层片显示双侧关节基本对称。
· 面型：凹面型。
· 前牙区反𬌗。

1.7 头影测量分析

1.8 诊断

· 骨性Ⅲ类错𬌗畸形

· 牙列不齐

· 中线不调

· 前牙反𬌗

2 治疗计划

· 正畸正颌联合矫治（上颌 Le Fort Ⅱ 型截骨前徙，下颌旋转后退，同期上颌植骨 + 颏成形术，术前拔除 A8、B8，图 10-3ABC）

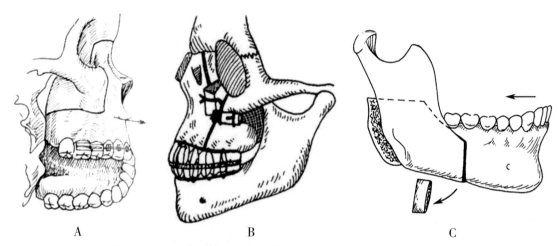

A　　　　　　　　　　B　　　　　　　　　　C

图 10-3 上颌 Le Fort Ⅱ 型截骨前徙 + 下颌 SSRO 截骨后退

· 全口直丝弓非拔牙矫治技术。

· 术前正畸：上颌缩弓，去代偿适度唇展上前牙以减少前徙量。

· 下颌唇展去代偿。

· 术后调整咬合关系。

· 最终咬合：尖牙、磨牙均为 Ⅰ 类咬合关系。

3 治疗过程

· 拔除 A8、B8。

· 初期排齐整平上下牙列换丝至 0.018 英寸 × 0.025 英寸 SS 方丝（12 个月）。

· 取模观察上下牙弓是否匹配，做术前准备。

· 术式采用上颌 Le Fort Ⅱ 型截骨前徙，下颌旋转后退，同期上颌植骨。

· 术后 2 周拆除稳定𬌗板，A4、C3，A5、C4，B4、D3，B5、D4 短 Ⅲ 类牵引（3/16" 皮圈），A7~B7 连扎。

· 术后 4 周由患者自行挂牵引并配合张口练习。

· 术后 2 个月行术后正畸治疗，上下颌更换 0.018 英寸 × 0.025 英寸 NI-TI 丝，通过颌间牵引的方式调整咬合关系。

· 术后 10 个月尖牙、磨牙关系稳定，前牙覆𬌗、覆盖良好。

· 拆除全口矫治器，抛光牙面，取模制作保持器，拍面像照片 +X 线片。

· 定期复查。

4 治疗结果

4.1 面像照

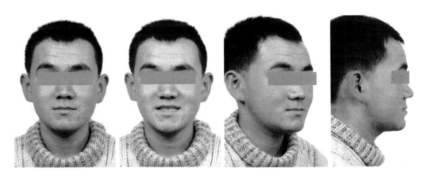

4.2 口内照

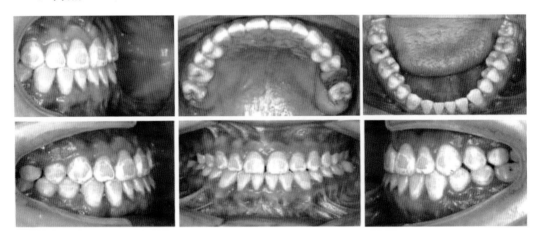

4.3 X线片

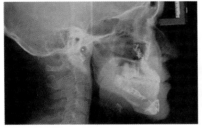

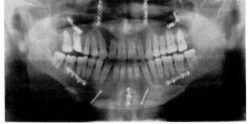

头颅侧位片   全口曲面体层片

4.6 头影测量分析

测量指标	治疗前	治疗后	参考值
SNA(°)	82.8 ± 4	72.41	78.83
SNB(°)	80.1 ± 3.9	89.41	82.74
ANB(°)	2.7 ± 2	−17	−3.92
SND(°)	77.3 ± 3.8	87	79.4

续表

测量指标	治疗前	治疗后	参考值
U1-NA(°)	22.8 ± 2.7	38.16	37.6
U1-NA(mm)	5.1 ± 2.4	12.78	8.65
L1-NB(°)	30.3 ± 5.8	11	9.4
L1-NB(mm)	6.7 ± 2.1	1.1	0.5
U1-L1(°)	124.2 ± 8.2	147.85	136.8
OP-SN(°)	16.1 ± 5.0	19.5	15.2
GoGn-SN(°)	32.5 ± 5.2	31.9	33.9
FMA(°)	30.19 ± 4.0	25.5	28.1
IMPA(°)	95.59 ± 5.04	69.7	72.7
FMIA(°)	54.22 ± 4.44	84.8	79.1

第四节 下颌偏斜手术治疗

下颌偏斜又称不对称牙颌面畸形，主要表现面下 1/3 不对称，颏中线偏向一侧，同时伴有咬合关系紊乱，除关节受累外，下颌支甚至下颌体也受累及。发病原因可由于创伤，单侧后牙反𬌗，内分泌等因素干扰了一侧下颌骨，尤其是髁突的协调发育过程。

一、表现与诊断

这种畸形主要是由于一侧髁突颈部发育过度所致。表现面下 1/3 不对称，颏点偏向健侧，前牙中线不正，咬合关系错乱，下颌偏向的一侧，后牙多为反𬌗或锁𬌗。X 线片显示双侧髁突不对称，正位片显示面部结构不对称，侧位片显示下颌下缘左右不能完全重叠，99 锝同位素标记可以明显看出两侧的差异。患者咬一压舌板，可见咬合平面的偏斜程度。

二、手术治疗方法

虽然患病表现在面下 1/3，但涉及的范围要大得多，单独的下颌手术效果不佳。规范的合理的手术方法应该是 3 个手术：上颌 Le Fort I 型截骨术，摆正咬合平面；下颌双侧矢状劈开旋转（或后退）；最后还需要实施颏成形术（图 10-4ABC，图 10-5AB，图 10-6AB）。手术效果是令人满意的。

211

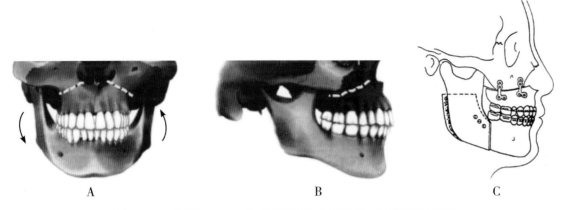

图 10-4　上颌 Le Fort Ⅰ型截骨摆正𬌗平面 + 下颌旋转后退

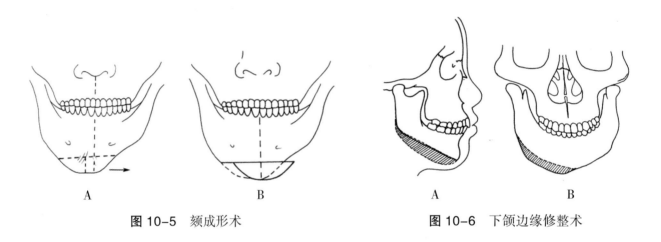

图 10-5　颏成形术　　　　　　　图 10-6　下颌边缘修整术

病例 1

1　检查、诊断

1.1　患者信息

孟 ×，女，20 岁。

主诉：面部偏斜求矫。

现病史：患者要求矫治面部偏斜。

既往史：患者否认正畸治疗史，患者否认任何系统性疾病时及住院病史。

1.2　面像照

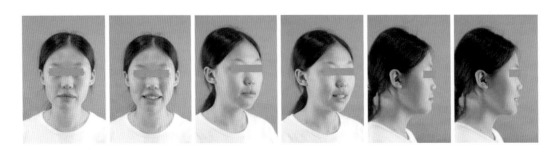

1.3　口内照

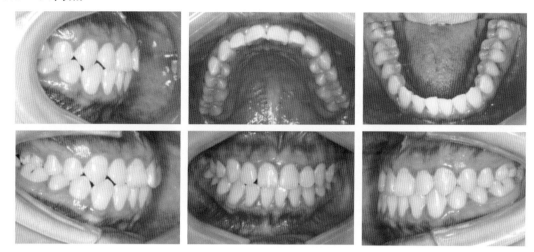

1.4　X线片

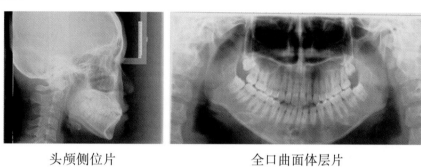

头颅侧位片　　　　　　　　　全口曲面体层片

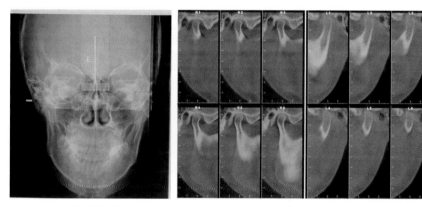

头颅正位片　　　　　　　　　关节 CT

1.5　牙列分析

·牙列式：A7~B7，C7~D7。

·磨牙关系：安氏Ⅰ类。

·尖牙关系：安氏Ⅰ类。

·骨性关系：骨性偏斜（右偏）。

·拥挤度：轻度。

·中线：下颌中线右偏 1mm。

· 覆𬌗覆盖：对刃咬合。

· Bolton 比：前牙比 80.8%，TMJ 未见明显异常。

· 张口度：37mm。

· 关节区：弹响。

· 双颌前凸，下颌偏斜，前牙对刃咬合。

· 凸面型。

1.6 头影测量分析

1.7 诊断

· 骨性偏斜（右偏）

· 安氏 Ⅰ 类错𬌗畸形

· 前牙对刃咬合

· 关节弹响

2 治疗计划

· 正畸正颌联合矫治。

· 全口粘接手术专用托槽矫治。

· 术前去除代偿，右侧牙列做成跨𬌗，左侧牙列做成反𬌗。

· 术中摆正咬合平面 + 颏成形术（图 10-1，图 10-2）。

· 最终关系：尖牙、磨牙中性关系。

3 治疗过程

· 先行粘结下颌矫治器，上颌采用𬌗垫。

· 右侧牙列做成反𬌗，左侧牙列做成跨𬌗。

· 双颌手术，上颌 Le Fort Ⅰ 型截骨摆正咬合平面＋下颌 SSRO 左旋。

· 术后正畸精细调整。

4 治疗结果

4.1 面像照

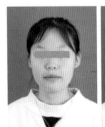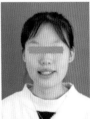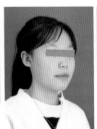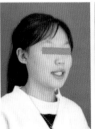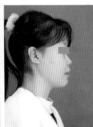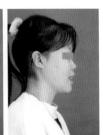

4.2　口内照

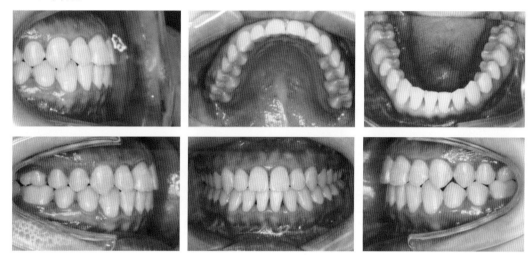

4.3　X 线片

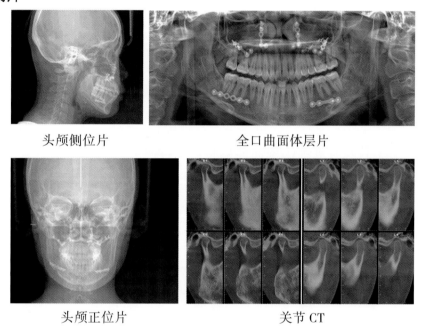

头颅侧位片　　　　　　全口曲面体层片

头颅正位片　　　　　　关节 CT

4.4　头影测量分析

测量指标	治疗前	治疗后	参考值
SNA(°)	90.1	92.78	82.8 ± 4.0
SNB(°)	89.15	89.21	80.1 ± 3.9
ANB(°)	1.95	3.57	2.7 ± 2.0
SND(°)	86.02	85.09	77.3 ± 3.8
U1−NA(mm)	5.61	5.31	5.1 ± 2.4
U1−NA(°)	25.25	19.54	22.8 ± 5.7

续表

测量指标	治疗前	治疗后	参考值
L1-NB(mm)	6.67	8.32	6.7±2.1
L1-NB(°)	31.89	35.62	30.3±5.8
U1-L1(°)	120.9	121.27	124.2±8.2
FMA(°)	24.95	26.94	31.3±5.0
FMIA(°)	61.55	61.41	54.9±6.1
IMPA(°)	93.5	91.66	93.9±6.2

病例 2

1 检查、诊断

1.1 患者信息

李×，男，18岁。

主诉：面部偏斜求治。

现病史：随着生长发育逐渐出现面部偏斜，曾行掩饰性矫治，效果不佳，前来就诊。

既往史：幼时曾有颏部外伤史，患者否认任何系统性疾病及药物过敏史，否认传染病史，否认家族史。

1.2 面像照

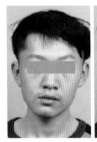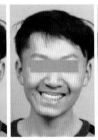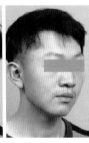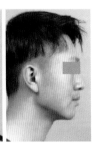

1.3 口内照

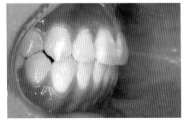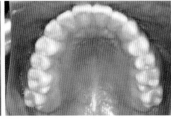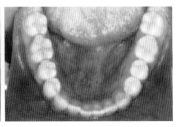

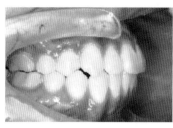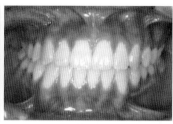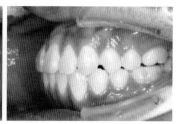

1.4　X 线片

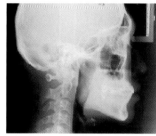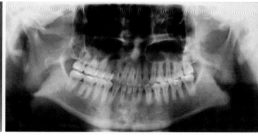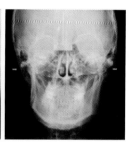

　　头颅侧位片　　　　　　　　　全口曲面体层片　　　　　　　　头颅正位片

1.5　牙列分析

- 牙列式：A7~B7，C7~D7。
- 磨牙关系：右侧安氏Ⅰ类，左侧安氏Ⅰ类。
- 尖牙关系：右侧安氏Ⅰ类，左侧安氏Ⅰ类。
- 拥挤度：上牙弓 0.5mm，下牙弓 1mm。
- 中线：上颌中线右偏 1mm，下颌中线右偏 2.5mm。
- 前牙覆𬌗覆盖：覆𬌗Ⅰ度，覆盖Ⅰ度。
- Bolton 比：前牙比 82.4%。

1.6　其他检查

- 无关节弹响及摩擦音。
- 正位片显示右侧升支短于左侧。
- 曲面体层片显示左侧髁突细长，右侧髁突短粗。
- 正面观：颏部右偏，口角右高左低。
- 侧面观：直面型。

1.7　头影测量分析

1.8　诊断

- 安氏Ⅰ类错𬌗畸形
- 下颌偏𬌗畸形

2　治疗计划

　　·正畸正颌联合矫治（上颌 Le Fort Ⅰ型截骨术 + 摆正咬合平面，左侧上抬 2~3mm，右侧下降，下颌 SSRO 左旋后退）。

·术前正畸：排齐整平上下牙列，去除牙齿代偿，右侧后牙做成反殆，左侧后牙做成正锁殆。

·术后正畸：调整咬合关系。

·最终咬合：双侧磨牙、尖牙均为Ⅰ类咬合关系。

3 治疗过程

·上颌压模殆垫，粘结下颌托槽，右侧后牙交互牵引做成反殆；左侧后牙交互牵引做成正锁殆（3个月）。

·排齐整平上下牙列至0.019英寸×0.025英寸不锈钢方丝（4个月）。

·取模观察上下牙弓是否匹配，做术前准备。

·术式采用：上颌Le FortⅠ型截骨术左侧上抬，右侧下降，下颌SSRO左旋后退。

·术后2周拆除稳定殆板，A3、C3、C4，B3、D3、D4三角形牵引（1/8″皮圈）。

·术后6周由患者自行挂牵引并配合张口练习。

·术后1.5个月行术后正畸治疗，调整中线（2个月）。

·下前牙邻面去釉，排齐（2个月）。

·精细调整（2个月）。

·拆除带环，A5~B5，C5~D5连扎，保持（2个月）。

·拆除全口矫治器，抛光牙面，取模制作保持器，拍面像照片+X线片。

·定期复查。

4 治疗结果

4.1 面像照

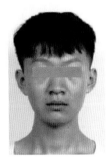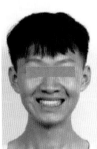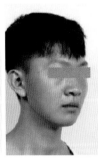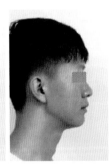

4.2 口内照

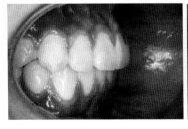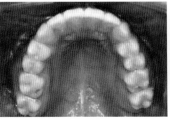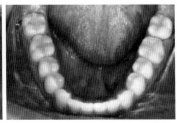

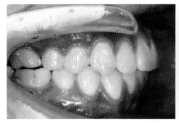
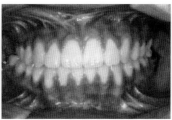
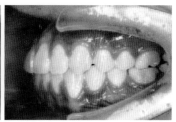

4.3　X线片

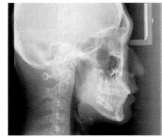
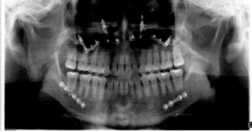
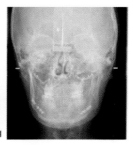

术后头颅侧位片　　　　　　术后全口曲面体层片　　　　　　术后头颅正位片

4.4　头影测量分析

测量指标	治疗前	治疗后	参考值
SNA(°)	82.8 ± 4	84.06	83.23
SNB(°)	80.1 ± 3.9	83.44	82.07
ANB(°)	2.7 ± 2	0.62	1.16
SND(°)	77.3 ± 3.8	80.97	80.72
U1-NA(°)	22.8 ± 2.7	25.47	23.2
U1-NA 距	5.1 ± 2.4	8.23	7.42
L1-NB(°)	30.3 ± 5.8	26.45	28.51
L1-NB 距	6.7 ± 2.1	7.39	6.67
U1-L1(°)	124.2 ± 8.2	122.46	117.13
OP-SN(°)	16.1 ± 5.0	10.99	12.75
GoGn-SN(°)	32.5 ± 5.2	28.79	34.24
FMA(°)	30.19 ± 4.0	26.77	29.2
IMPA (°)	95.59 ± 5.04	94.22	92.2
FMIA(°)	54.22 ± 4.44	59.01	58.6

　　另外，有些患者下颌偏斜的原因是一侧髁突良性肿瘤，这时手术必须针对病因，去除肿瘤，才能从根本上解决问题。

病例 3

1 检查、诊断

1.1 患者信息

冯××，男，35 岁。

主诉：髁骨瘤致面部偏斜 10 年。

现病史：患者面型不对称，现来我院求矫。

既往史：患者否认任何系统性疾病及药物过敏史。

1.2 面像照

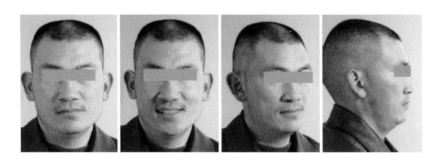

1.3 口内照

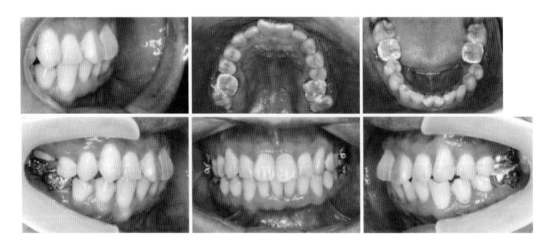

1.4 X 线片

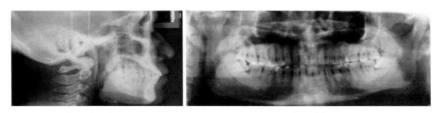

头颅侧位片   全口曲面体层片

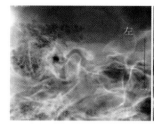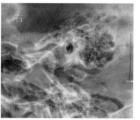

关节片

1.5 牙列分析

- 牙列式：A8~B8，C8~D8。
- 磨牙关系：右侧安氏Ⅰ类，左侧安氏Ⅱ类。
- 尖牙关系：右侧安氏Ⅰ类，左侧安氏Ⅱ类。
- 拥挤度：上牙弓 2mm，下牙弓 4mm。
- 中线：下颌中线左偏 2.5mm。
- 覆𬌗覆盖：前牙浅覆𬌗，覆盖Ⅰ度。

1.6 其他检查

- Spee 曲线：3mm。
- 双侧关节无痛，未见弹响，开口右偏。
- 面型：直面型。
- 正面微笑时咬合平面偏斜。
- 下颌平面角低平。

1.7 头影测量分析

1.8 诊断

- 骨性Ⅰ类错𬌗畸形
- 安氏Ⅱ类亚类错𬌗畸形
- 髁突骨瘤
- 右侧下颌角肥大、髁突过度增生
- 下颌左偏

2 治疗计划

- 正畸正颌联合治疗：骨瘤摘除 + 下颌轮廓修整术 + 颏成形术（图 10-2，图 10-3）。
- 全口直丝弓矫治技术。
- 正畸排齐牙列。
- 术后调整咬合关系。
- 最终咬合：尖牙Ⅰ类关系，磨牙Ⅰ类关系。

3 治疗过程

- 术前圆丝排齐整平上下颌牙列至 0.017 英寸 × 0.025 英寸 SS 方丝（8 个月）。
- 取模观察上下牙弓是否匹配。

·术前外科会诊＋手术（2个月）。

·术后精细调整咬合（4个月）。

·咬合良好拆除矫治器。

4 治疗结果

4.1 面像照

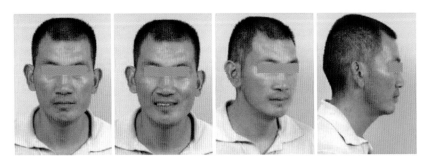

4.2 口内照

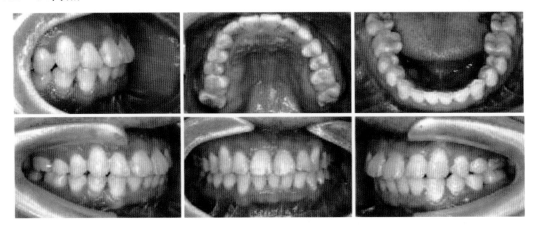

4.3 X线片

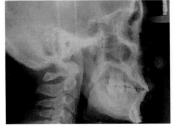 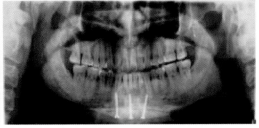

头颅侧位片　　　　　　　　全口曲面体层片

4.4 头影测量分析

测量指标	治疗前	治疗后	参考值
SNA(°)	82.8 ± 4	84.45	83.53
SNB(°)	80.1 ± 3.9	82.84	82.22
ANB(°)	2.7 ± 2	−1.61	1.31

续表

测量指标	治疗前	治疗后	参考值
SND(°)	77.3 ± 3.8	80.18	79.09
U1−NA(°)	22.8 ± 2.7	33.58	30.47
U1−NA(mm)	5.1 ± 2.4	6.71	7.46
L1−NB(°)	30.3 ± 5.8	32.47	27.27
L1−NB(mm)	6.7 ± 2.1	6.57	6.63
GoGn−SN(°)	32.5 ± 5.2	25.49	32.8
FMA(°)	30.19 ± 4.0	18.45	25
IMPA(°)	95.59 ± 5.04	104.14	92.25
FMIA(°)	54.22 ± 4.44	57.42	62.75

　　还有些患者可能由于外伤或遗传等因素，颌骨变形非常显著，临床上也称半侧下颌肥大症。既影响患者美观，也影响患者咀嚼功能，正畸正颌联合矫治才能达到比较满意的疗效。

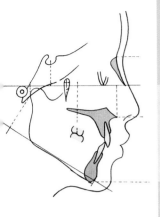

第十一章
垂直向不调畸形手术治疗

直方向的不调主要涉及面型的长度和变短的问题。当然，患者面型长度与宽度的比例也是失调的，另外面部的三等份的比例也出了问题。本章主要讨论长面综合征和短面综合征。

第一节 长面综合征的手术治疗

长面综合征是一种特征明显、多种临床症状结合在一起的牙颌面畸形。其中面部长度与宽度的比例失调，面部 3 等份的比例失调，多数患者均有开𬌗畸形。

一、临床表现

颜面垂直方向与宽度的比例严重失调，面下 1/3 过长，面中份与面下份高度比值明显变小（正常大体为 1:1）。上颌骨在垂直方向发育过度，表现开唇露齿，双唇不能自然闭合，上下唇之间的自然空隙过大，露龈笑明显，还伴有显著的颏后缩畸形。口腔内表现为全牙列开𬌗，还伴牙列不同程度的拥挤。骨性开𬌗被认为是长面综合征的基本条件之一。患者的鼻背呈驼峰状，下颌平面角过大，下颌的生长型为开张型，呈顺时针旋转。

二、X 线头影测量分析

面部硬组织上面高（N-ANB）占全面高（N-Me）的 45%，下面高占全面高的 55%。上颌骨测量分析显示，其主要异常表现在上颌前牙牙槽高度远远大于正常，唇下露齿过多，常超过 6mm。上颌后牙牙槽高度也是增加的。这充分证明长面综合征畸形产生的机制是上颌骨在垂直方向上发育过度。

伴有开𬌗的长面综合征患者上面高与下面高的比例失调更为严重，面下高度更大。主要原因是下颌骨向下向后旋转造成的。伴有开𬌗的病例下颌平面角更大。上颌 SNA 角大体正常，说明上颌骨前后方向上的位置基本正常。代表下颌的 SNB 角明显小于正常人，显示该类患者具有下颌后缩的特点。下颌骨、舌骨、颈椎发生顺时针旋转，引起咽腔变窄，影响到呼吸道的通畅，产生口呼吸不良习惯，进而促使上颌在垂直方向的发育过度。

三、手术设计

单独正畸治疗疗效不佳。长面综合征的治疗方法主要是正畸正颌联合治疗，尤其依赖手术治疗（图 11-1 至图 11-8AB）。

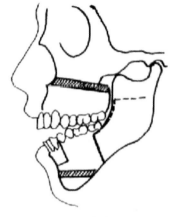

图 11-1　长面综合征手术设计

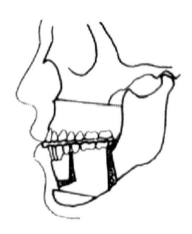

图 11-2　术后效果明显

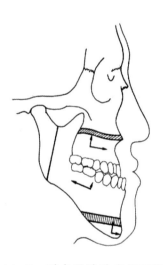

图 11-3　手术设计治疗长面综合征

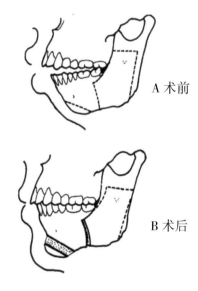

A 术前

B 术后

图 11-4　纠正开殆术式之一——下颌 SSRO 前徙

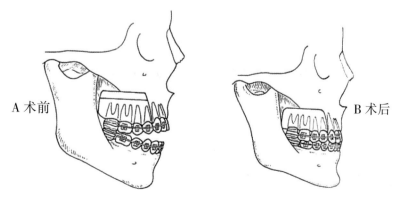

A 术前

B 术后

图 11-5　上牙列后段根尖下部分截骨纠正开殆

225

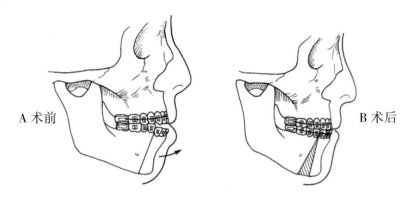

图 11-6　下颌骨前部楔形切口上旋下颌前部纠正反殆与开殆

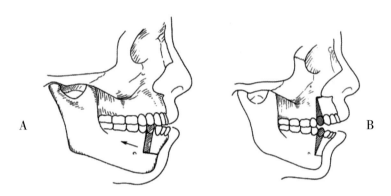

图 11-7　下颌前颌截骨后退或上下颌前颌截骨后退纠正前牙开殆

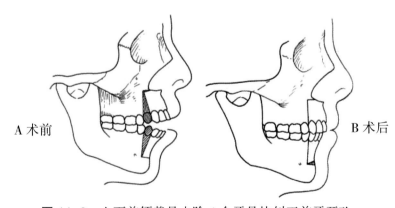

图 11-8　上下前颌截骨去除 4 个牙骨块纠正前牙开殆

（一）上颌骨

上颌上移是矫治上颌垂直方向发育过度的主要原则。唇齿关系是决定上颌骨上移多少的重要指标。手术治疗的主要术式是 Le Fort Ⅰ 型截骨术，有开殆畸形者，需要实施分块的 Le Fort Ⅰ 型截骨术。

（二）下颌骨

依靠下颌骨的自行旋转移动或者下颌升支部位截骨术可以矫治下颌后缩，还能改变颜面高度的比例关系。如果上颌后部上移在 5mm 之内者下颌可自动向前上旋转移动，可以建立上下颌间的良好咬合关系。下颌逆时针旋转，一是可使下颌后缩的情况得到改善，另外也能使下面高显著缩短。若上颌上移超过 5mm，则不能依赖下颌自动旋转移位，这时就需要实施下颌矢状截骨术了。

（三）颏部

颏部一般需要实施水平截骨颏成形术。其主要目的是可以借手术前徙颏部骨段，建立协调的鼻唇颏关系，纠正颏后缩畸形；另外还可以通过颏部适当去除骨组织，缩短面下 1/3 高度。

四、正颌手术

（一）如果上颌上移不超过 5mm 者，适合上颌 Le Fort Ⅰ 型截骨术 + 下颌自动旋转移动 + 颏部水平截骨颏成形术。

（二）当上颌上移大于 5mm，正颌手术调整为上颌 Le Fort Ⅰ 型截骨术 + 双侧升支矢状劈开截骨术 + 颏部水平截骨成形术。这样既有利于骨内坚固内固定，也有利于术后骨愈合。

病例 1

1　检查、诊断

1.1　患者信息

刘 ××，女，24 岁。

主诉："前牙开𬌗"求矫治。

现病史：患者随生长发育出现前牙开𬌗，现来我院求矫。

既往史：患者否认正畸治疗史，否认任何系统性疾病史及药物过敏史。

1.2　面像照

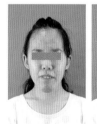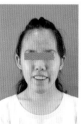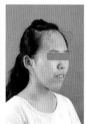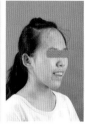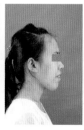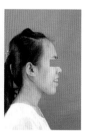

1.3 口内照

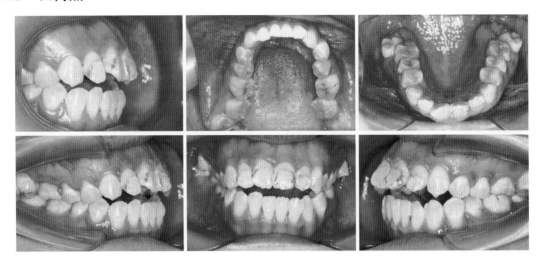

1.4 X 线片

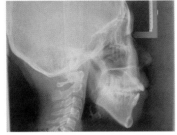
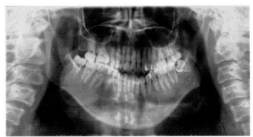

头颅侧位片 　　　　　　　全口曲面体层片

1.5 牙列分析

· 牙列式：A7~B8，C8~D8 。

· 磨牙关系：右侧安氏Ⅰ类，左侧安氏Ⅰ类。

· 尖牙关系：右侧安氏Ⅰ类，左侧安氏Ⅱ类。

· 拥挤度：上牙弓 2mm，下牙弓 3mm。

· 中线：上牙弓右偏 1mm，下牙弓左偏 1.5mm。

· 覆𬌗覆盖：前牙开𬌗，覆盖 4mm。

· 关节弹响。

· 全口曲面体层片显示双侧关节基本对称。

· 面型：凸面型。面下 1/3 过长。

· A7、B7 正跨𬌗。

· 氟斑牙。

1.6 头影测量分析

1.7 诊断

· 安氏Ⅰ类错𬌗畸形

· 骨性Ⅰ类骨性开𬌗

· 牙列拥挤

· 深覆盖

· 前牙开𬌗

2 治疗计划

· 正畸正颌联合矫治。

· 正畸：排齐上下牙列（上颌扩弓，拔除B7、C8、D8，纠正A7、B7跨𬌗，近移B8）。

· 正畸去除牙齿代偿，直立压轴，排齐牙列，匹配上下牙弓宽度。

· 术式：上颌Le FortⅠ型截骨整体上抬3~4mm，摆正咬合平面，下颌SSRO逆时针旋转＋颏成形。

· 最终关系：尖牙Ⅰ类关系，磨牙Ⅰ类关系，覆𬌗Ⅰ度，覆盖Ⅰ度。

3 治疗过程

· 先行上颌矫治，下颌颌垫解除后牙跨𬌗干扰，纠正后牙跨𬌗。

· 后牙跨𬌗解除后粘结下颌矫治器，去除牙齿代偿。

· 匹配上下牙弓宽度。

· 做术前准备（口扫，模型扫描）。

· 2周拆除咬合板，前牙垂直牵引。

· 6周行术后正畸，4个月后正畸治疗结束。

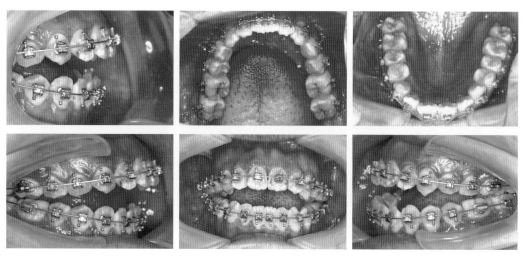

去除牙齿代偿纠正后牙跨𬌗

4 治疗结果

4.1 面像照

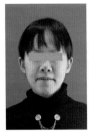 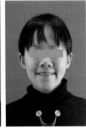 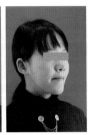 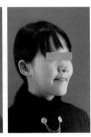 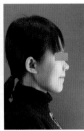 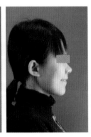

4.2 口内照

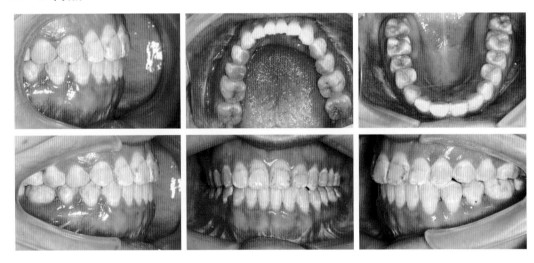

4.3 X线片

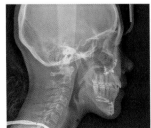 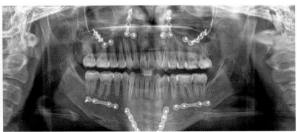

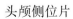

头颅侧位片 　　　　　　　　　全口曲面体层片

4.4 头影测量分析

测量指标	治疗前	治疗后	参考值
SNA(°)	82.8 ± 4	79.54	84.46
SNB(°)	80.1 ± 3.9	76.78	84.16
ANB(°)	2.7 ± 2	2.76	0.3
SND(°)	77.3 ± 3.8	74.50	81.12
U1 NA(°)	22.8 ± 2.7	30.97	26.12
U1-NA(mm)	5.1 ± 2.4	11.72	10.64
L1-NB(°)	30.3 ± 5.8	33.27	22.28
L1-NB(mm)	6.7 ± 2.1	9.29	6.18
U1-L1(°)	124.2 ± 8.2	113.0	132.83
OP-SN(°)	16.1 ± 5.0	18.29	8.68
GoGn-SN(°)	32.5 ± 5.2	50.62	40.41
FMA(°)	30.19 ± 4.0	45.90	37.24
IMPA(°)	95.59 ± 5.04	85.87	77.70
FMIA(°)	54.22 ± 4.44	48.23	65.06

病例 2

1 检查、诊断

1.1 患者信息

王××，男，22岁。

主诉："地包天"伴开𬌗求治。

现病史：随生长发育逐渐出现"地包天"，现来我院求治。

既往史：患者随生长发育逐渐出现"地包天面型"，患者否认任何系统性疾病及药物过敏史。

1.2 面像照

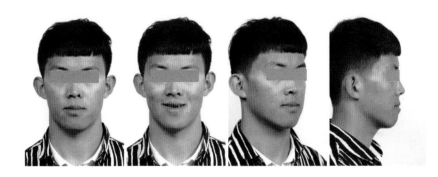

1.3 口内照

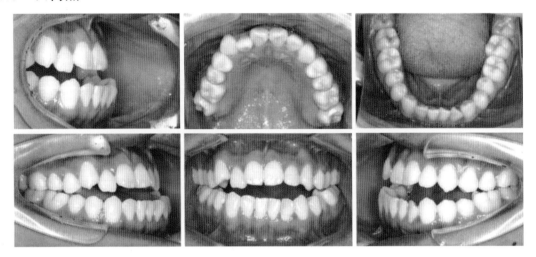

1.4 模型像

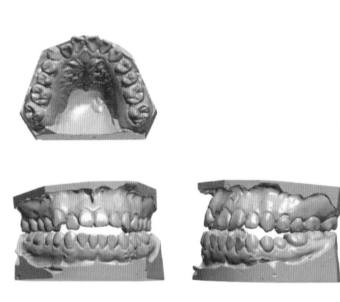

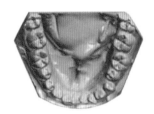

1.5 X线片

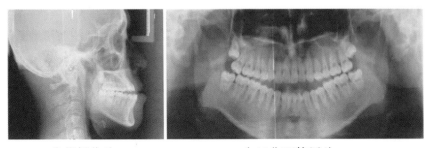

头颅侧位片 全口曲面体层片

1.6 牙列分析

- 牙列式：A7~B7，C8~D8。
- 磨牙关系：右侧安氏Ⅲ类，左侧安氏Ⅲ类。
- 尖牙关系：右侧安氏Ⅲ类，左侧安氏Ⅲ类。
- 拥挤度：上牙弓 2mm，下牙弓 1mm。
- 中线：下中线左偏 3mm。
- 覆𬌗覆盖：反𬌗 + 开𬌗。

1.7 其他检查

- 关节无弹响和摩擦音。
- 曲面体层片显示双侧升支基本对称。
- 面型：凹面型。
- X 线片示：A8、B8 阻生。
- A2 舌倾，D2 近中扭转。

1.8 头影测量分析

1.9 诊断

- 骨性Ⅲ类错𬌗畸形
- 安氏Ⅲ类错𬌗畸形
- 前牙开𬌗
- 牙列拥挤

2 治疗计划

- 正畸正颌联合矫治（上颌 Le Fort Ⅰ型截骨前徙 + 顺时针旋转，下颌 SSRO 截骨后退）。
- 全口直丝弓拔牙矫治技术（拔除 A8、B8、C8、D8）。
- 正畸排齐牙列去除代偿，匹配牙弓。
- 术后调整咬合关系。
- 最终咬合：尖牙、磨牙均为Ⅰ类关系。

3 治疗过程

- 上下颌排齐整平牙列去代偿（16 个月）。
- 取模观察上下牙弓是否匹配，做术前准备。
- 手术术式：上颌 Le Fort Ⅰ型截骨前徙，下颌 SSRO 截骨后退。
- 术后 2 周拆除稳定𬌗板，A3、C3、C4、B3、D3、D4 三角形牵引（3/16" 皮圈）。
- 术后 4 周由患者自行挂牵引并配合张口练习。
- 术后 1.5 个月行术后正畸治疗，上颌更换 0.016 英寸 NI-TI 圆丝。
- 术后 4 个月咬合关系稳定，前牙覆𬌗、覆盖良好。
- 拆除全口矫治器，抛光牙面，取模制作保持器，拍面像照片 +X 线片。

4 治疗结果

4.1 面像照

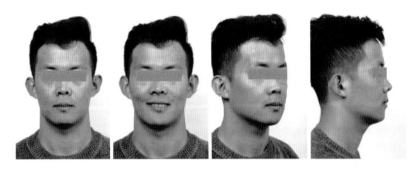

4.2 口内照

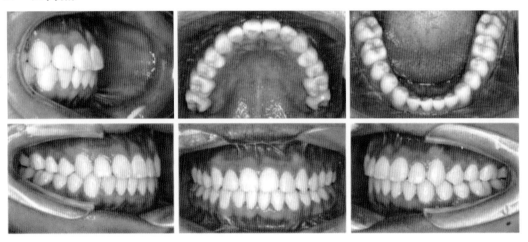

4.3 模型像

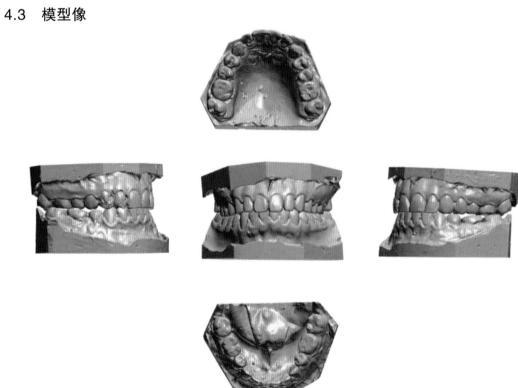

4.4　X 线片

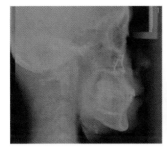　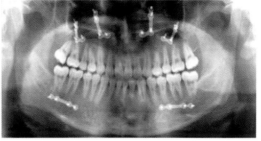

头颅侧位片　　　　　　　　　　全口曲面体层片

4.5　头影测量分析

测量指标	治疗前	治疗后	参考值
SNA(°)	82.8 ± 4	75.3	78.3
SNB(°)	80.1 ± .9	82.3	78.6
ANB(°)	2.7 ± 2	−7	−0.3
SND(°)	77.3 ± 3.8	76.56	76.7
Ul−NA(°)	22.8 ± 2.7	23.39	32
Ul−NA(mm)	5.1 ± 2.4	6.05	9.6
Ll−NB(°)	30.3 ± 5.8	28.46	29.3
Ll−NB(mm)	6.7 ± .1	8.44	6.7
Ul−Ll(°)	124.2 ± 8.2	123.17	119
OP−SN(°)	16.1 ± 5.0	19.32	13.3
GoGn−SN(°)	32.5 ± 5.2	40.6	33.9
FMA(°)	30.19 ± 4.0	28.1	23.6
IMPA(°)	95.59 ± 5.04	93	96.8
FMIA(°)	54.22 ± 4.44	59	59.7

第二节　短面综合征的手术治疗

　　短面综合征是主要表现在颜面垂直方向上比例严重失调的牙颌面畸形。重度深覆𬌗畸形是其特征之一。

一、临床表现

　　上颌骨在垂直方向上发育不足，在自然状态下不露齿。面下 1/3 过短，而面中份大体正常。有方而宽的脸型也是其主要特征之一。颏唇沟较深，下颌角近似直角，咬肌肥大。磨牙多为安氏Ⅱ类咬合关系。前牙呈闭锁性深覆𬌗。严重者下切牙可咬到腭黏膜。上切牙舌面，下切牙唇面常有明显磨耗，Spee 曲线过陡。该类患者常伴颞下颌关节紊乱综合征，表现为关节区疼痛，弹响，开口受限等。严重者发现关节有器质性病变。

二、X 线头影测量分析

短面综合征主要是由下面高不足所导致。下颌平面角减小常作为此类综合征的诊断指标。

三、临床矫治设计

（一）儿童和青少年

通过正畸治疗，平面导板针对低角病例特别有效，可以增加面部高度，还可以打开咬合，纠正深覆𬌗。另外，通过唇展上下前牙，可以改变前牙牙轴，还可以帮助打开咬合。对于成人患者，手术是比较好的选择。

（二）上颌骨

上颌高度不足是短面综合征畸形主要问题。治疗原则是使上颌骨整体向下移动，以达到理想的唇齿关系。重度短面综合征患者的 Spee 曲线表现异常。此类病例接受分块的上颌截骨手术是必要的，除非通过正畸治疗已经解决了 Spee 曲线不调的问题。

（三）下颌骨

下颌骨的手术设计对该类患者更重要一些。

（1）如果咬合关系大体正常，仅仅要改善面型，可以采用颏部水平截骨颏成形术 + 植骨术来解决下颌前部高度不足的问题。

（2）若前牙过高位，且 Spee 曲线不正常，可以在上述手术的同时，增加下颌前部根尖下截骨术，以下降下颌前部牙骨段。

（3）若上颌前后位置基本正常，存在磨牙 Ⅱ 类关系，且前牙有深覆盖者，建议采用下颌全牙列的根尖下截骨术，前徙下颌全牙列，必要时可以实施植骨术（图 11-9，图 11-10）。

四、正颌手术

短面综合征的正颌手术通常需要双颌手术 + 植骨术来完成。上颌通常是分块的 Le

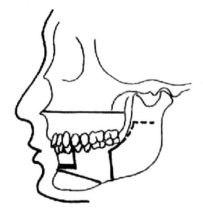

图 11-9 短面综合征手术设计

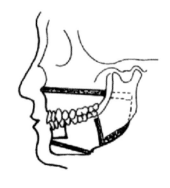

图 11-10 手术后疗效满意

Fort Ⅰ型截骨术＋植骨术，以增加面部高度；下颌需要采用双侧升支矢状劈开术＋下颌前部根尖下截骨术＋颏部水平截骨颏成形术，必要时也需要植骨术。另外，从美学考虑，还可以增加一些辅助手术，如下颌角成形术、咬肌成形术（部分去除咬肌）等（图 11-11AB至图 11-14AB）。

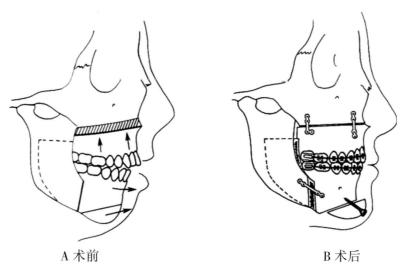

A 术前 　　　　　　　　　　　　　　　 B 术后

图 11-11　下颌 SSRO 前徙 + 颏成形术

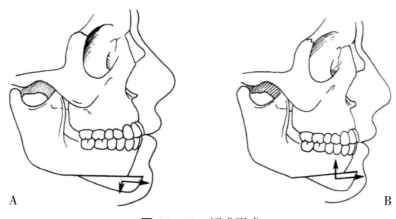

A 　　　　　　　　　　　　　　　　　 B

图 11-12　颏成形术

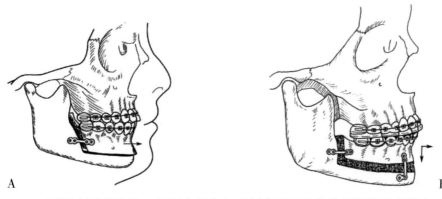

A 　　　　　　　　　　　　　　　　　 B

图 11-13　下颌全牙列前移 + 坚固内固定与下颌全牙列整体前移同期植骨增高下颌高度

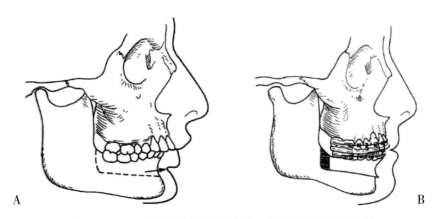

A B

图 11-14　下颌全牙列整体前徙 + 牙槽后部同期植骨

病例 1

1　检查、诊断

1.1　患者信息

刘 ×，男，22 岁。

主诉：牙齿不美观求治。

现病史：患者乳牙列完整，换牙阶段上颌前中段牙弓未见正常形态牙齿萌出，前牙区替换出畸形牙 3 个，上下颌骨发育受限，未曾治疗。

既往史：既往体健，患者否认任何系统性疾病及药物过敏史。

1.2　面像照

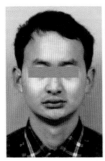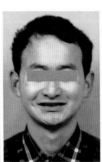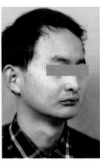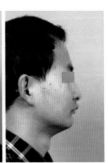

1.3　口内照

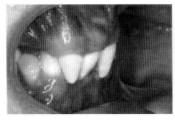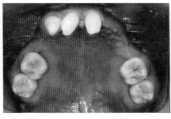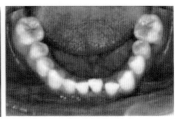

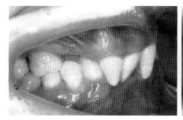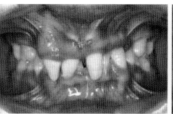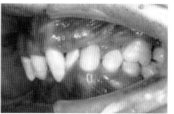

1.4　X线片

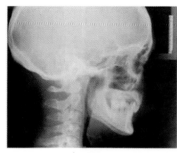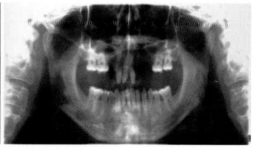

头颅侧位片　　　　　　　　　　全口曲面体层片

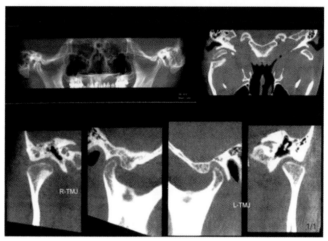

关节 CBCT

1.5　牙列分析

· 𬌗阶段：恒牙列。

· 牙列式：A6、A7、B6、B7，A1、A2、B1 畸形牙，其余上牙先天缺失，C6~D6。

· 磨牙关系：右侧安氏Ⅱ类，左侧安氏Ⅱ类。

· 覆𬌗覆盖：覆𬌗Ⅲ度，覆盖Ⅰ度。

1.6　其他检查

· 关节无弹响与摩擦音。

· 曲面体层片显示双侧升支高度基本对称。

· 关节片显示关节无吸收且基本位于关节窝正中。

· 面型：平直面型（颏唇沟深）。

· 正面微笑时咬合平面正常。

- A1、A2、B1 畸形牙。

1.7 头影测量分析

1.8 诊断

- 安氏 II 类错𬌗畸形
- 上下颌骨发育不足
- 上牙列缺损（多个牙先天缺失）
- 牙周病

2 治疗计划

- 正畸正颌联合矫治（上颌 Le Fort I 型截骨前徙上抬 + 下颌 SSRO 前徙并顺时针旋转）。
- 全口直丝弓矫治技术。
- 术前正畸排齐整平上下牙列，下前牙唇展，集中间隙于两侧上颌第一前磨牙前方。
- 术后调整咬合。
- 最终咬合：磨牙为 II 类关系，尖牙为 I 类关系。

3 治疗过程

初期圆丝排齐整平上下牙列至 0.019 英寸 × 0.025 英寸 NI-TI 方丝（24 个月）。

取模观察上下牙弓是否匹配，做术前准备。

术式采用上颌 Le Fort I 型截骨前徙上抬 + 下颌 SSRO 前徙并顺时针旋转。

术后 2 周拆除稳定𬌗板，A3、C3、C4、B3、D3、D4 三角形牵引（1/8" 皮圈）。

术后 4 周由患者自行挂牵引并配合张口练习。

术后 2 个月行术后正畸治疗，双侧挂 III 类牵引调整咬合。

术后 7 个月尖牙、磨牙关系稳定，前牙覆𬌗、覆盖正常。

拆除全口矫治器，抛光牙面，取模制作保持器，拍面像照片 +X 线片。

定期复查。

4 治疗结果

4.1 面像照

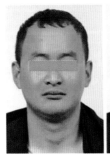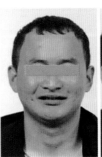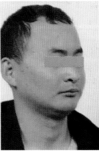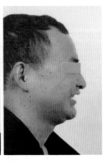

4.2 口内照

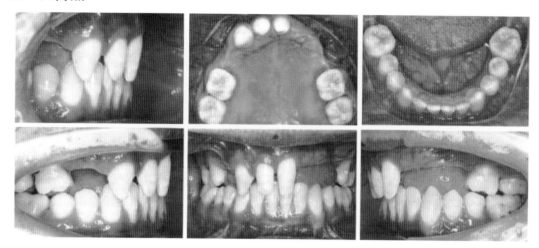

4.3 X线片

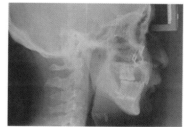
头颅侧位片

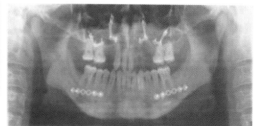
全口曲面体层片

4.4 头影测量分析

测量指标	治疗前	治疗后	参考值
SNA(°)	82.8±4	80.7	83.3
SNB(°)	80.1±3.9	73.6	76.2
ANB(°)	2.7±2	6.9	7.1
SND(°)	77.3±3.8	72、7	73.3
Ul-NA(°)	22.8±2.7	11.7	3.2
Ul-NA(mm)	5.1±2.4	7.7	3.7
Ll-NB(°)	30.3±5.8	3.3	23.8
Ll-NB(mm)	6.7±2.1	1.1	3.3
Ul-Ll(°)	124.2±8.2	178.5	152.3
OP-SN(°)	16.1±5.0	7.8	16.7
GoGn-SN(°)	32.5±5.2	32.5	36.1
FMA(°)	30.19±4.0	19.1	28.3
IMPA(°)	95.59±5.04	77	91.5
FMIA(°)	54.22±4.44	83.9	60.3

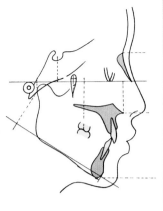

第十二章

唇腭裂导致的反𬌗手术治疗

众所周知，正颌技术已经涉及唇腭裂治疗领域。随着唇腭裂序列治疗逐渐普及，唇腭裂患者的治疗日趋完善。可以这样说，唇腭裂继发的牙颌面畸形的矫治已经成为序列治疗的组成部分，也是正颌外科中一个引起关注的特殊问题。有的学者认为：儿童早期腭裂修复术，是导致后期上颌骨发育不足的主要原因。但也有学者认为：唇腭裂患者的上颌骨发育不足受腭裂自身的影响，是腭裂患者固有的上颌发育方式，与手术关系不大。唇腭裂患者的上颌骨与非唇腭裂患者不同，所以临床表现的畸形就更加复杂和严重。

一、唇腭裂患者矫治原则

尽管患者腭侧有裂隙，但颌骨发育受影响的程度是不同的。一般可以根据面部观察、口内检查、头影测量等做出正确的诊断。临床上将此类患者分成两类：一类是上颌骨发育尚佳，头影测量也证实上颌骨发育基本正常者，可以尝试单独正畸治疗。正畸治疗的方法大体上有两种。一种是多次的扩大上颌牙弓，使其宽度与下颌匹配，对有轻度颌骨发育欠佳者，可以实施上颌前方牵引。不论是扩弓，还是前牵都是比较艰难的。正畸界对唇腭裂患者的治疗原则就是"扩弓扩弓再扩弓，前牵前牵再前牵"。另外一种情况，上颌发育影响显著，反𬌗非常严重，反覆盖超过 7mm，头影测量也证实这一点，显然正畸治疗是无法取得较好的治疗效果，这就需要正畸正颌联合矫治。

二、选择正确的术式

上颌后缩的患者常规只实施上颌 Le Fort Ⅰ 型截骨术前移上颌骨，下颌无需手术。但是腭裂继发的颌骨畸形，上颌骨常常是严重发育不足，需要颌骨前移 1.5cm，同时上颌还要不同程度的降低，腭裂术后患者上颌骨周围及腭部黏骨膜瘢痕粘连，限制了上颌骨过多前移，临床上前移量超过 8mm 都很困难。而且，腭裂患者 Le Fort Ⅰ 型截骨前移上颌骨后复发率大于正常患者。术后复发与上颌前移量成正比。另外前移过多，软组织蒂张力过大，也影响血运，影响骨愈合。因此上颌后缩严重的患者，需要同时采用下颌升支截骨术适当后退下颌骨以利于建立稳定的咬合关系（图 12-1AB）。前移上颌余留空隙需要植骨。此外还需要实施坚固内固定，确保骨骼稳定。如果上颌后缩不严重，下颌位置大体正常，只需行上颌 Le Fort Ⅰ 型截骨，同期实施牙槽植骨修复术。

三、唇腭裂序列治疗及正颌手术程序

（1）早期接受序列治疗的患者，无论单侧还是双侧唇腭裂修复后，应在 9~12 岁尖牙萌出前、牙根形成 1/2~3/4 时修复牙槽裂隙。唇腭裂患者有其他错𬌗者，应积极正畸治疗。等待患者基本发育完成后行正颌手术。

（2）发育接近完成病例，如果以前没有进行牙槽裂修复术，可以实施 Le Fort Ⅰ型截骨前移上颌，同期修复牙槽突裂（图 12-2）；如果腭部软组织缺损严重，只能先修复软组织缺损，以后再手术和裂隙修补。

（3）双侧唇腭裂患者常常需要先修复牙槽突裂隙，等待上颌骨连为一体时，6~8 个月后再实施 Le Fort Ⅰ型截骨术。

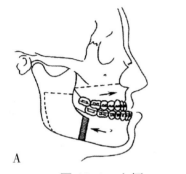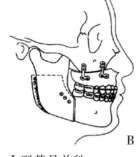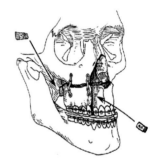

图 12-1　上颌 Le Fort Ⅰ型截骨前徙 +
下颌 SSRO 后退术

图 12-2　上颌 Le Fort Ⅰ型截骨前徙
+ 牙槽骨裂隙处植骨

病例 1

1　检查、诊断

1.1　患者信息

李 ××，女，19 岁。

主诉："地包天"要求治疗。

现病史：幼年因唇腭裂行 3 次手术治疗，现为反𬌗，影响面容，前来就诊。

既往史：患者否认任何系统性疾病及药物过敏史。

1.2　面像照

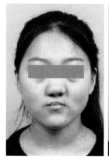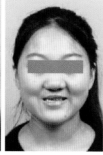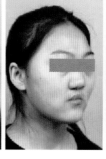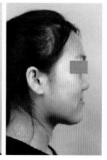

1.3 口内照

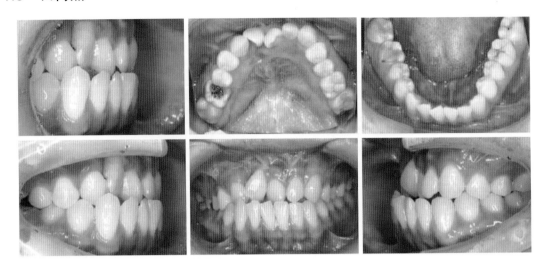

1.4 X线片

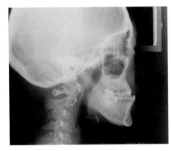

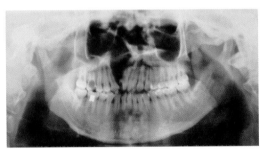

头颅侧位片 全口曲面体层片

1.5 牙列分析

· 牙列式：A7~B7，C7~D7（A2先天缺失）。

· 磨牙关系：右侧安氏Ⅰ类关系，左侧安氏Ⅰ类关系。

· 尖牙关系：右侧安氏Ⅰ类关系，左侧安氏Ⅰ类关系。

· 拥挤度：上牙弓4mm，下牙弓1mm。

· 中线：上颌中线右偏1mm。

· 覆𬌗覆盖：反覆𬌗，反覆盖。

1.6 其他检查

· 关节无弹响和摩擦音。

· 曲面体层片显示双侧升支不对称。

· 面型：凹面型，上颌后缩，下颌前突。

· 可见唇腭裂术后瘢痕。

· X线示上颌骨植骨术后未形成骨连接。

· A2缺失，A6龋坏，C6充填。

· 前牙反𬌗。

1.7 头影测量分析

1.8　诊断

- 安氏Ⅰ类错殆畸形
- 骨性Ⅲ类错殆畸形
- 牙列不齐
- A2 缺失
- A6 龋坏

2　治疗计划

- 正畸正颌联合矫治。
- 手术方案：双颌手术，上颌 Le Fort Ⅰ型前徙，下颌 SSRO 后退术。
- 正畸治疗方案：全口直丝弓矫治技术（手术专用托槽），排齐上下牙列，去除代偿。
- 上颌 Le Fort Ⅰ型截骨前徙 + 牙槽裂隙处植骨 + 下颌 SSRO 后退术。

3　治疗过程

- 初期上颌固定矫治器，圆丝排齐整平上牙列至 0.018 英寸 ×0.025 英寸 NI–TI 方丝（7 个月），下颌压膜颌垫（4 个月）。
- 下颌固定矫治器，圆丝排齐整平下牙列至 0.018 英寸 ×0.025 英寸 SS 方丝（9 个月）。
- 取模观察上下牙弓是否匹配，做术前准备。
- 手术术式采用 Le Fort Ⅰ型截骨前徙 + 下颌 SSRO 后退 + 颏成形术。
- 术后 2 周拆除稳定殆板，A3、C3、C4、B3、D3、D4 三角形牵引（1/8" 皮圈）。
- 术后 4 周由患者自行挂牵引并配合张口练习。
- 术后 2 个月行术后正畸治疗，上下颌更换 0.018 英寸 ×0.025 英寸方丝，皮链内收散隙并调殆。
- 术后 9 个月尖牙、磨牙关系稳定，前牙覆殆、覆盖正常。
- 术后拆除带环，A5~B5，C5~D5 连扎，圆丝保持 2 个月。
- 拆除全口矫治器，抛光牙面，取模制作保持器，拍面像照片 +X 线片。
- 定期复查。

4　治疗结果

4.1　面像对比

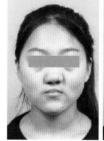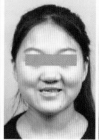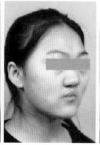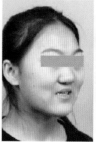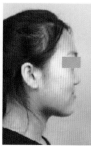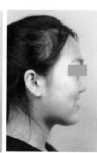

术前

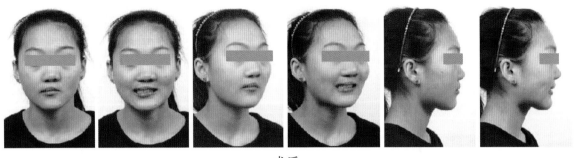

术后

4.2 口内对比

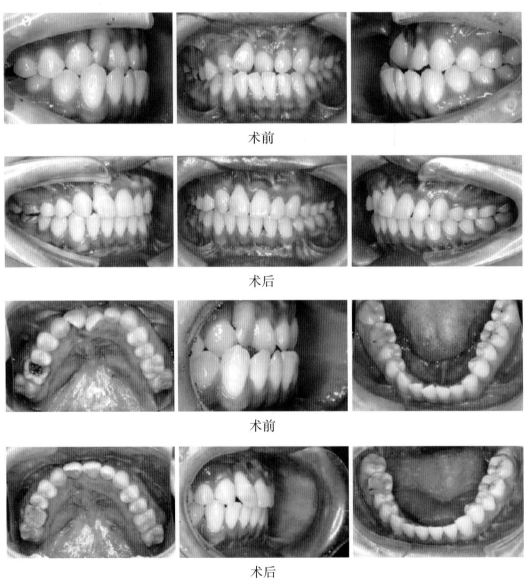

术前

术后

术前

术后

4.3　X线片对比

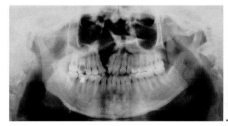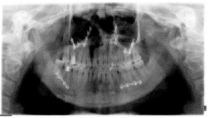

術前　　　　　　　　　　　　　術后

全口曲面体层片对比

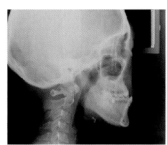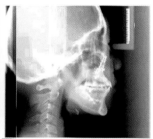

術前　　　　　　　　　　　　　術后

头颅侧位片对比

4.4　头影测量分析

测量指标	治疗前	治疗后	参考值
SNA(°)	82.8 ± 4	67.03	79.39
SNB(°)	80.1 ± 3.9	78.6	76.69
ANB(°)	2.7 ± 2	−11.57	2.70
SND(°)	77.3 ± 3.8	75.2	74.83
U1−NA(°)	22.8 ± 2.7	25.80	22.03
U1−NA(mm)	5.1 ± 2.4	4.74	1.01
L1−NB(°)	30.3 ± 5.8	22.03	20.27
L1−NB(mm)	6.7 ± 2.1	5.05	1.74
U1−L1(°)	124.2 ± 8.2	136.86	155.55
OP−SN(°)	16.1 ± 5.0	15.87	13.78
GoGn−SN(°)	32.5 ± 5.2	42.29	40.49
FMA(°)	30.19 ± 4.0	30.39	29.36
IMPA(°)	95.59 ± 5.04	88.03	62.55
FMIA(°)	54.22 ± 4.44	61.58	88.09

病例 2

1 检查、诊断

1.1 患者信息

宋××，男，26岁。

主诉：牙齿不齐要求矫正。

现病史：幼时在外院行唇腭裂修补术，术后上颌出现凹陷、后缩，未有治疗史。

既往史：患者否认任何系统性疾病及药物过敏史。

1.2 面像照

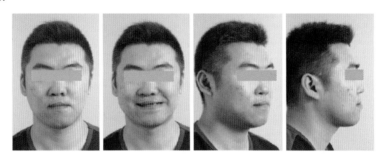

1.3 口内照

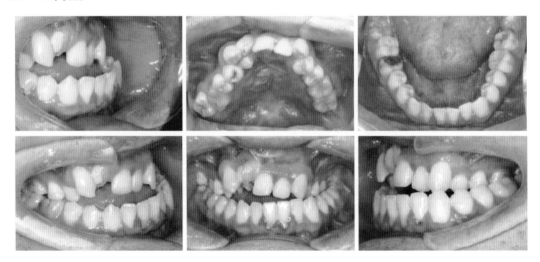

1.4 X线片

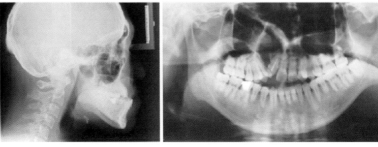

头颅侧位片　　　　　　　　全口曲面体层片

1.5　牙列分析

- 牙列式：A7~B7，C8~D7（B2 缺失）。
- 磨牙关系：右侧安氏Ⅲ类，左侧安氏Ⅱ类。
- 尖牙关系：右侧安氏Ⅲ类，左侧安氏Ⅱ类。
- 拥挤度：上牙弓Ⅲ度，下牙弓Ⅰ度。
- 中线：上下颌中线左偏 3mm。
- 覆𬌗覆盖：前牙开𬌗，反覆盖。

1.6　其他检查

- 关节无弹响和摩擦音。
- 曲面体层片显示双侧升支不对称。
- 面型：凹面型。
- 正面微笑时咬合平面偏斜。
- 面部右侧可见明显唇裂瘢痕。

1.7　头影测量分析

1.8　诊断

- 安氏Ⅲ类错𬌗畸形
- 骨性Ⅲ类错𬌗畸形
- 全牙列反𬌗
- 上牙弓狭窄
- 牙列拥挤

2　治疗计划

- 正畸正颌联合矫治。
- 全口直丝弓拔牙矫治，拔除 A2、C8、D8。
- 上颌四眼簧矫治器扩大牙弓，调整上下牙弓宽度。
- 经外科医生诊断决定实施：Le Fort Ⅰ型截骨上颌前徙，下颌 SSRO 后退术（参见图 12-2）。
- 排齐整平上下牙列去代偿。
- 术后调整咬合关系，右侧磨牙Ⅰ类咬合，左侧磨牙Ⅱ类咬合。

3　治疗过程

3.1　治疗过程

- 初期圆丝排齐整平上下牙列至 0.019 英寸 × 0.025 英寸 NI-TI 方丝（8 个月）。
- 取模观察上下牙弓是否匹配，做术前准备。
- 术前拔除 A2、C8、D8，手术术式采用上颌 Le Fort Ⅰ型截骨前徙 + 下颌 SSRO 后退术。
- 术后 2 周拆除稳定𬌗板，A3、C3、C4、B3、D3、D4 三角形牵引（1/8" 皮圈）。
- 术后 4 周由患者自行挂牵引并配合张口练习。

- 术后 2 个月行术后正畸治疗，上下颌更换 0.5mm SS 圆丝。
- 术后 5 个月尖牙、磨牙关系稳定，前牙浅覆𬌗，浅覆盖，咬合稳定。
- 术后拆除带环，A5~B5，C5~D5 连扎，圆丝保持 2 个月。
- 拆除全口矫治器，抛光牙面，取模制作保持器，拍面像照片 +X 线片。
- 定期复查。

3.2 口内照（正畸中）

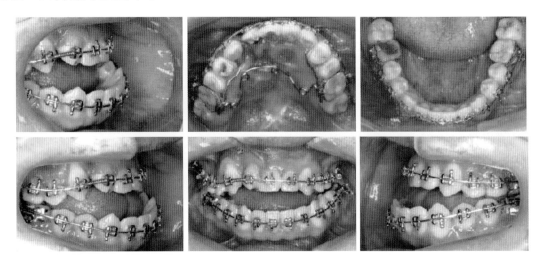

4 治疗结果

4.1 面像对比

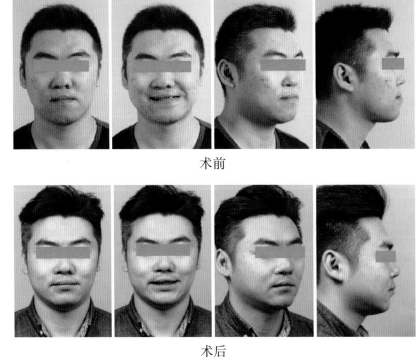

术前

术后

4.2　口内对比

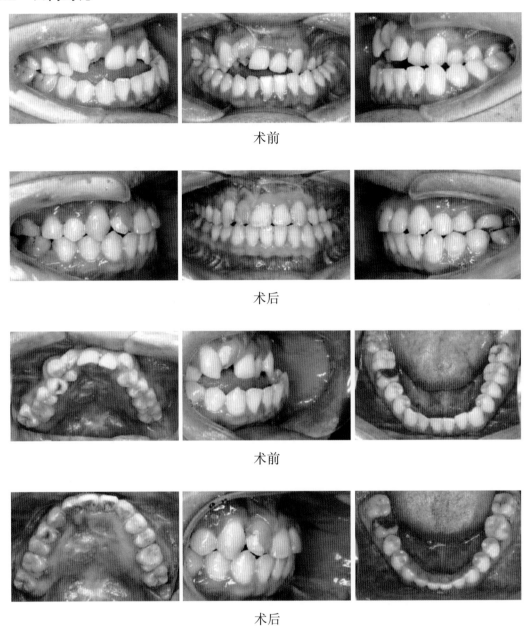

术前

术后

术前

术后

4.3　X线片对比

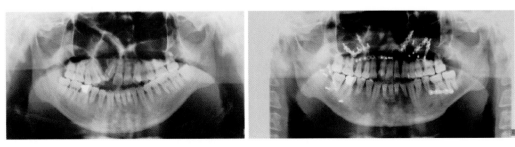

术前　　　　　　　　　　　　　　术后

治疗前后全口曲面体层片对比

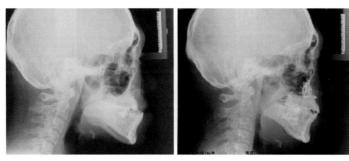

术前 　　　　　　　　　　　术后

治疗前后头颅侧位片对比

4.4　头影测量分析

测量指标	治疗前	治疗后	参考值
SNA(°)	82.8 ± 4	80.28	83.82
SNB(°)	80.1 ± 3.9	82.09	79.80
ANB(°)	2.7 ± 2	−1.81	4.02
SND(°)	77.3 ± 3.8	79.55	77.16
U1−NA(°)	22.8 ± 2.7	27.13	26.72
U1−NA(mm)	5.1 ± 2.4	3.70	4.84
L1−NB(°)	30.3 ± 5.8	29.82	32.68
L1−NB(mm)	6.7 ± 2.1	8.52	8.02
U1−L1(°)	124.2 ± 8.2	124.86	116.58
OP−SN(°)	16.1 ± 5.0	9.34	21.77
GoGn−SN(°)	32.5 ± 5.2	34.33	37.57
FMA(°)	30.19 ± 4.0	32.52	32.02
IMPA(°)	95.59 ± 5.04	87.3	92.21
FMIA(°)	54.22 ± 4.44	32.52	66.99

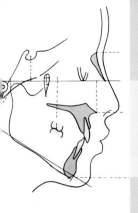

第十三章

正颌手术优先的理论与实践

长期以来，正畸正颌联合矫治颅颌面畸形一般都遵循以下程序："术前正畸—正颌手术—术后正畸"。但是，大部分患者术前正畸治疗时间为 10~18 个月，术后正畸时间为6~18 个月，这样整体治疗时间会达到两年左右。常规术前正畸还会加重原有畸形的严重程度，大部分患者会有抵触情绪。然而做正颌手术的人群大部分为 18~35 岁的年轻人，考虑到他们对于改善美观的迫切需求以及疗程问题，手术优先的观念已经引起同行的高度关注。

一、手术优先观念的提出

日本学者 Nagasaka（2009 年）提出：患者在正颌手术之前不接受任何牙齿移动的正畸治疗即开始正颌手术，或者仅仅在术前矫治不超过两个月就开始实施手术。Choil（2013 年）提出：患者在正颌手术之前不接受任何的牙齿移动正畸治疗。Behrman（1998 年）提出手术优先的观点：通过手术将上下颌骨移动到正确位置后，其周围软组织的作用力将有助于牙齿去除代偿方向的改变。Brachvogel（1991 年）提出：手术获取一个比较正常稳定的颌骨关系后再进行牙齿移动，则更为快速和有效。术后正畸牙齿移动与口颌系统软组织作用力方向是相同的，有互相协同的功效。同时术后正畸治疗可抑制其复发趋势。Forst（1983 年）认为手术优先可缩短疗程，其作用机制为牙齿局部加速移动现象。即外科手术创伤能够加速术区附近骨组织的改建，在术后数天开始出现，持续 1~2 个月达到高峰。

二、手术优先的适应证与禁忌证

（一）适应证

（1）前牙排列良好或轻度拥挤，后牙咬合正常或轻度咬合不调。

（2）Spee 曲线平整或轻度异常。

（3）切牙牙轴大体正常或轻度唇舌倾的情况。

（4）模型外科上下牙弓宽度大体匹配。

（5）牙周组织基本健康能承受手术。

（二）禁忌证

（1）模型外科预计术后咬合不稳。

（2）Spee 曲线过陡或重度异常。

（3）切牙牙轴重度舌倾或唇倾。

（4）上下牙弓宽度不匹配。

（5）牙周组织不能承受手术。

三、手术优先的优点

（1）可以快速解决患者的主诉问题，帮助患者建立自信。

（2）正颌手术后，整个术区的骨代谢和改建的速度加快，从而加速牙齿的移动，进一步减少整体矫治的时间（手术优先整体治疗时间较正畸优先治疗时间缩短 6~12 个月）。

（3）手术优先患者不必经历正畸术前治疗承受的心理压力。

四、手术优先的远期效果和稳定性

正颌手术前，必须经过术前模型和外科预测（观察咬合是否稳定，牙弓关系是否匹配，是否有咬合高点），如果咬合稳定，则远期效果与正畸优先远期效果无显著差异，反之，则会导致新的牙颌面畸形。Sugawara 提出：如手术中在口内两个象限分别植入微钛板，能够提供牙齿三维方向上的控制，还可以防止术后的复发倾向。配合微钛板能提高手术优先的疗效。利用微钛板可协助远移上下牙列，维护牙弓的完整性和连续性。

五、手术优先的局限性

并非所有的病例都适用于手术优先，如牙弓宽度不匹配，牙齿覆𬌗、覆盖距离达不到手术要求等。因此，严格把握手术优先的适应证才是确保手术成功的关键。其次，准确预测术后正畸的结果也是手术优先成功的要素，这就要求手术医生和正畸医生的经验都特别丰富，并且手术医生和正畸医生必须随时保持密切的沟通，如果双方不能很好地配合，则无法保证术后良好的效果。

六、手术优先目前存在的问题

（1）术前分析比较复杂，且要有"后手"，如种植钛板协助正畸治疗。

（2）增大了手术的风险性。不能人为追求手术优先而失去手术的原则或降低手术质量，术前条件差者，术后治疗的时间会适当延长。

（3）对手术团队要求较高。

（4）术后患者咬合调整较为困难，有经验的正畸医生可承担此项任务。

（5）目前大家普遍可接受的观点是：在条件大体满足手术的情况下，尽量缩短手术前正畸治疗的时间，从整体上可适当缩短疗程，但不能降低手术质量。

（6）手术优先在正畸正颌联合治疗中扮演着辅助的角色。

病例 1

1　检查、诊断

1.1　患者信息

邓 ××，女，20 岁。

主诉："嘴突"求矫。

现病史：既往体健，其母有相似面型。

既往史：患者否认正畸治疗史，否认任何系统性疾病及药物过敏史。

1.2　面像照

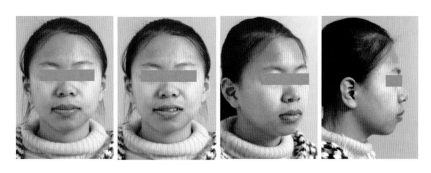

1.3　口内照

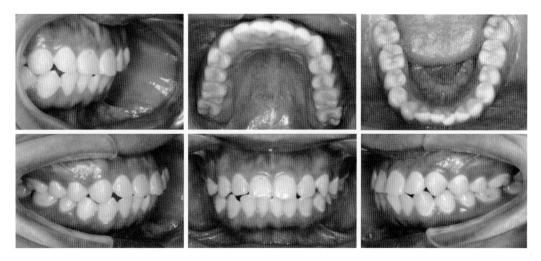

1.4　X 线片

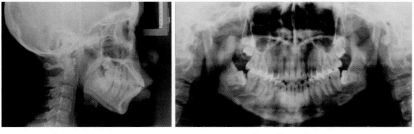

头颅侧位片　　　　　　　　全口曲面体层片

1.5　牙列分析

· 牙列式：A7~B7，C7~D7；A8、B8 牙胚存在，C8、D8 近中阻生。

· 磨牙关系：右侧安氏Ⅰ类，左侧安氏Ⅰ类。

· 尖牙关系：右侧安氏Ⅰ类。左侧安氏Ⅰ类。

· 拥挤度：上牙弓 2mm，下牙弓 3mm。

· 中线：下颌右偏 1mm。

· 覆𬌗覆盖：对刃𬌗。

· Bolton 比：前牙比 78.5%。

1.6　其他检查

· 关节无弹响和摩擦音。

· 曲面体层片显示双侧关节基本对称。

· 关节片显示关节无吸收且基本位于关节窝正中。

· 面型：凸面型。

1.7　头影测量分析

1.8　诊断

· 安氏Ⅰ类错𬌗

· 骨性Ⅱ类错𬌗

· 骨性双颌前突

· 上、下牙列轻度拥挤

2　治疗计划

· 正畸正颌联合矫治（手术优先）。

· 术前准备资料。

· 排齐整平上下牙列，调整上下颌牙弓形态，使上下牙弓匹配。

· 正颌手术术式：上颌前部截骨后退 + 下颌前部截骨后退 + 颏成形术（图 13-1AB，

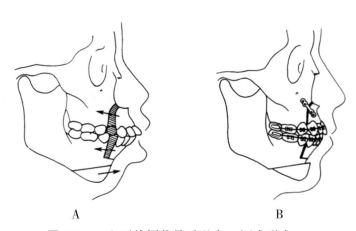

| A | B |

图 13-1　上下前颌截骨后退术 + 颏成形术

A4、B4、C4、D4 术中去除）。

3　治疗过程

・粘结矫治器（纳 0.5mm SS 圆丝随形弓）。

・术前设计；准备手术资料。

・术后 2 周拆除稳定粭板，上下颌换 0.014 英寸 NI-TI 圆丝；A3~A5、B3~B5、C3~C5、D3~D5 挂皮链促进骨断端靠拢和愈合。

・术后 4 周由患者自行挂牵引 A1~C3、B1~C1、B3~D2 斜牵，并配合张口练习。

・术后 2 个月行术后正畸治疗，上下颌更换 0.017 英寸 ×0.025 英寸 NI-TI 方丝，A5、B5、C5、D5 近中焊牵引钩 Tie-back 结扎，关闭上下颌余留间隙。

・术后 6 个月全口牙列排列整齐，尖牙、磨牙中性关系，前牙覆粭、覆盖基本正常，上下中线居中，患者对治疗效果十分满意，故拆除全口矫治器，抛光牙面，取模制作保持器，拍面像照片 +X 线片。

・定期复查。

4　治疗结果

4.1　面像对比

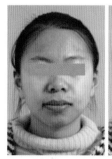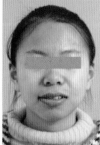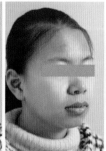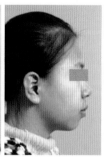

术前

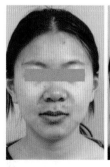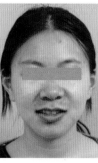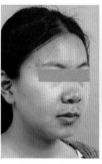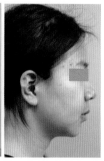

术后

4.2 口内对比

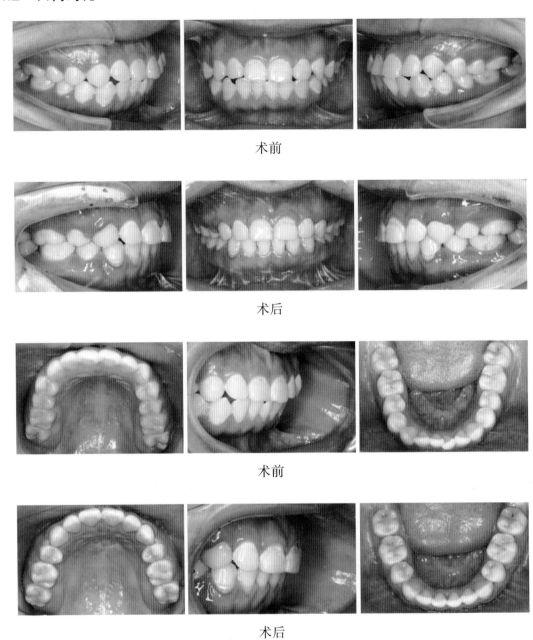

术前

术后

术前

术后

4.3 X线片对比

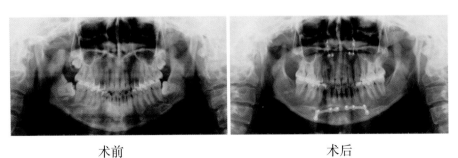

术前   术后

治疗前后全口曲面体层片对比

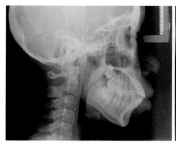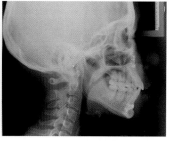

术前　　　　　　　　术后

治疗前后头颅侧位片对比

4.4　头影测量分析

测量指标	治疗前	治疗后	参考值
SNA(°)	82.8 ± 4	84.8	80.8
SNB(°)	80.1 ± 3.9	77.8	79.6
ANB(°)	2.7 ± 2	7	1.2
SND(°)	77.3 ± 3.8	73.4	77.8
U1-NA(°)	22.8 ± 2.7	27.5	36.1
U1-NA(mm)	5.1 ± 2.4	6.05	8.8
L1-NB(°)	30.3 ± 5.8	51.5	30.9
L1-NB(mm)	6.7 ± 2.1	13.9	6.9
U1-L1(°)	124.2 ± 8.2	93.8	111.8
OP-SN(°)	16.1 ± 5.0	21.5	11.2
GoGn-SN(°)	32.5 ± 5.2	43.4	36.1
FMA(°)	30.19 ± 4.0	34.5	27.5
IMPA(°)	95.59 ± 5.04	110.2	95.1
FMIA(°)	54.22 ± 4.44	35.3	57.3

病例 2

1 检查、诊断

1.1 患者信息

张××，女，19 岁。

主诉："地包天"求矫。

现病史：患者自觉"地包天"影响面容要求矫治。

既往史：患者否认正畸治疗史，患者否认任何系统性疾病史及住院病史。

家族史：无家族史。

1.2 面像照

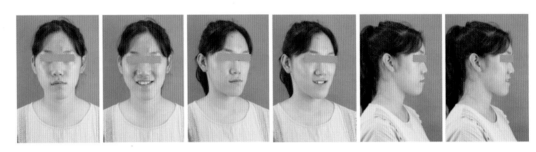

1.3 口内照

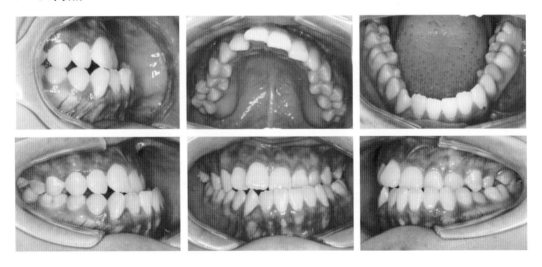

1.4 X 线片

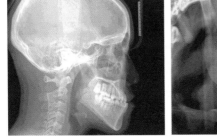
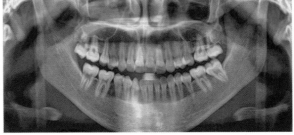
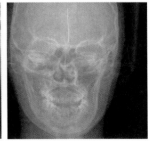

头颅侧位片　　　　　　　　全口曲面体层片　　　　　　　头颅正位片

1.5　牙列分析

- 牙阶段：恒牙列。牙列式：A7~B7，C7~D7。
- 磨牙关系：安氏Ⅲ类关系。
- 尖牙关系：安氏Ⅲ类关系。
- 骨性关系：骨性Ⅲ类关系。
- 拥挤度：轻度。
- 中线：下颌中线左偏 3mm。
- 覆𬌗覆盖：反覆𬌗Ⅰ度，反覆盖Ⅱ度。
- Bolton 比：前牙比 71.8%。

1.6　头影测量分析

1.7　诊断

- 骨性Ⅲ类错𬌗畸形
- 安氏Ⅲ类错𬌗畸形
- 骨性偏𬌗
- 前牙反𬌗

2　治疗计划

- 正畸正颌联合矫治。
- 术式：上颌前徙摆正咬合平面，下颌截骨后退 + 旋转 + 摆正咬合平面。
- 直丝弓非拔牙矫治。
- 术后调整咬合，最终关系为尖牙中性关系，磨牙中性关系。

3　治疗过程

- 粘结全口托槽，弯制随型弓（0.45mm 不锈钢圆丝）。
- 取模，口扫，手术设计，制定目标咬合位。
- 双颌手术：上颌前徙摆正咬合平面，下颌截骨后退 + 旋转 + 摆正咬合平面。
- 手术后 2 周拆除咬合板，A3、C3、C4，B3、D3、D4 三角形牵引。
- 手术后 2 个月行矫治。
- 术后正畸精细调整咬合关系。

4　治疗结果

4.1　面像照

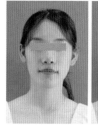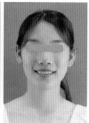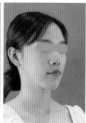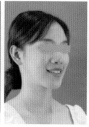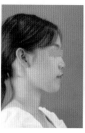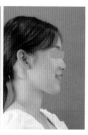

4.2　口内照

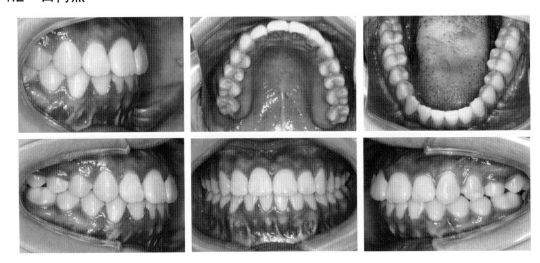

4.3　X线片

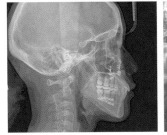
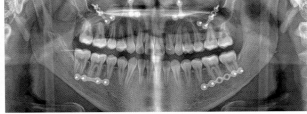
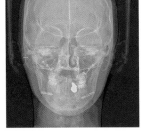

头颅侧位片　　　　　　　　　全口曲面体层片　　　　　　　　头颅正位片

4.4　头影测量分析

测量指标	治疗前	治疗后	参考值
SNA(°)	83.96	85.07	82.8 ± 4.0
SNB(°)	87.90	82.76	80.1 ± 3.9
ANB(°)	−3.94	2.31	2.7 ± 2.0
SND(°)	84.59	79.91	77.3 ± 3.8
U1−NA(mm)	7.78	5.89	5.1 ± 2.4
U1−NA(°)	32.16	28.0	22.8 ± 5.7
L1−NB(mm)	4.74	5.46	6.7 ± 2.1
L1−NB(°)	23.7	25.96	30.3 ± 5.8
U1−L1(°)	128.07	123.72	124.2 ± 8.2
FMA(°)	35.24	30.23	31.3 ± 5.0
FMIA(°)	67.05	69.19	54.9 ± 6.1
IMPA(°)	77.71	80.58	93.9 ± 6.2

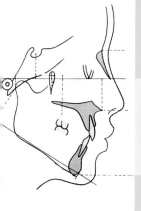

第十四章
手术后复发的正畸治疗

理论上讲，正颌手术后通过术后正畸治疗，可以确保正颌的良好疗效。加之术后都进行了三重固定，即颌骨内固定、𬌗板固定（图14-1）及颌间牵引固定（图14-2），复发是非常少见的。然而，在临床上确实遇到了复发的病例，如果处理不好，将前功尽弃，还有二次手术的风险。因此，对于此类病例，应分析复发的原因，根据病因采取一些关键措施，尽快达到预期的效果。

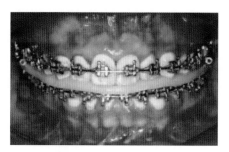

图14-1 𬌗板固定

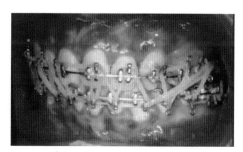

图14-2 颌间牵引固定

一、复发原因

（1）患者未按要求钩挂橡皮圈。

（2）手术中固定不牢靠。

（3）不良习惯没有彻底破除。

（4）扩大牙弓超限，且没有足够的时间来保持。

（5）患者自身骨骼条件，如唇腭裂。

（6）没有对抗神经肌肉的牵拉。

（7）手术中骨移动量过大，超出组织可接受能力。

（8）手术时机不恰当，如过小年龄实施手术，生长发育对手术效果的影响等。

二、手术后复发临床表现

（1）骨性反𬌗手术后还显示有反𬌗的趋势。

（2）手术后出现了全牙列的开𬌗。

（3）由于扩弓后复发导致后牙咬合紊乱，或成为反𬌗。

（4）下颌前徙手术后下颌有后退的表现，前牙覆盖过大。

（5）偏斜患者手术后还显示颏部不对称的表现。

（6）深覆𬌗患者术后前牙覆𬌗有加深的趋势等。

三、采取的补救措施

（1）反𬌗如出现复发的表现，临床上应该加上Ⅲ类颌间牵引（图14-3）；或者还可以使用正畸前牵的面架，实施前方牵引。经过努力情况会逐渐改善。

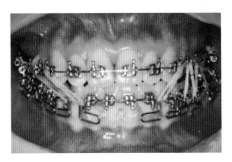

图14-3　下颌多曲方弓加Ⅲ类颌间牵引

（2）手术后出现开𬌗表现，立刻实施钩挂上下颌橡皮圈，白天和晚上连续进行，情况很快就会改善（图14-4，图14-5）。

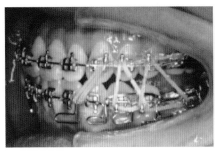 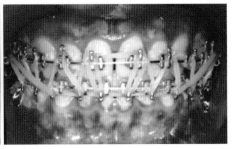

图14-4　后牙区垂直牵引　　　　　图14-5　前牙区垂直牵引

（3）遇到吐舌习惯引起的开𬌗，立刻停止不良习惯，必要时要做舌刺或舌屏以破除舌的不良习惯，再加上皮圈的垂直牵引，情况就会好起来（图14-6）。

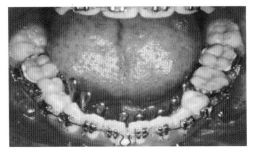

图14-6　舌刺协助破除不良舌习惯

（4）偏斜手术出现下颌偏斜复发趋势，这时要立即实施牙弓前段的斜形牵引（图14-7，图14-8）。

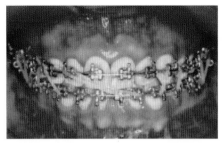
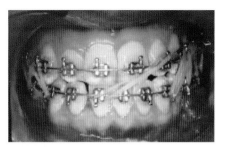

图 14-7　Ⅲ类牵引 + 斜形牵引　　　　图 14-8　前牙区斜形牵引

（5）遇到Ⅱ类骨面型的患者，前徙的下颌是不稳定的。常常由于下颌后退再次出现颏部后缩的表现，这时需要立刻钩挂双侧尖牙的三角牵引，同时还需要实施Ⅱ类颌间牵引，可以使用 1/4 英寸的皮圈（图 14-9）。

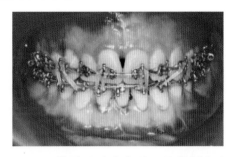

图 14-9　前牙区垂直牵引 + Ⅱ类颌向牵引

（6）因扩弓复发导致的后牙反𬌗，重新放置扩弓装置，如四眼扩弓簧（图 14-10），Screw 扩弓器（图 14-11）等再适度扩弓直到后牙关系协调为止，并应维持一段时间。

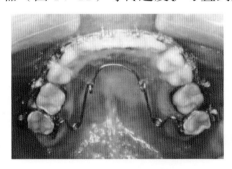
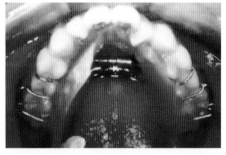

图 14-10　四眼扩弓簧扩弓　　　　图 14-11　不对称性 Screw 基托扩弓

（7）牙列中又出现散在间隙，这时可以通过正畸关闭间隙的办法，关闭所有牙间隙（图 14-12）。

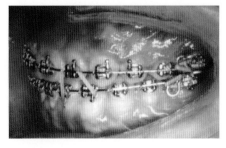

图 14-12　尖牙区三角牵引

（8）口周肌功能无力，加强唇肌训练，以利术后疗效的巩固和提升。

病例 1

1 检查、诊断

1.1 患者信息

赵××，男，20岁。

主诉：上下前牙不能咬合。

现病史：2013年曾在外院做正畸正颌联合治疗，未按时复诊复发求治。

既往史：患者否认任何系统性疾病及药物过敏史。

1.2 面像照

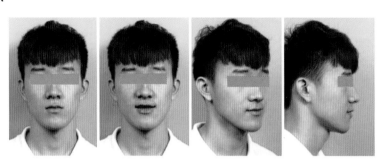

1.3 口内照

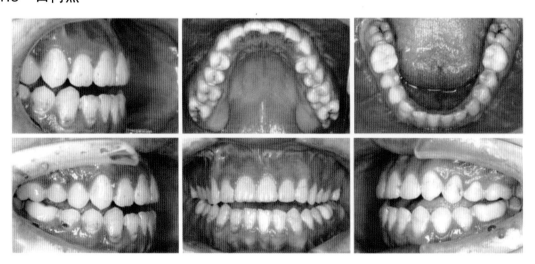

1.4 X线片

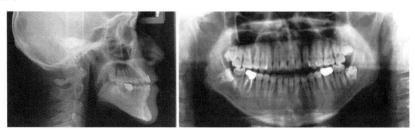

| 头颅侧位片 | 全口曲面体层片 |

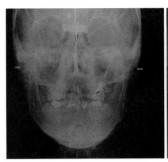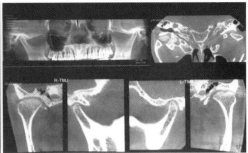

| 头颅正位片 | 关节 CBCT |

1.5　牙列分析
- 牙列式：A7~B7，C7~D7。
- 磨牙关系：右侧安氏Ⅲ类，左侧安氏Ⅲ类。
- 拥挤度：上牙弓 0mm，下牙 1mm。
- 中线：上颌中线右偏 2mm。
- 覆𬌗覆盖：前牙开𬌗，后牙反𬌗。
- Bolton 比：前牙比 81.4%。

1.6　其他检查
- 关节有弹响，无压痛。
- 曲面体层片显示双侧升支基本对称。
- 关节片显示关节吸收。
- 面型：凹面型。
- X 线示：A8、B8、C8、D8 可见，C6RCT，D6 烤瓷冠。

1.7　头影测量分析
1.8　诊断
- 开𬌗畸形
- 安氏Ⅲ类错𬌗畸形
- 中线不调
- 骨性Ⅲ类错𬌗畸形
- 后牙反𬌗

2　治疗计划
- 正畸正颌联合矫治（下颌 SSRO 截骨后退＋上颌正中分块）。
- 全口直丝弓矫治技术。
- 术后调整咬合关系。
- 最终咬合：尖牙、磨牙Ⅰ类咬合关系。

3　治疗过程
- 重新安装正畸矫正装置。
- 取模观察上下牙弓是否匹配，尽快实施牵引。

·术式采用上颌正中分块，下颌 SSRO 截骨后退。

·术后 2 周拆除稳定骀板，A3、C3、C4，A1、C1、C2，B1、D1、D2，A2、C2、C3，B2、C2、C3 三角形牵引（1/8" 皮圈）。

·术后 4 周由患者自行挂牵引并配合张口练习（患者没按要求挂橡皮圈牵引）。

·术后 2 个月因复发再次正畸治疗，上下颌更换 0.018 英寸 ×0.025 英寸 NI-TI 丝，继续颌间牵引。

·术后 10 个月尖牙、磨牙关系稳定，前牙覆骀、覆盖正常。

·拆除全口矫治器，抛光牙面，取模制作保持器，拍面像照片 +X 线片。

·定期复查。

4 治疗结果

4.1 面像照

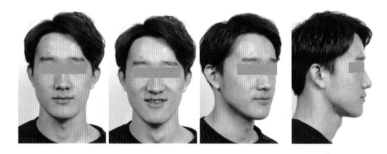

4.2 口内照

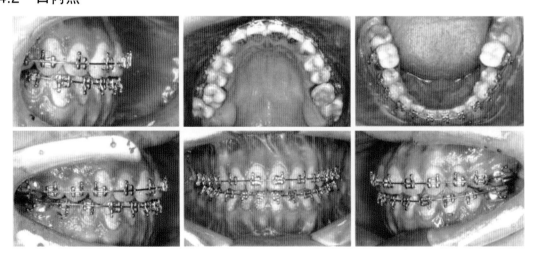

4.3 X 线片

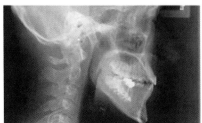

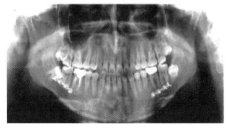

头颅侧位片　　　　　　　　　全口曲面体层片

4.6 头影测量分析

测量指标	治疗前	治疗后	参考值
SNA(°)	82.8 ± 4	82.62	82.3
SNB(°)	80.1 ± 3.9	82.66	80.2
ANB(°)	2.7 ± 2	−0.04	2.1
SND(°)	77.3 ± 3.8	81.02	79.4
Ul–NA(°)	22.8 ± 2.7	26.33	29.21
Ll–NB(°)	30.3 ± 5.8	24.3	18.17
Ul–Ll(°)	124.2 ± 8.2	128.72	131.53
OP–SN(°)	16.1 ± 5.0	15.16	13.13
GoGn–SN(°)	32.5 ± 5.2	41.95	41.95
FMA(°)	30.19 ± 4.0	31.56	31.92
IMPA(°)	95.59 ± 5.04	80.38	75.03
FMIA(°)	54.22 ± 4.44	68.05	73.05

病例 2

1 检查、诊断

1.1 患者信息

王 ×，男，21 岁。

主诉：开𬌗求矫。

现病史：患者于 1 个月前交通事故导致上颌骨骨折。

既往史：无其他疾病。

1.2 面像照

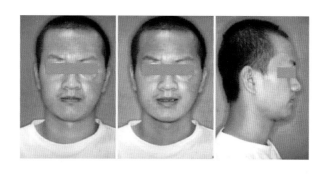

1.3 口内照

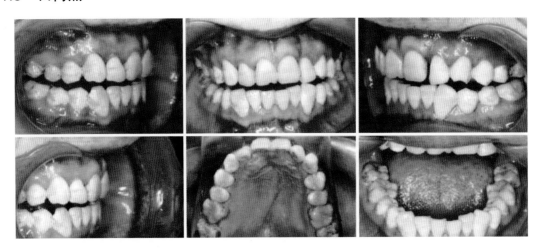

1.4 X线片

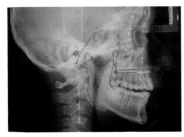
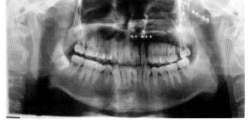

头颅侧位片 全口曲面体层片

1.5 牙列分析

- 列式：A7~B7，C7~D7。
- 磨牙关系：右侧安氏Ⅰ类，左侧安氏Ⅰ类。
- 尖牙关系：右侧安氏Ⅱ类，左侧安氏Ⅰ类。
- 拥挤度：上牙弓0mm，下牙弓4mm。
- 中线：上颌中线左偏1.5mm。
- 覆𬌗覆盖：开𬌗2.5mm。
- Bolton比：前牙比83.4%。

1.6 其他检查

- 关节无弹响和摩擦音。
- 曲面体层片示上颌骨行内固定术。
- 面型：直面型。
- A6~B6开𬌗。
- C8阻生。

1.7 头影测量分析

1.8 诊断

- 安氏Ⅰ类错𬌗畸形
- 前牙开𬌗

· 牙列拥挤

2 治疗计划

· 全口直丝弓矫治技术。

· 正畸排齐牙列。

· 颌间牵引关闭开𬌗。

· 调整咬合关系。

· 最终咬合：尖牙Ⅰ类关系，磨牙Ⅰ类关系。

3 治疗过程

· 初期圆丝排齐整平上下牙列至 0.017 英寸 × 0.025 英寸 SS 方丝（5 个月）。

· A1、B2、C1、D2 矩 形 牵 引，A3、C3、C4，B3、D3、D4，A4、C4、C5，B4、D4、D5 三角形牵引（1/8" 皮圈）。

· 开𬌗解除后停止颌间牵引 3 个月，观察效果是否稳定。

· 拆除带环，A5~B5，C5~D5 连扎，圆丝保持 2 个月。

· 拆除全口矫治器，抛光牙面，取模制作保持器，拍面像照片 +X 线片。

· 定期复查（18 个月）。

4 治疗结果

4.1 面像照

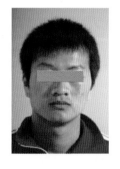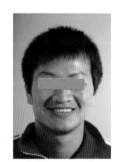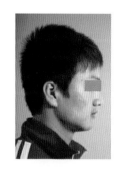

4.2 口内照

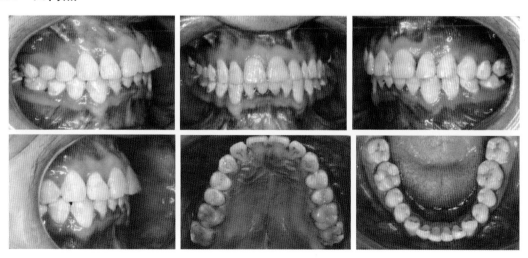

4.3 X 线片

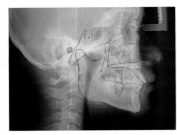 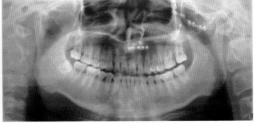

头颅侧位片　　　　　　　　　全口曲面体层片

4.4 头影测量分析

测量指标	治疗前	治疗后	参考值
SNA(°)	82.8 ± 4	82.0	81.0
SNB(°)	80.1 ± 3.9	79.0	79.0
ANB(°)	2.7 ± 2	3.0	2.0
SND(°)	77.3 ± 3.8	78.5	78.5
U1-NA(°)	22.8 ± 2.7	21.0	22
U1-NA(mm)	5.1 ± 2.4	3.0	4.0
L1-NB(°)	30.3 ± 5.8	28.0	29.0
L1-NB(mm)	6.7 ± 2.1	6.0	3.0
U1-L1(°)	124.2 ± 8.2	129.0	122.0
FMA(°)	30.19 ± 4.0	28.0	28.0
IMPA(°)	95.59 ± 5.04	95	98.0
FMIA(°)	54.22 ± 4.44	57.0	54.0

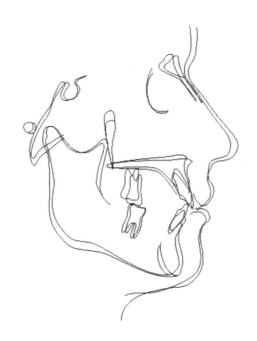